방사선감광학실험

강세식 · 권달관 · 김영근 · 박영선 · 박영순 · 유세종
윤한식 · 이덕규 · 임재동 · 임채평 · 임청환 · 장현철

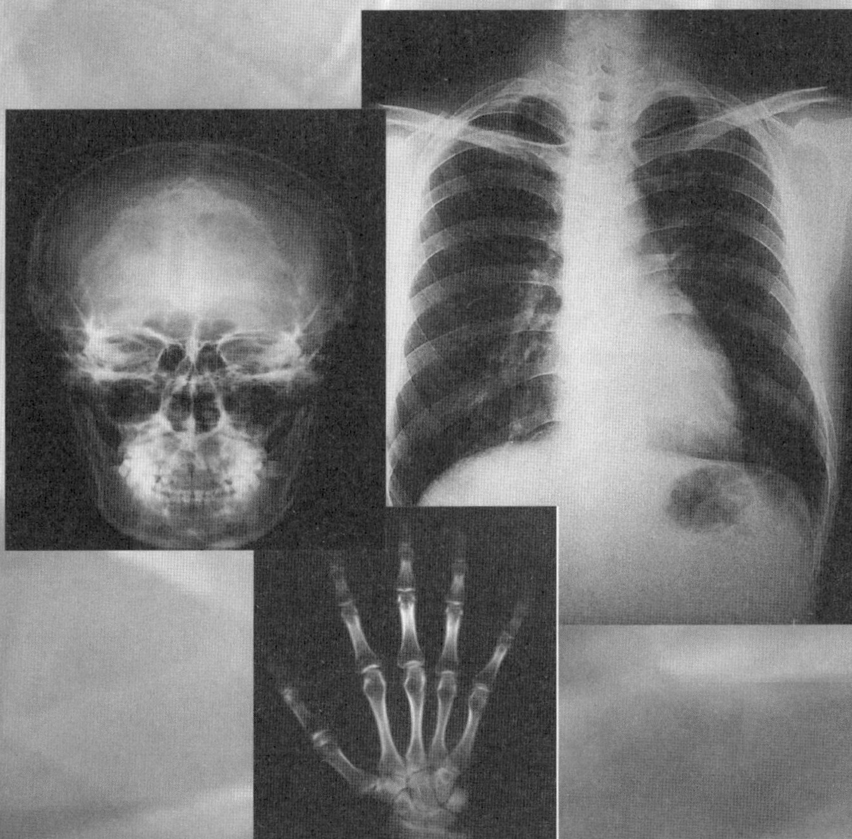

청구문화사

머리말

X선 사진필름의 개발이래 반세기가 넘도록 의료영상에서 그 진단적 가치와 유용성은 널리 인정되어 왔다. X선필름 영상은 영상의 검출과 획득(Detecting-/Capture), 전시(Display), 저장(Storage), 전달(Communication)의 모든 기능을 함께 가짐으로써 독보적인 위치를 차지하였다고 본다. 그러나 Film/screen system에 의한 Analog 영상은 1970년대부터 CT, Sonography, RI image 등의 digital image 기술 도입이 이루어지면서부터 서서히 Digital 영상시대로 변화되기 시작하였다.

사진공업의 육성도 저감도 Film/screen system에서 고감도-고선예도화, Blue 발광감광재료에서 Green 발광감광재료로 기술개발이 이어지고, X선 에너지의 투과와 흡수가 Screen과 Film에서 만이 아닌 Imaging plate에서도 잠상이 8시간 이상 만들어져 저장되고, Laser 빛을 집광시켜 Image를 해독하는 시스템의 도입과 보급이 급속히 이루어졌다.

이와 같은 변화는 Film/screen의 감도증가에만 몰입해 왔던 사진광학메이커에서 새로운 X선 에너지 흡수체의 개발과 검출기로서, $CaWO_4$ 형광체 → Gd_2O_2S의 희토류형광체 → IP(BaFBr/Eu) I.I/CCD → Amorphous selenium과 silicon → Thin filmtransistor 등의 개발로 이어지면서 Analog 영상시대로부터 Digital 영상시대로 변모하게 되었다.

본서는 대학 방사선과 재학생들의 실험교재로서 10년 이상 애용되어 왔다. 당연히 진작에 개정이 이루어졌어야 하지만 이와 같은 변화기를 거치면서 의료시설 간에도 영상시스템의 특성을 일시에 변화시킬 수 없는 특성을 감안하여 개정을 미루어 왔다. 그러나 소형 의료기관의 다수가 Analog film영상에 의존하고, 대형의료기관의 Digital 영상시스템의 구축 등, 변환기에 있는 의료환경을 감안하여 Analog 영상에 대한 화질관리기술의 보완으로서 화질의 선예성(MTF)평가, 입상성(RMS)평가, 종합영상(ROC)평가 등에 대한 실험자료를 추가 하였다.

Digital 영상의 화질평가 기술의 개발은 종합영상평가로서 ROC곡선의 해석과, CR 영상에서의 IP system의 특성곡선 해석 및 S값의 표준화 그리고 선량의 최적화, DR 영상에서의 각종 검출기의 특성 측정, 영상시그날과 노이즈 처리 기술, CRT Monitor의 관리기술 등에 대한 표준화 평가기법 등의 실험은 당면한 과제가 되고 있다. 이러한 추세에 맞추어 본 실험서는 기존의 Analog 영상시스템의 화질관리 기초실험과 함께 방사선 감광이론의 검증, 감광재료에 대한 품질관리의 이해와 응용, 나아가서

Digital 영상시스템에 대해서도 이해와 응용기술 범위를 넓혀가고자 한다.

방사선광학의 국제기구(ISO, ASA, JIS)의 권고안, 관련광학산업메이커의 기술자료, 국제학회의 연구보고서 등을 통하여 Digital 영상 감광재료, 영상처리시스템 등의 화질향상 평가기술을 도입하여 본서를 개편해 나갈 것을 약속드린다.

본서의 개정에 즈음하여 많은 조력과 자료제공에 협력을 아끼지 않으신 관계자 여러분에게 감사드린다.

끝으로 출판을 맡아 애써주신 청구문화사 이상태 사장님과 편집부 디자이너들의 노고에 진심으로 감사드리며 모두의 발전을 기원하는 바이다.

2018. 봄

저자 일동

목 차

제1장 실험실의 안전수칙과 실험보고서 작성법

1. 실험준비 및 자세

2. 실험기자재의 사용법 및 관리

3. X선 장치의 조작법 및 안전관리

4. 실험보고서 작성

Ⅰ. 실험에 대한 기본적 사항

1. 실험시간에는 항상 교재를 지참하여야 한다.
2. 실험시간에는 항상 실습가운을 착의하여야 한다.
3. 실험리포트는 교재에 작성하여 지정한 기일 내에 교수실에 제출한다.
4. 실험기구는 실험시작시간 10분전에 조교로부터 반대표(또는 부대표)가 수령하여 각 조장에게 배분하고, 실험종료 후에 즉시 수합하여 반납한다.
5. 실험시간 출석상황은 실험시작, 조별실험, 실험종료 시간에 확인한다.
6. 실험은 조별로 진행하며, 순서는 매주 교대로 바꾼다.
7. 실험시간에는 자, 연필, 2색 볼펜, 방안지를 준비하여 지참한다.
8. 조별실험을 대기하고 있는 시간에는 지정된 좌석에서 대기하여야 하며 실험실 밖의 출입을 삼가한다.
9. 실험종료 후에 실험실은 첫 번째로 실험한 조원이 함께 정리한 다음 조교선생의 확인을 받아야 한다.
10. 교재의 옆면 상, 하에는 반, 조, 번호, 성명을 흑색 싸인펜으로 명기한다.
11. 실험시간 전에 반드시 그날 실험내용을 완전히 읽고 와야 한다.
    실험시간이 제한되어 있으므로 오기 전에 그날의 실험을 완전히 이해하고 실험실에서 효과적으로 실습할 수 있도록 해야 한다.

II. 실험실에서의 약품취급과 안전준칙사항

1. 실험실에서 현상처리 약품 및 각종 화학약품을 다룰때는 원명과 화학기호를 확인하고 주의사항을 읽어본다.
2. 조교의 지시에 따라 실험을 해야 하며 부과되지 않은 실험은 하지 말아야 한다.
3. 약품을 취급할 때는 Label을 읽어서 반드시 확인해야 한다. 현상처리약품은 깨끗한 비이커나 시험관 속에다 시약병으로부터 취해야 한다. 약품병들을 실험대위에 놓음 8us 안되며 일단 꺼냈다가 사용하지 않은 시약은 다시 시약병에 넣어서는 안되며 만일 많이 취했다면 모자라는 학생에게 주든가 버려야 한다.
4. 시험관이나 유리기구를 강열하기 전에 천천히 온도를 높여야 한다.
5. 화학약품들은 유독한 것이 많으므로 냄새를 맡지 말아야 한다. 약품의 냄새를 맡아야 할 경우에는 손으로 얼굴을 향하여 바람을 일으켜 냄새를 맡는다.
6. 사고가 발생하면 즉시 조교에게 보고해야 한다.
7. 진한 산은 물에 깁자기 넣지 말고 물속에 산을 천천히 부어야 한다.
8. 실험 중에 유독가스가 발생되면 통풍이 잘 되는 hood속에서 실험을 해야 한다.
9. 실험실에서는 환풍 fan이 잘 순환되어 돌아가는지 항상 확인해야 한다.
10. 폐수는 조교가 지시한 용기 속에 버려야 한다.
11. 실험이 끝나면 기구들은 원상 상태로 분리하여 깨끗이 씻어서 원래의 보관되었던 장소에 기구들을 옮겨 놓는다.
12. 고체 화학약품을 흘렸을 때는 깨끗이 쓸어내고, 액체약품을 떨어뜨렸을 때는 타월로 닦아내야 한다.

    실험대나 바닥에 산 또는 염기가 떨어졌을 때는 그것을 중화시키기 위해서 약간의 중탄산나트륨(sodium hydrogen carbonate)을 뿌리고 잘 닦아야 한다.
13. 눈, 얼굴, 손 등에 산이나 염기가 튀었을 때는 물로 잘 닦아야 한다. 가능한 빨리 닦을 수 있도록 수도에서 가까운 곳에서 실험을 해야 한다. 이러한 일이 발생하면 다음 조치를 취하도록 조교에게 알려야 한다.
14. 실험실에서는 무엇이든지 먹지 말며 흡연을 금해야 한다.
15. 현기증이 나면 앉아서 다리사이에 머리를 낮추어야 한다.
16. 가급적이면 정착 처리제의 냄새는 맡지 말아야 한다.

Ⅲ. 실험 보고서 작성

1. 실험보고서는 교재의 기록란에 실험목적을 간단 명료하게 기록하고 사용기기 및 재료 그리고 실험방법을 요약 기록해야 한다.
2. 실험결과란에 결과를 기록하고 그 data 처리과정과 discussion 등 실험의 시작과 정리 과정에 이르는 경과를 기록한다.
   원칙적으로 실험의 방법과 결과 및 결론은 자기자신 혼자만 알고 있으면 가치가 없으므로 평가를 받을 수 있는 논문화, 보고서 등의 지상발표와 구두발표 등의 기회를 만들어야 한다.
3. 대학실험실에서의 실험결과에 대한 발표는 보고서 형식이지만 보고서가 곧 발표의 형식을 취하므로 정확성과 신뢰도에 중점을 두고 알기 쉬운 표현방법을 강구하여야 한다.
4. Data의 기록은 실험제목, 기후, 온도, 습도와 기압 등을 필요에 따라 기재한다.
   data 기록 이외에 실험도중에 발생한 특이한 현상이나, 계산이 필요할 때는 그 근거와 경과 등을 기록하여 table을 만들고 graph 용지를 붙이는 것이 편리하다.
5. 하나의 실험제목을 설정하고 기재하는데는 반드시 고찰과 결론을 기록하고 관련문헌(reference)을 참조할 때는 문헌의 출처와 인용개소를 밝혀 기록한다.
   이같은 보고서를 작성하는 것은 과학분야를 연구하는 자로서의 습관과 향후 자기자신의 귀중한 자료가 된다.
6. 보고서(report) 작성은 실험제목, 제출자명(학과, 학번, 년, 월, 일), 실험목적, 사용기기 및 재료, 실험방법, 결과의 정리, 고찰, 결론, 참고문헌의 기재 등의 순서로 작성되는 것이 일반적이다.

Ⅳ. Densitometer(농도계)의 특성

현상된 film strip은 농도계를 사용해서 wedge의 계단농도를 측정한다. 농도계는 시각식과 광전식이 있으나 최근에는 대부분 광전식으로 대체되고 있다. 광전식에는 지침식, digital식과 자기기록식 등의 종류가 있다.

① 시각식 농도계(visual densitometer)

육안으로 측정하는 type이며 표준휘도와 test strip의 휘도를 합해서 농도를 측정하는 방식이다.
이 방식은 구조가 간단하고 사용하기에 편리함과 정밀도가 있으나 시각적 판정에 의한 개개인의 오차가 발생할 수 있다.

② 광전식 농도계(photoelectric densitometer)

광전관이나 광전지, CdS 등의 광전소자를 이용해서 측광하는 형이며, 지침식과 digital식이 있다.
이 방식은 개인적 오차의 발생확률이 적고 조작의 신속성과 사용상 편리성이 있으나 구성상 변동요인이 내재하고 있으므로 회색스케일(grey scale)의 보정이 필요하다. 최근에는 대부분 digital 표시형이다.

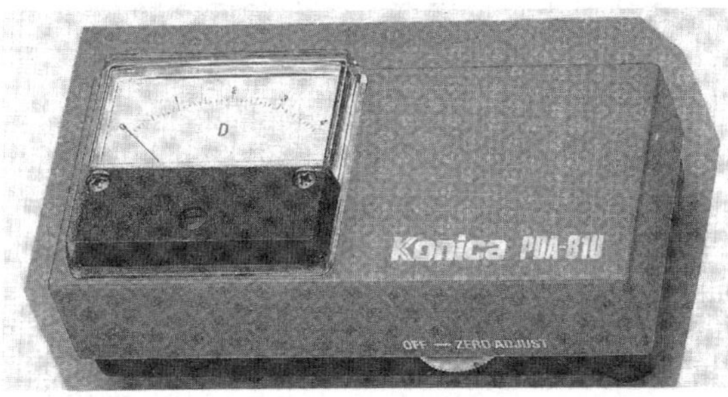

그림 1-1 농도계

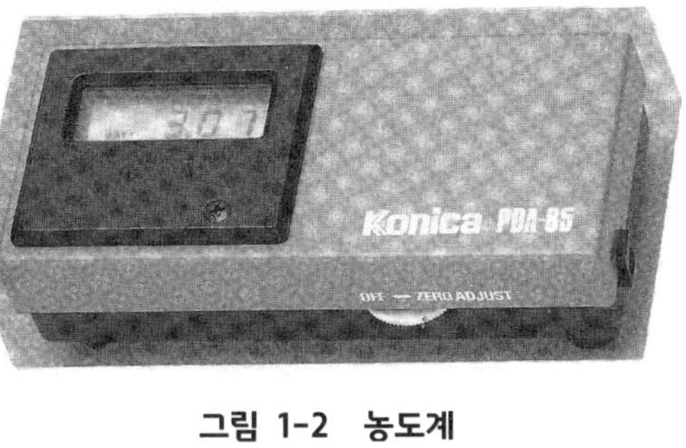

그림 1-2 농도계

③ 자기농도 기록식

시료의 농도측정과 동시에 측정치를 특성곡선에 그리는 작업을 자동적으로 하는 방식이며 매일 다량의 sensitomitry를 하는 제조사와 연구소 등에서 주로 사용한다.
실험실에서 사용하고 있는 농도계는 투과형 농도계로서 지침식에서 점차적으로 digital 표시형으로, 더 나아가서 별도의 illuminator가 필요없는 아주 간편하고 compact한 그림 1-3과 같은 Model도 개발되었다.
이 Densitometer는 자가광원을 갖추고 조명부위가 있으며 전원, 램프 및 영점조정기(zero Adjustor)를 작동시키는 push button이 있어 사용이 간편하다.
본 장에서는 그림과 같은 RMI 농도계의 명세서를 중심으로 설명한다.

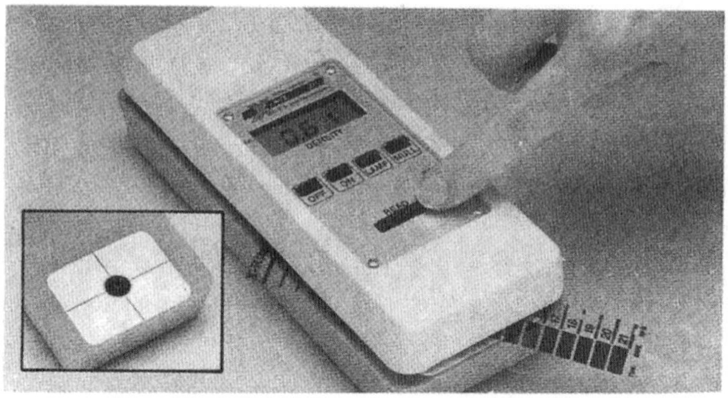

그림 1-3 농도계(2-331 type)

1. SPECIFICATIONS(명세서)

Conforms to ANSI PH 2.19

Color Response:	ANSI Visual
Measuring Length(Throat):	5.5 inch(14cm)
Measuring Area:	1.0mm and 2.00 Dia
Measuring Range:	0-3.5D(1mm)
	0-4.0D(2mm)
Accuracy:	Better than ± .02D
Repeatability:	Better than ± .01D
Zero Stability:	± .02D per 8hours max

Scale Factor(Slope) Stability	± 1% per 6months max
Warm-up Time:	None
Power Supply:	4 rechargable AA Nicad batteries, 4.8V total rated @ 600 mahr(included)
Batter Charger:	Better Charger P/N SE30-45(115 VAC) or P/N SE30-46(230 VAC) 50-60㎐
Operating Temperature Range :	+10℃ to 40℃
Storage Temterature Range :	-30℃ to 50℃
Dimension :	
Height :	2.0 in. (5.08㎝)
Width :	2.94 in. (7.46㎝)
Depth :	7.0 in. (17.78㎝)
Weight:	1.52 Ibs. (688gm)

2. 농도계의 사용설명서 및 부속재료의 확보(예)

① Operation Manual
② Calibration Certificate
③ Transmission Densitometer(예: 2-331B/W)
④ Calibration Step Table(P/N 301-27)
⑤ Soft Vinyl Carrying Case
⑥ 1㎜ and 2㎜ Apertures
⑦ Battery Charger(P/N SE30-45 (115VAC) or P/N S30－46 (230VAC) 50-60㎐)
⑧ Calibration Screwdriver (P/N SD117-01)

1 조작 및 지침

1. 전원

Densitometer는 내부 건전지로 작동하도록 설계되어 있다. on button을 누름으로써 농도계에 전원을 공급하며 만약 작동이 정상적이지 않을 때는 고장 점검표를 우선 살펴보고 고장원인을 찾지 못하면 after service를 요청한다.

2. 영점 보정 과정

전원이 꺼진 상태로 1초만 초과해도 매번 0점 보정을 해야 한다. 이는 전자회로의 기억 상태가 전원의 소멸과 함께 사라지기 때문이다.

영점보정은 전원이 켜져 있는 동안은 ±0.020D 정도로 매우 안정한 상태로 된다.

다음과 같이 영점보정한다.

① 판독부위에서 film을 빼낸다.

② Reading arm을 낮춘다. 영점보정 button을 누르고 〈READ〉button을 누르는 동안 계속 붙잡고 있는다.

③ Lamp가 점멸할 때까지 수초간 button을 누른다.

주의: 영점보정된 농도는 +혹은 -0.000D로 출력된다.

3. 절대농도 측정

다음과 같이 절대농도를 측정한다.

① 영점보정 과정중에 기록된 것과 같이 기구를 영점보정한다.

② Reading arm 하단부의 aperture 위로 즉시 문제시되는 필름 영역의 중심을 잡아둔다.

③ Reading arm을 낮춘다. 〈READ〉버튼을 누른채로 램프가 점멸할 때까지 붙잡고 있는다.

④ 버튼에 가한 압력을 제하여 reading arm이 올라가도록 한다. 측정된 농도는 버튼을 다시 누를 때까지 출력될 것이다.

주의: 2.50D 이상의 농도 측정시엔, reading head light seal이 측정되고 있는 필름 표면상에 있도록 조심성 있게 해야 한다.

언제나 필름 유제층이 위로 향하도록 하면서 농도(density)를 측정한다.

4. 농도 비교 측정

다음과 같이 농도 판독을 비교한다.

① 간극 위로 대조용 필름을 놓는다. 기구를 영점조정한다.

② 간극 위로 비교해볼 필름을 놓고 농도를 측정한다. 이 측정은 대조용 필름 농도와 비교할 필름 농도 사이의 차이이다. 마이너스(-) 출력은 비교한 필름이 더 낮은 농도라는 것을 가리킨다.

5. 광테이블 조명

램프 버튼을 누름으로써 측정하지 않으면서 광테이블을 조명하도록 한다. 이러한 방법으로 필름 spot을 위치시킨다.

6. 밧데리 교환

본 제품은 사용전에 전원이 공급되어져야 한다. 따라서 건전지 장착이 필수적이다.

사용전: 사용처에서의 교류라인 전압에 알맞는 밧데리여야 한다. 그렇지 않을시, 구입처에 문의할 것

① 충전기에 작은 연결말단을 제품 측면에 꽂는다.

② 충전기 전선코드 말단을 교류형 벽콘센트에 꽂는다.

③ 기기를 14시간동안 충분히 충전시킨다.

주의: 수주일 동안 사용하지 않은 경우에는 24시간 동안 충전시킨다.

완전히 충전된 건전지는 1200번의 측정을 수행한다. Densitometer를 사용하지 않을 때에는 밧데리 전하를 보존하기 위해 전원(제품바닥에 있음)을 끈다. 밧데리가 거의 다 되었을 때, 출력기의 왼손 코너 상단에서 작은 화살표가 나타나는데, 그것은 밧데리를 갈아야 할 필요가 있다는 것이며 작동시간이 얼마 안 남았다는 증거이다.

2 Calibration

1. 검사

Densitometer는 오랜기간 사용하여도 전압 및 온도의 다양함에 관계없이 일정하게 유지되어야 한다. 그러나, calibration이 의심될 경우 calibration된 step tablet를 참고하도록 한다. 이 tablet를 조심스럽게 살펴서 먼지나 지문이 필름면에 묻지 않도록 한다. "CAL"이라고 표시된 step tablet 부위 중앙에서 calibration을 체크한다. 이 측정치는 step tablet상에 마브된 값의 ±0.02D 이내이어야 한다.

Step tablet는 사용 후 언제나 보호용 커버에 집어넣는다.

2. Calibration 절차

Calibration을 바꿀 필요가 있는 경우, 다음과 같이 진행한다.

① 기구의 우측 구멍에 screw driver를 삽입한다. potentiometer 구멍을 내부에 포함시키면서 하도록 한다.

② "CAL" 이라고 표시된 부분 중앙에서 calibrated step tablet을 측정한다.

③ 눈금요소를 증가시키려면 screw driver를 시계 반대 방향으로 돌린다.

주의: 〈READ〉버튼을 누른 후 단 수 초동안만 측정을 한다. 새로운 측정을 하고난 후에야 전위차계(potentiometer)의 변화가 뚜렷해지며, 전구가 꺼진 후에 전위차계의 변화가 일어난다.

3. 정확성과 규격표준극(N.B.S)

2-331 Densitometer는 미국 표준 pH 2.19-1976에 맞게 설계되었다.

확산투과농도

모든 상용기구가 그렇듯이 2-331은 Opal Density를 측정하고, 따라서 opal-glass 광집적기를 사용하는 방법에 의해 calibration된 참조 step tablet을 사용하여 calibration되어진다.

2-331은 3.00D의 density인 미국표준규격국에서 사진 step wedge에 calibration된 기구를 가지고 calibration되어진 것이다. step table에 열거된 density들은 opal density이다.

[3] 관리

1. 일반관리

대체적으로 densitometer는 1년간 보증을 받으며(램프와 밧데리는 제외) 이 기간내에 제조사로 수리조회를 해야한다. 이 기간내에 수리를 받으려고 고의로 시도하게 되면 보증은 무효가 된다. 정상적인 기구 조작을 위해 기구 calibration을 항상 점검한다. 모든 연결상태가 제대로 되었는지도 꼭 확인한다.

2. 공장수리

예를 들면 RMI는 사용자를 위한 완벽한 기술적 수리서비스를 제공한다는 방침이다. 회로의 복잡성 때문에 모든 회로수리는 RMI로 요청한다.

RMI는 시간과 물량에 따른 가격을 매겨서 보증기간이 지난 농도계도 수리하고 있다. 공장까지의 운송비는 사용자 부담이며 수리된 제품을 반환 받기 전에 반환권을 받도록 공장측에 문의해야 한다.

3. 텅스텐 할로겐 램프 교환

램프가 고장날 경우 여분의 할로겐 램프를 제조사로부터 얻을 수 있으며(P/N 331-37 구멍 1개, 혹은 P/N 331-29 구멍 2개짜리) 다음과 같이 교환한다.

① 바닥 커버에 있는 4개의 나사못을 제거함으로써 바닥커버를 연다.

② 램프를 붙잡고 있는 나사도 제거한다. 램프를 꺼낸다.

③ 2단계에서 빼낸 나사못으로 새 램프를 램프 케이스에 고정시킨다.

주의: 몇몇 제품은 단지 한 개의 나사못과 나사구멍을 가지고 있는 것도 있다. 새 램프가 깨끗한지 살펴본다. 깨끗한 천으로 알코올을 묻혀 먼지를 닦아낸다.

④ 1단계에서 4개의 나사못으로 바닥커버를 다시 닫는다.

주의: 그림 1-4 참조 (Battery/Lamp Connection Diagram)

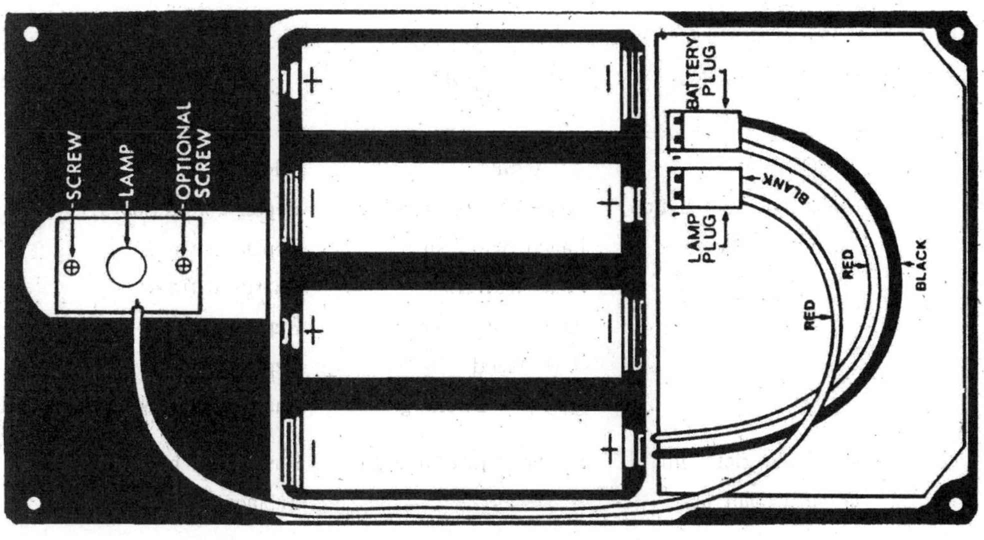

그림 1-4 Battery / Lamp Connection Diagram

4. 밧데리 교환

밧데리 교환이 필요할시엔, densitometer와 함께 운송된 것과 같은 밧데리만 사용한다. 그림 1-3에서 사용되는 밧데리는 600mahr Nicad이다. 하나 혹은 그 이상이 나쁠 때에 4개 모두를 교환한다.

주의: 위에 지정한 밧데리가 아닌 다른 밧데리를 사용할 시엔 densitometer에 이상 상태를 초래할 수 있고, 보증도 무효가 된다.

밧데리를 교환하려면 다음 과정에 따른다.

① 전원을 끄고 densitometer로부터 건전지를 빼낸다.
② 네 개의 나사를 제거하여 바닥 뚜껑을 연다.
③ 밧데리를 하나씩 뺀다. 중앙에 있는 것을 먼저 빼고, 옆에 있는 것을 나중에 뺀다.
④ 새 밧데리를 삽입하기 위해 측면에 먼저 밧데리를 넣는다. 밧데리의 방향이 배우 중요하다. 밧데리의 평평한 말단이(음극) 스프링이 있는 쪽과 맞물리도록 하고 돌출한 부분(양극)이 리벳(rivet)쪽으로 가도록 한다. 극과 스프링에 신경을 쓰면서 중앙 포지션에 밧데리를 끼워 넣는다.

5. 고장 점검표

다음 차트는 제품수리를 위해 제공된 것이다. 문제가 발생하여 수리하고자 할시엔, 전기쇼크의 위험에 주의한다. 부속교환시 항상 전원을 끈다.

TROUBLE	CAUSE	REMEDY
Display will not light (No decimal point)	Loose connection(s)	Repair connection(s)
	Failed power switch	Replace switch
	Failed batteries	Charge batteries
	Failed power supply	Repair supply
	A/D failed	Replace A/D
	Batteries Discharged	Charge batteries
Displays do not light (Decimal point lit)	Power is just turned on	Push Read button
	A/D failed	Replace A/D
	Failed Read Switch	Replace Switch
	Failed log amp	Repair log amp

Light source will not light	Failed light source Loose connection(s) Failed lamp supply Batteries weak or discharged	Replace light source Repair connection(s) Repair supply Charge batteries
Reading will not change	Failed read switch A/D failed Log amp failed	Replace read switch Replace A/D Repair log amp
Reading will not hold	Failed read switch Read switch caught on cover	Replace read switch Add clearance to to cover
Negative readings	Log amp failed A/D failed Broken I.R. glass	Repair log amp Replace A/D Replace I.R. glass
Displays turn off when read button is pushed	Weak batteries	Charge batteries

6. 기구 적합성

다음 테스트는 품질기준에 제품이 잘 부응하는지를 확실케 하기 위함이다.

① 시각 테스트: 시각조사는 모든 파트와 부속들이 제대로 위치되었는지, 안전한지 여부를 확인시켜 준다.

② 통전 테스트: 본 제품은 24기산 연속된 전원 공급 후에 특성유지가 제대로 된다. 회로판은 마지막 부속이 삽입되기 전에 최소 100시간 정도 작동시켜야 한다.

③ 영점조정 및 slope stability: 영점조정 및 25℃에서의 slope stability는 기구에 전원을 올린 때부터 작동 후 8시간까지 ±0.01D 이내로 해야 한다.

④ density calibration : 제품을 매뉴얼의 calibration 부분마다 있는 절대 density 값으로 calibration하도록 한다.

⑤ density 측정작업: density의 측정은 calibration된 대조용 step tablet에 따라 한다. 측정치는 ±0.02D 이내인 기준치에 알맞게 되어야 한다.

시각 조사, 통전 테스트 그리고 위에 기술한 테스트들은 제품의 특성에 알맞는 기준에 부응함을 보증한다. 특성 및 외관 디자인은 생산 개선, 신뢰도, 생산성에 따른 갖가지 요인에 따라 변할 수 있다.

제2장 특성곡선의 이론과 그 작성법

최근 의료영상진단법의 눈부신 발전과 그 이용도가 증가함에 따라, 각 진단법의 output로서 감광재료가 보다 높은 정도로 많은 정보량을 묘사하는 것이 요구되고 있다. 이와 같은 요구를 충복시키기 위해서는 사용하고 있는 감광재료가 지니고 있는 특성 중에서 가장 기본적인 것, 즉 감도, contrast, fog 등의 값은, 감광재료에 조사되는 빛의 양과 현상된 다음에 나타나는 농도와의 관계를 나타내는 특성곡선을 작성함으로서 구할 수 있다.

Ⅰ. Sensitometry의 기초

1. Sensitometry의 개요

Sensitometry의 어원은 Sensitivity(감도)와 Metry(측정)의 결합된 말로서 감도측정의 뜻이 된다. 사진분야에서 사용할 경우에 정확한 표현으로 사진 감광 재료의 감도측정(photographic sensitometry) 이라 할 것이나, 보통 이것을 간단하게 sensitometry라 부르고 있다.

이와 같이 종래 감도측정을 의미한 말이 현재는 감도뿐만 아니라 contrast, fog등 감광재료가 지니고 있는 사진특성을 전반적으로 측정하는 범위까지 포함하게 되었다. 즉 sensitometry라 함은 감광재료를 노광하고 현상처리 할 경우에 조사된 광량과 사진의 농도 관계를 정량적으로 구하는 방법이다.

2. Sensitometry의 이용

Sensitometry는 감광재료의 특성을 정밀도가 높게 검사하는 것을 목적으로 하는 것으로, 측정조건을 표준화하여 항상 재현성 있는 측정결과가 나타날 수 있는 방법이라야 한다. X-선 필름을 사용하는 분야에서는 다음과 같이 여러면에서 이용되고 있다.

Sensitometry의 용도

1) 필름의 사진특성의 측정
〈처리조건(온도 ; 시간)의 변화에 따르는 필름의 특성변동의 측정, 기타〉
2) 현상처리제의 성능측정
3) 자동현상기의 처리성능의 측정
〈자동현상의 현상처리액 관리〉
4) 증감지의 감도측정
5) 기타

Sensitometry를 직접 하지 않아도 사진을 응용하는 분야에서는 필름의 sensitometry는 성능의 기본으로 되어 있다고 해도 과언은 아니다. 따라서 sensitometry의 기본을 이해하고 특성곡선의 성질을 활용하는 것은 방사선사로서 가장 중요한 요건이라 하겠다.

3. Sensitometry의 과정

Sensitometry를 간단하게 설명하면 감광재료가 조사받은 노광량과 이에 따라 생기는 농도와의 관계를 정량적으로 측정하는 방법이다. 따라서 정량적으로 측정하기 위해서는 sensitometry의 조건이 되는 다음 각 요소를 규정할 필요가 있다.

Sensitometry 조건이 되는 요소

1) 필름을 노광시키는 광원
ㄱ. 광원의 성질(광원의 파장)
ㄴ. 광원의 휘도(강도)
2) 노광조건
ㄱ. 노광법(양면 또는 편면, 빛 또는 X-선)
ㄴ. 노광시간, 노광량, 노광법
ㄷ. 노광량의 변화(강도변화, 시간변화)
3) 현상처리조건
ㄱ. 현상처리제의 종류
ㄴ. 현상방법(온도, 시간 등)
4) 농도측정의 조건
ㄱ. 농도계의 type
ㄴ. 농도의 종류(확산농도, 평행농도)
5) 측정결과의 표시
ㄱ. 특성곡선

ㄴ. 특성치 (fog, sensitivity, contrast)

이와 같은 조건을 작종 감광재료의 사용조건에 따라 선정해야 할 것이다. 그 예로서 보통 칼라 필름을 쓸 경우에는 실제 광원은 태양광이거나 storobo광을 사용하고 있다. X-선 필름은 증감지의 형광으로 노광이 된다. 이와같은 차이점을 고려하여 필름종류에 따라 조건을 설정해야 한다.

II. Sensitometry의 조건

이 조건은 감광재료의 종류 및 용도, 목적에 따라서 가능한 실용조건과 일치해야 하는 것이 바람직하나 실제 촬영에서는 항상 조건이 변하므로 안정된 특성이 요구된다.

그 주요 조건들은 다음과 같다.

- 광원
  - 종류
    - X선
    - 광(분광 Energy 분포)
  - 강도(휘도)
- 노광조건
  - 노광량
  - 노광시간
    - 연속노광
    - 간헐노광
  - 노광량 변화방식
    - 강도변화 (Intensity Scale)
      - wedge변화
      - 거리변화
    - 시간변화 (Time Scale)
  - 노광방식
    - 평면노광
    - 양면노광
- 처리조건
  - 현상, 정착, 수세, 건조조건 --- 온도, 시간, 교반
  - 처리액의 처방
- 농도측정조건
  - 광원 및 수광기의 조건
  - 측정농도의 종류
    - 산광농도(D++)
    - 평행광농도(D_{11})
- 측정결과의 표시
  - 특성곡선
  - 감도
  - 감마(γ), 평균계조(G)
  - Fog
  - 관용도(E_s)
  - 최고농도(D_m)
  - 시간-온도특성

1. 광원

X선 필름의 경우는 X선 발생장치→ 증감지→ 필름을 조합하여 사용하므로 광원은 X선을 사용할 수가 있다.

그러나 Sensitometry의 측정정도, 절대치의 설정 및 비교하는 측면에서는 필히 최량의 방법이 강구되어야 한다.

X선 노광에 있어서는 감광에 기여하는 것으로 98%이상이 증감지에 대한 형광(가시광)이며 가시광을 광원으로서 채용하게 되므로 광원의 분광분포는 증감지의 그것에 일치하는 특성을 가지고 있다.

실제 응용에서는 광에 의한 Sensitometry와 X선에 의한 Sensitometry가 있으며 특성적으로 각각 근사치를 얻게 되고 관리규격의 설정을 하는 점에서도 유익하다.

광에 의한 직접촬영용 X선 필름, Sensitometry의 규격은 ANS1에 제정되어 있다. 광에 의한 경우는 감광계를 사용하고, 광원으로서는 텅그스텐 전구를 사용하는 것이 일반적이며 증감지의 분광조건에 부합하는 색온도 2666K의 광원에 특수 filter(예를 들면 SP-14, SP-15)를 병용한다.

2. 노광조건

1) 노광시간

노광시간은 사용하는 film의 실용노광시간에 가까운 것이 바람직하다. X선 film의 경우는 0.1sec가 표준이다. 또한 직접촬영용 X선 film에서는 양면유제를 사용하고 있어 양면증감지를 이용한다.

그러므로 빛 노광의 경우는 일반용 film의 Sensitymetry에서 주로 하고 있으나 편면노광 방식에서는 film 특성을 완전하게 표현할 수 없으므로 보통 양면 동시노광을 하게 된다.

◦ 연속노광과 간헐노광

같은 노광량을 줄 경우, 연속해서 film상에 노광하든가 몇회로 분할하여 노광하는가에 의해서 film상의 사진효과는 약간의 차이를 나타낸다. (그림 2-1)

그러나 실제적으로 연속 노광방식이 현재 Sensitometry에서는 어떤 감광재료도 이 방법이 이용되고 있다.

2) 노광량의 변화

◦ 시간변화와 강도변화

노광량 E는 강도 I와 시간 t의 곱으로 나타내며 (E=I・t)E를 계단적인 변화로 표시하게 되므로 다음의 방법이 고안되었다.(표 2-1)

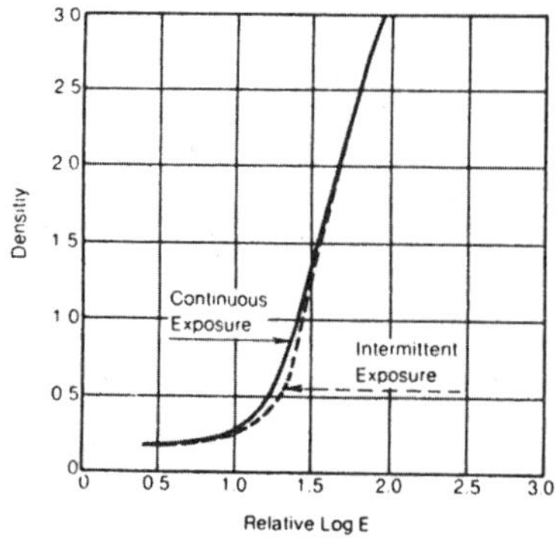

그림 2-1 **Continuous and Intermittent Exposure Differentials**

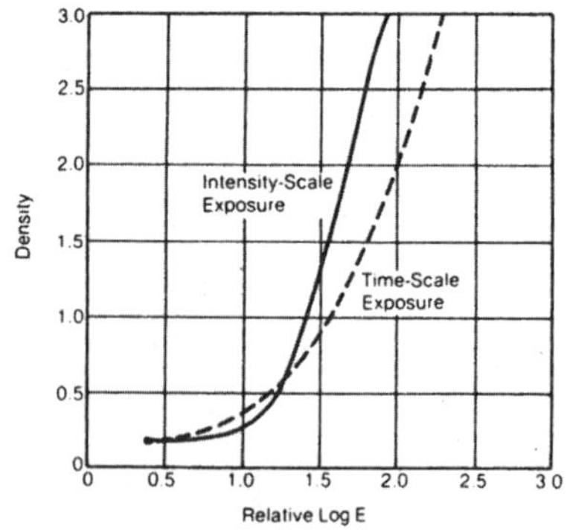

그림 2-2 **Time-Scale and Intensity-Scale Exposure Differentials**

표 2-1

요인	시간변화 (time scale)	강도변화 (intensity scale)
휘도 I	일정	변화
시간 t	변화	일정

강도와 시간의 어느 것을 변화시켜도 그의 곱(=노광량)이 같으면 현상후의 농도는 같아야 하나 실제로는 상반칙 불궤의 현상으로 인하여 동일한 농도가 되지 않는다. 그러므로 시간변화에 의한 특성곡선과 강도변화에 의한 작성된 곡선은 일치되지 않는 것이 일반적이다(그림2-2).

일반적으로 보통사진의 경우와 X선 촬영의 경우에서도 일정 시간내에 강도가 다른 피사체를 촬영하면 강도변화에 의한 방법이 보다 실제에 가깝게 된다.

이론적으로는 표 2-1의 2가지 방법에서 휘도, 시간이 같이 변화되는 방법도 고려되고 있다.

＊ 상반법칙 불궤 (Reciprocity Law Failure)

Film상의 사진효과는 노광량 즉 강도와 시간의 곱에 의해서 결정되며 강도나 시간의 개개의 변화에는 관계가 없이 사진효과는 변화가 없는 것을 상반법칙이라 한다.

E = I・t = 일정한관계이다.

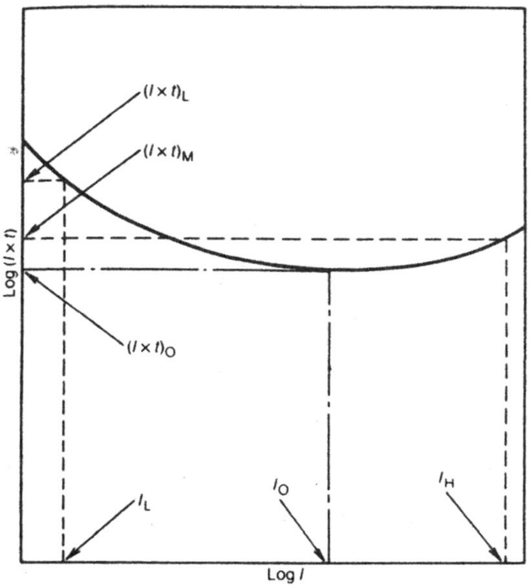

그림 2-3 Visible Light Characteristic Reciprocity Curve

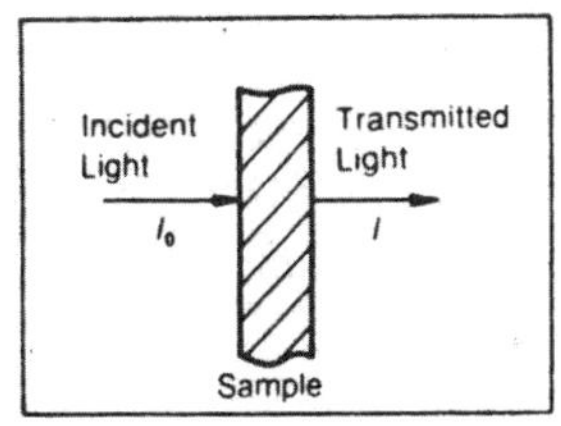

그림 2-4

그러나 빛에 의한 노광에서는 반드시 이 법칙이 성립되지 않아서 I 및 t의 값이 대단히 크거나 작게되면 사진효과는 각각 다르게 된다. 이 현상을 상반법칙 불궤라 한다. 일반적으로 진단용 X선촬영 조건내에서는 다소의 허용오차 범위가 고려되나, 관전류와 노광시간의 비가 1:100 이상되는 영역에서는 이 현상을 고려할 필요가 있다.

그림 2-3에 X선 필름의 상반법칙 불궤의 현상을 보이고 있다. 증감지를 사용하지 않는 경우, 즉 X선 직접촬영에서는 상반법칙이 성립되므로 이 경우의 상반곡선은 횡축에 평행한 직선으로 된다.

◦ **강도변화에 의한 노광량 변화의 방법**

필름에 여러 가지 강도의 빛을 계단적으로 변화시켜 주는 방법으로서는 빛의 경우에는 일반적으로 Graphite 또는 은립자로 만들어진 광학쐐기(Optical Wedge)가 사용된다.

Wedge는 파장영역이 380 ~ 760㎚의 가시광선 전 파장역에 대해서 동일한 흡수를 가져야 하며 이 색조는 회색이 바람직하다. Wedge는 연속적으로 농도변화를 시키는 Type과 계단적인 변화를 주는 2가지 형이 있다.

한편 X선에 의한 Sensitometry에서는 광학 Wedge 대신에 알루미늄 계단(Al-Wedge)를 사용하는 경우가 많다.

Al의 경우는 인체흡수와 거의 비슷하게 이루어진다는 측면에서 인체대신에 이용되며 재현성에 대한 문제가 전혀 없는 것은 아니다.

Al Step Wedge 이외의 것으로는 Water Wedge, Acryl Wedge 등이 사용되기도 한다. 이들도 보정법을 사용하면 Al Wedge에 의한 특성곡선과 일치하게 되나 산란선의 영향은 다소 차이가 있다.

3. 농도측정 조건

사진농도는 사진영상의 흑화된 정도로 나타내며 다음과 같이 정의된다.

감광물질인 film에 입사된 광의 강도를 I_0, 투과된 광의 강도를 I로 하면, 투과된 광의 입사된 광에 대한 비율(I/I_0)을 투명도(Transparency)라 한다.

이 투명도의 역수(I_0/I)를 불투명도(Opacity)라고 하며, 농도는 이 불투명도의 대수값으로 한다.

즉 $D=\text{Log } I_0/I$ 의 식이 성립된다. 아래의 표는 이들의 관계를 나타내고 있다.

표 2-2

	입사광의 강도 I_0	투과광의 강도 I/I_0	투명도 I/I_0	불투명도 I_0/I	농도 Log I_0/I
기호	-	-	T	O	D
	1000	1000	1.00	1	0
		500	0.50	2	0.3
		250	0.25	4	0.6
		100	0.10	10	1
		10	0.01	100	2
		1	0.001	1,000	3
		0.1	0.0001	10,000	4

◎ 대수의 기초지식

대수의 표시는 몇가지 종류가 있으나 여기서 취급하는 대수는 상용대수이다. 상용대수는 어떤 치수를 나타낼 때 그 수가 10의 몇승이 되는가를 계산하여 그 승수(지수라고도 함)로 나타내는 방법이다.

즉 상용대수를 사용하면 아주 큰수라도 가능한 수치로 바꿀 수 있어 대단히 편리하다. 이 경우는 지수의 기수가 10이 되며 어떤수의 대수가 된다.

지수	$(\text{대수})=\text{Log}_{10}$	어떤수

(예) $100,000=10^5 \rightarrow 5=$ Log_{10} 100,000

여기서 5는 100,000의 대수가 된다. 몇가지 대수를 예로들면

10^3=1,000은 Log 1,000=3(1,000의 대수는 …3)

10^2=100은 Log 100=2 (100의 대수는 …2)

10^1=10은 Log 10=1 (10의 대수는 …1)

10^0=1은 Log 1=0 (1의 대수는 …0)

10^{-1}=0.1은 Log 0.1=1.0 (0.1의 대수는 …-1)

이상과 같이 된다.

여기서 10의 정수의 곱으로 나타낼 수 없는 수치는 다음과 같은 대수로 표시한다. 그 예를 들면

55 : 10 (10^1)과 100(10^2)의 사이

〈대수에서는 1(Log 10)과 2(Log 100)의 사이〉

Log 55 = 1 · ???

55 : 100 (10^2)와 1,000(10^3)의 사이

〈대수에서는 2(Log 100)과 3(Log 1,000) 사이〉

Log 550 = 2 · ???

소수점 이하의 수치 ???를 구하기 위해서 계산기나 대수표가 사용된다. 대수표로 소수점을 구하면 다음과 같다.

Log 55 = 1.7404

Log 550 = 2.7404

지수 기수

(Log 0.055 = 2.7404 = 1.2596)

대수는 항상 정의 소수로 나타내는 기수의 부분과 정에도 부에도 정수부분에 나타내는 지표의 2가지 부분으로 나누게 되며 다음과 같다.

- 지표 : 대수지표는 소수점의 위치로 결정된다. 1보다 큰 수치일 경우는 정, 1보다 작은 수치의 경우는 부가 된다. 부의 지표는 2와 같이 나타낸다.
- 가수 : 정의 소수로 나타낸다. 또한 소수점 위치만이 틀린다. 동일수치가 나열되면 가수는 언제나 같다. 최근에는 지수계산이 가능한 계산기의 보급으로 간편하게 대수계산을 할 수 있다.

또한

예를 들면 316의 대수는?

Log 316 = 2.50으로 나타내나 그 수는 다음을 의미한다.

지표　　기수

$\mathrm{Log_{10}}\,316 = \mathrm{Log_{10}}(100 \times 3.16) = \mathrm{Log_{10}}(10^2 \times 10^{0.50}) = \mathrm{Log_{10}}10^2 + \mathrm{Log_{10}}10^{0.50}$

$= 2 + 0.50 = 2.50$

0.02의 대수는

$\mathrm{Log_{10}}\ 0.02 = \mathrm{Log_{10}}(0.01 \times 2.0) = \mathrm{Log_{10}}(10^{-2} \times 10^{0.3}) = \mathrm{Log_{10}}10^{-2} + \mathrm{Log_{10}}10^{0.3}$

$= \bar{2}.3$

여기서 대수와 진수의 관계를 기억하면 더욱 편리하다.

다음 표에서 진수가 2배되면 대수에서는 0.3 증가하며 3배가 되면 0.48로 증가하는 것을 알 수있다. 즉 노광량이 일정한 비율로 변화할 경우 그 대수값은 규칙적으로 변화된다. 이 경우에 LogE로 0.3씩 변화하면 노광량은 2배로 변화된다.

기수는 임의로 선택되어지고 있으나 10을 기수로 하는 경우를 상용대수라고 한다.

$\mathrm{Log_{10}}$ X→Log X와 같이 상용대수의 기수는 10으로 보통 생략한다. (10이외의 기수는 필히 표시하지 않으면 안된다.)

◎ 노광량과 그 대수

이때 특성곡선의 횡축은 노광량을 대수로 나타낸 것이다. 즉 10을 몇 승식하면 노광량의 값으로 되고 그 곱한 값을 횡축 스케일로 한다. 그 예로서 노광량 1을 기준으로 하여 2배 또는 1/2씩 변화시킬 경우 그 횡축의 스케일은 표 2-3과 같다.

표 2-3

진수	대　수	
1	$\mathrm{Log_{10}}$ 1	0
2	$\mathrm{Log_{10}}$ 2	0.30
3	$\mathrm{Log_{10}}$ 3	0.48
4	$\mathrm{Log_{10}}$ 4	0.60
5	$\mathrm{Log_{10}}$ 5	0.70
6	$\mathrm{Log_{10}}$ 6	0.78
7	$\mathrm{Log_{10}}$ 7	0.85
8	$\mathrm{Log_{10}}$ 8	0.90
9	$\mathrm{Log_{10}}$ 9	0.95

사진농도는 측정방법, 분광학적 조건에 의해 다음과 같이 분류한다.

- 광학농도
  - 반사농도
  - 투과농도
    - 평행광 농도
      - 시각농도
      - 인화농도
    - 산광농도
      - 시각농도
      - 인화농도
- 화학농도

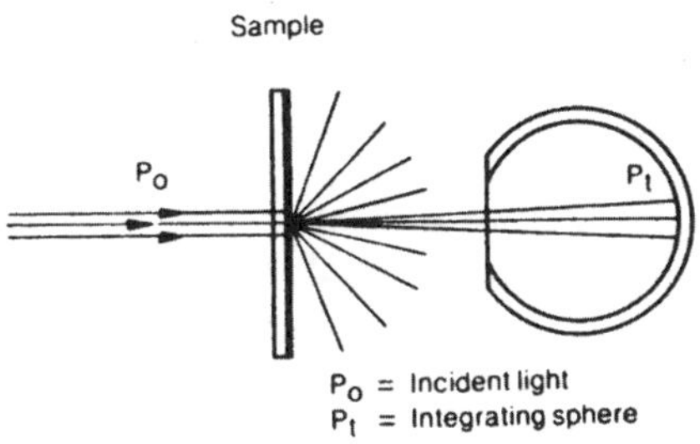

그림 2-5 Apecular Density Measurement Method

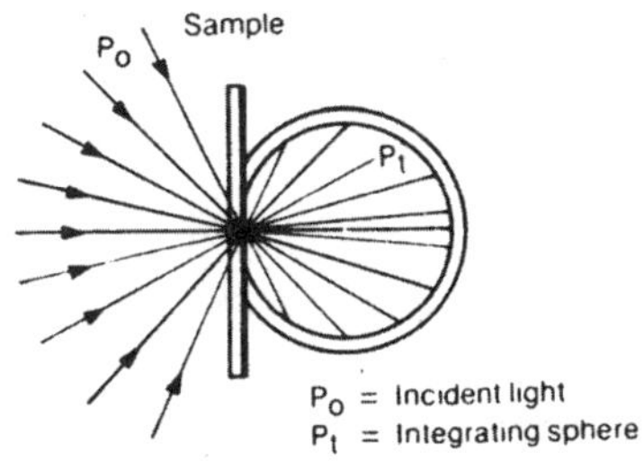

그림 2-6 Doubly Diffuse Density Measurement Method

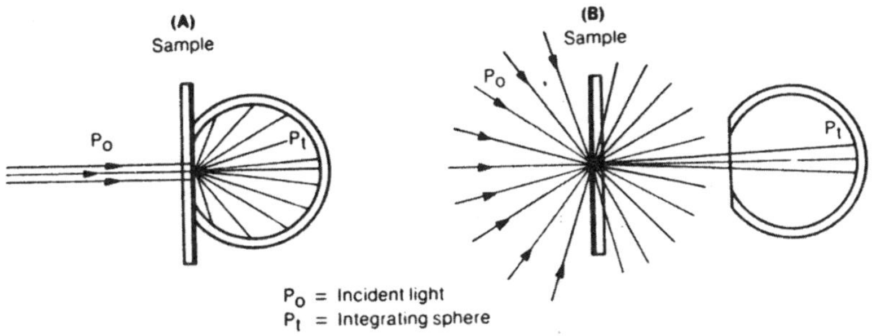

그림 2-7 Totally Diffuse Density Measurment Method

○ 화학농도와 사진농도

사진농도는 전술한 바와 같이 광학농도와 화학농도가 있다. 사진영상의 단위면적중에는 임의의 환원은이 존재하고 있으며, 이 은에 의해 빛을 흡수하세 되므로 농도를 생성한다.

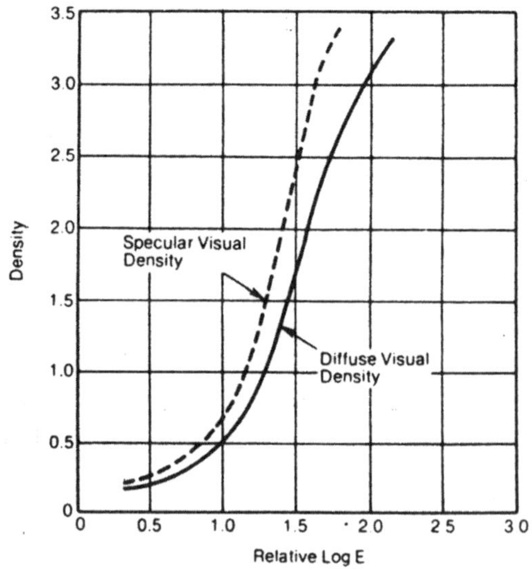

그림 2-8 Characteristic Curves Derived From Different Density Measurement Systems

이와 같이 은량과 사진농도와는 비례하게 되나 실제에 있어서는 유제에 의하지 않는 경우가 많다. 이 단위면적에 있어서는 은의 양을 화학농도라고 한다.

광학농도와 화학농도 (현상은량: g / 100cm^2)와의 비를 Covering Power(CP)라고 한다.

$$CP = \frac{사진농도}{화학농도}$$ 로 나타낸다.

○ 반사농도와 투과농도

일반적으로 필름, 건판과 같은 투과영상은 투과농도에 의하나 인화지와 같은 반사영상은 산화 마그네시움의 반사율을 100%로 하여 반사농도로 한다.

○ 평행광농도와 산광농도

투과농도의 경우 입사광, 투과광이 각각 평행광으로 되는가, 산란광으로 되는가에 의해서 측정하는 농도값이 다소 변화된다.

X선 필름의 관찰 및 농도 측정장치에서 보는 것은 평행농도와 산광농도의 두 농도이다.

일반적으로 평행광노도를 산광농도로 나눈 D_{11}/D_{++}을 캐리어 계수(Q)라고 한다. 직접촬영용 X선 필름의 경우 Q값은 약 1.3 ~ 1.6이다.

표 2-4

투과농도의 종류		기호	광속의 구별		응 용
			입사광	투과광	
평행광 농도	Specular density	D_{11}	평행광	평행광	micro 농도계 집광식 수광기
이중산광 농도	Doubly diffuse density	${}^{++}D^{++}$	산란광	산란광	산광 glass print 인화
산광농도	Totally diffuse density	D^{++}	평행광	산란광	산광 glass없는 print 인화
			산란광	평행광	산광식 수광기 X-선용 농도계

Ⅲ. X선 필름의 Sensitometry

1. Sensitometry의 규격화

일반용 필름의 경우는 빛 노광이 원칙이며, Sensitometry의 조건이 규격화되어 있어 ANSI 규격, JIS 규격 등이 정해져 있다. 그러나 X선을 광원으로 하는 Sensitometry 에서는

- X선 발생장치나 증감지가 규정되어야 한다.
- X선의 선질이 전압에 의해서 다르게 된다. (선질에 의해서 사진효과가 변한다.)
- 절대노광량의 표시가 어렵다.

이와같은 이유로 인해서 규격화가 어렵다.

2. X선 Sensitometry의 방법

X선 필름의 Sensitometry의 방법은 다음과 같은 여러 가지 방법이 있다.

- 빛 Sensitometry법
  - 양면노광법
  - 편면노광법

- X선 Sensitometry법
  - 증감지병용
    - 강도변화
      - 거리법
      - Wedge법
    - 시간변화
  - X선 직접용
    - 강도변화
    - 시간변화

＊ 거리법

다음 그림과 같이 X선관 T에서 d_1㎝가 되는면(Ⅰ)과 d_2㎝(d_1㎝x_2)가 되는면(Ⅱ)의 X선강도를 고려할 경우, 필름면(1)의 1변의 길이를 x㎝로 하고 필름면(Ⅱ)의 1변의 길이가 2Ⅱx㎝로 하면 각각의 필름면의 조사면적은

(Ⅰ) ABCD $x \times x^{(㎝)} = x^2(cm^2)$

(Ⅱ) EFGH $2x \times 2x^{(㎝)} = 4 \cdot x^2(cm^2)$로 된다.

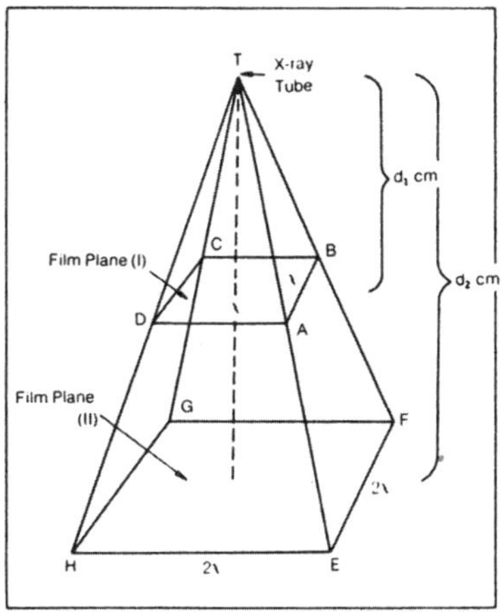

그림 2-9

필름면(II)에서는 X선의 조사면적이 4배가 되며, 조도는 1/4로 감약되는 것을 보여 주고 있다. 이것을 거리의 역2승법칙(Inverse Square Law of Distance)이라 부르고 이 원리에 의해서 필름에 계단노광을 시키는 방법을 거리법이라 한다.

표 2-5

		빛 Sensitometry	X선 Sensitometry	
			증감지 병용	직접용
광 원		증감지의 분광분포에 맞는 색광	적당한 전압에 의한 X선	좌와 동일
노 광 기		빛 감광계	X선 장치	좌와 동일
광량변화		연속, 강도변화	연속, 강도변화 (시간변화)	연속, 강도변화 (시간변화)
Wedge		광학 wedge	Al wedge	Al wedge
처리조건		설정규격 및 임의	임의	임의
측정 결과	감 도	절대치 또는 비감도	비감도	비감도
	Contrast	γ 또는 G	γ 또는 G	γ 또는 G
	Fog	절대치	절대치	절대치

표 2-6

<table>
<tr><th colspan="3">방 법</th><th>장 점</th><th>단 점</th></tr>
<tr><td rowspan="2">광 sensitometry</td><td colspan="2">편면노광법</td><td>간접에 적합</td><td>직접에서는 실제에 부적합</td></tr>
<tr><td colspan="2">양면노광법</td><td>• 가격이 싸다.
• 반복해도 정도가 높다.
• 절대가므로 표시가능
• 연속, 계단노광가능
• 자료의 호환성이 있다.</td><td>• X선 sensitometry의 결과와 일치되지 않는다.
• film의 특성은 평가되지만 증감지와의 조합은 성능평가가 곤란하다.</td></tr>
<tr><td rowspan="3">X선 sensitometry</td><td rowspan="2">강도법</td><td>wedge법</td><td>• 장치가 단단하고 가격이 싸다.
• 장소를 차지하지 않는다.</td><td>• 선질이 변하므로 관전압의 적정한 보정이 필요하다.</td></tr>
<tr><td>거리법</td><td>• 선질이 변동이 적다.
• timer 정도가 높으면 정확한 특성을 얻을 수 있다.
• 다수의 증감지 system 특성을 동시에 알 수 있다.
• phantom의 채용이 간단하다.
• 절대선량의 측정이 용이하다.</td><td>• 넓은 장소가 필요하며 X선관 용량이 커야 한다.
• 특수한 장치가 필요하다.
• 시간이 걸린다.
• 촛점, heeleffect 효과의 영향을 받는다.</td></tr>
<tr><td colspan="2">시간법</td><td>• 사용하고 있는 장치로 가능하다.
• 장소를 차치하지 않는다.</td><td>• X선 촬영의 실제와 일치하지 않는다.
• 장치의 timer 정도가 나쁘면 안된다.</td></tr>
</table>

X선 장치의 timer정도 X선관의 용량에 의해 X선 조사의 조건이 결정되고 있으나 실제의 촬영시스템은 조합되어 있어 조사방법은 다음과 같이 대별한다.

① timer 정도가 어느 정도 높은 경우는 일정한 거리변화(예를 들면 배, 배의 변화) 반복된X선조사에 의해 사진농도를 얻는 방법

② X선관 용량이 충분한 경우는 X선을 연속조사하여 일정거리마다 shutter를 열고 노광하여 사진농도를 얻는 방법

①의 방법에서는 X선관 초점과 필름면(FFD)을 정도가 좋은 변화를 위해 특수장치를 제작하든가 또는 일정한 거리마다 마크한 선을 그려서 그 위치에서 수직으로 필름을 설치하여 노광을 반복하므로서 특성곡선을 작성한다. 이 경우 감도차이가 10배 정도까지 동시측정하기 위해서는 노광량의 대수비에서 4.0정도를 필요로 한다.

• **Sensitometry의 조건**

이러한 방법은 실제촬영에 가까운 특성을 나타내고 간편한 방법등에 있어 각각의 장단점이 있어 선택이 어려운 점이 있다.

Ⅳ. 특성곡선

1. 특성곡선의 정의

노광량과 사진농도의 관계를 나타내는 곡선을 특성곡선이라 한다. 특성곡선에서는 종축에 농도를 나타내고 횡축에는 노광량의 대수값으로 표시하는 것이 일반적이다.

노광량을 진수로 하지 않고 대수값으로 하는 이유는 다음과 같다.

① 일정한 비를 갖인 2개의 노광량은 횡축상의 어느 위치에서도 항상 같은 등비 간격이 된 다.

② 노광량의 비가 큰 경우, 횡축이 길어져 곡선의 작도가 불편해진다.

③ 얻어진 사진농도는 노광량의 대수값에 비례한다.

• **절대노광량과 상대노광량**

빛노광의 경우에는 광량의 절대치의 측정, 표시가 가능하지만, X선을 광원으로 하는 경우는 노광량의 절대치 측정이 곤란하다.

① 증감지의 병용의 경우, 노광에는 빛 및 X선의 양쪽이 관여하게 된다.

② 촬영전압이나 노광의 방법에 의해서 선질이 변화하게 된다.

이상과 같은 이유에 의해 노광량은 상대노광량으로서 비노광량(Relative Log E)으로 표시한다.

2. 특성곡선 각부의 명칭

특성곡선의 모양은 대체로 S자형으로 된다. 이 모양은 감광재료 및 처리제에 따라서 다르게 된다.

그림 2-10은 특성곡선으로서 5부분으로 나누어진다.

즉 Fog부, 족부, 직선부, 견부, Solarization 부이다.

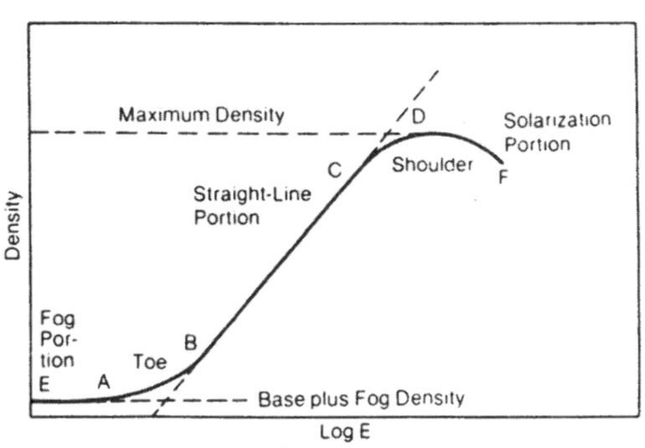

그림 2-10

3. 특성치의 산출법

특성곡선에서 얻어진 특성값으로서는 감도 S, Fog 농도, contrast(감마γ, 평균계조 G), 최고농도 D_m 노광역 E_s등이다.

1) 감 도

감도는 어떤 film이 빛(X선)에 대해서 얼마만큼 민감하게 반응하는가의 정도를 말한다.

일반적으로 감도는 어떤 일정한 농도를 얻기 위하여 요구되는 노광량의 역수로 나타내는 경우가 많다. 일반용 film의 경우 감도를 표시하는 방법은 다음과 같다.

X선 Sensitometry에서는 최소유효농도법으로 하는 경우도 있으나 일반적으로 유효농도(fog+1.0)를 얻을 수 있는 빛의 양에 대한 역수로 표시하는 유효농도법이 사용되고 있다.

전술한 바와 같이 X선에서는 횡축에 절대노광량으로 하지 않고 비노광량으로 표시한다. 그러나 감도표시는 어느 film의 감도를 기준하여 100으로 할 때 동시에 검사하는 다른 film과의 비교를 위해 상대값으로 나타내는 비감도(Relativespeed)로 표시한다.

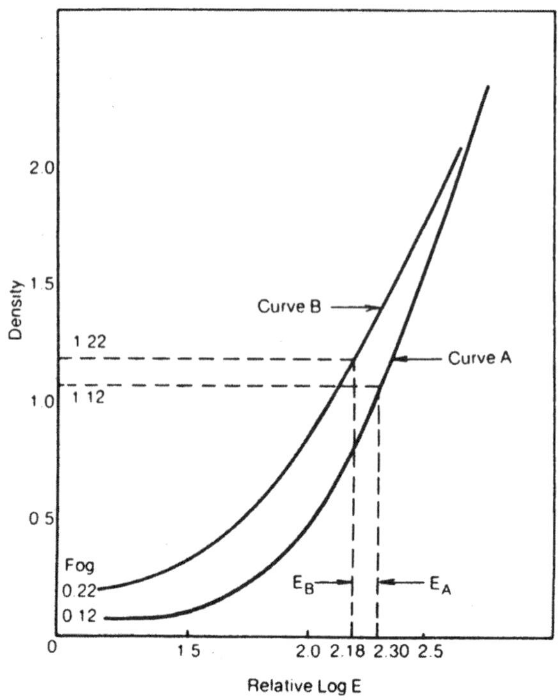

그림 2-11

표 2-7

표 시 법		방 법
Inertia법		특성곡선의 직선부의 연장이 횡축과 교차되는 점을 감도점으로 한다.
역치법	가시최소역치법	육안으로 fog와 구별되는 최소농도를 만들어낼 수 있는 것과 같은 빛의 양으로 감도를 결정
	최소유효농도법 (MUD)	최소유효농도(fog에 1.0을 더한 농도)를 만들 수 있는 빛의 양으로 결정 (DIN, NSG)
	최소유효 gradient법	최소유효 gradient로 표시한다. (ANSI, JIS)

○ **비감도의 계산 예**

A,B 2종류의필름의 특성곡선이 있다고 하면 이때의 비감도를 구하여야 한다. 감도는 유효농도(fog+1.0)을 얻는데 필요한 광량(X선량)의 역수로 한다.

A 필름의 농도 1.0을 얻기 위한 노광량 Log E_A=2.30

B 필름의 농도 1.0을 얻기 위한 노광량 Log E_B=2.18

로 한다.

이때의 A,B 필름의 감도 SA, SB는

$S_A = 1/E_A = 1/10^{-2.30} =$ ………………… ①

$S_B = 1/E_B = 1/10^{-2.18} =$ ………………… ②

B film의 A film에 더한 비감도(RS_B)는

$RS_B = S_B/S_A \times 100$

$\therefore \text{Log } RS_B = \text{Log } S_B - \text{Log } S_A + \text{Log } 100$ ………………… ③

①, ②에 의해

Log Sa = -2.30

Log S_B = -2.18

③식에 대입하면

$\text{Log } RS_B = -2.18-(-2.30)+2$

$= 2.30-2.18+2$ ………………… ④

$= 2.12$

$RS_B = 10^{2.12} = 132$

이 결과 A film을 100으로 할 때 B film의 비감도는 132가 되며 B는 A에 비해 약 30% 감도가 높은 것으로 된다.

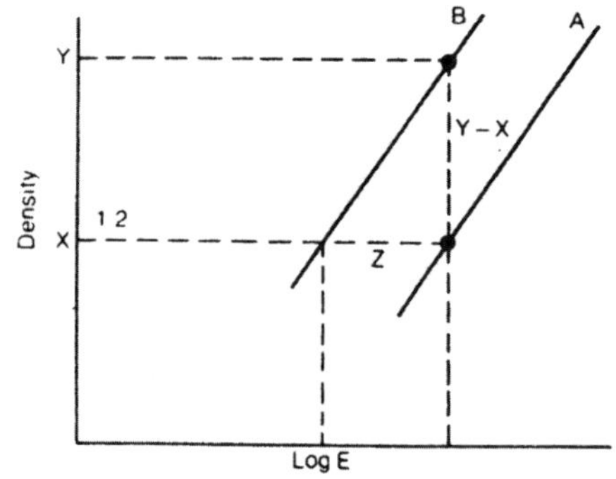

그림 2-12

Log E_A-Log E_B+2 ························ ⑤

또한 B film의 A film에 대한 비감도를 간단히 산출하려면

A film의 노광량(Log E_A)에서

B film의 노광량(Log E_B)를 뺀 값을 진수로 환산하여 100을 곱하면 된다.

2) Contrast

Contrast는 일반적으로 최고농도와 최저농도와의 차이, 또는 인접한 부위의 두 점 간의 농도차를 말한다. Contrast의 표시방법은 다음과 같다.

표 2-8

표 시 법	방 법	
감마치(γ)	특성곡선의 직선부를 연장하여 횡축과 서로 교차하는 각도 tan a ($\frac{BC}{AB}$)값이다.	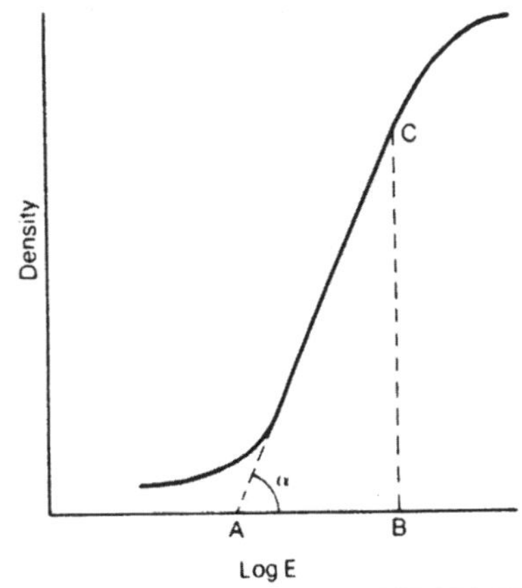
평균계조	특성곡선의 실용영역(ANSI 규격에서는 X선 필름의 경우 fog+0.25 ~ fog+2.0)의 점을 연결시킨 선과 횡축과의 각도 β의 tan ($\frac{B'C'}{A'B'}$)의 값이 된다. 즉 $G = \tan\beta = \frac{1.75}{\text{Log }E_B - \text{Log }E_A}$	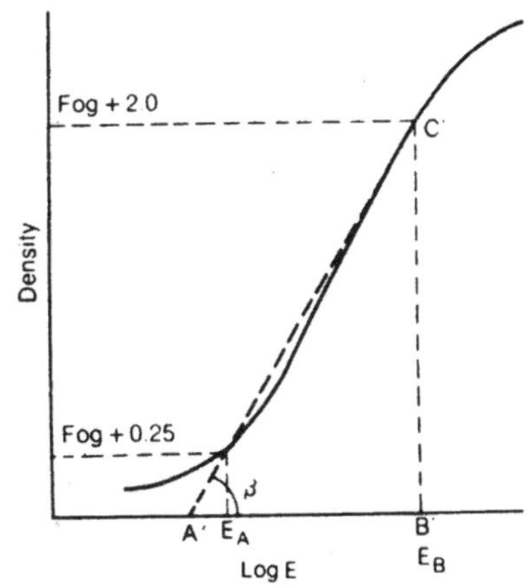

3) Fog

Fog는 film에 노광되지 않아도 현상에 의해서 얻어지는 농도이다.
일반적으로 불필요한 노광, 물리적 · 화학적 자극에 의해서 얻어진 농도를 포함한다.
Fog의 표시방법은 2가지가 있다.

- Net Fog (정량포그) - 유제자체의 fog값
- Gross fog (종합포그) - base 농도 + net fog값

X선 필름의 경우는 종합 fog로 표시하고 있는 것이 일반적이다.

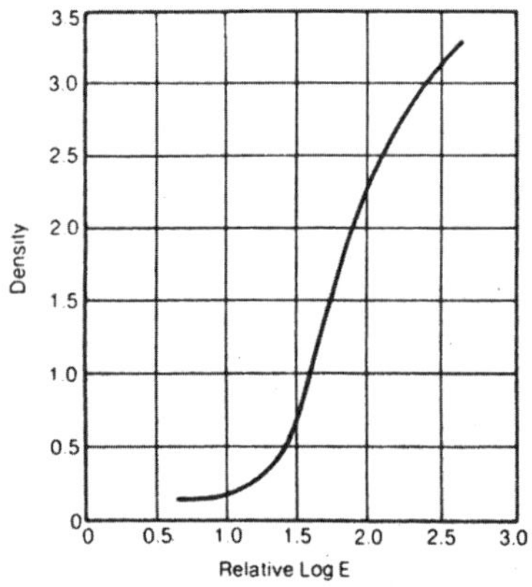

그림 2-13 Characteristic X-ray Film Curve(with Intensitying Screen)

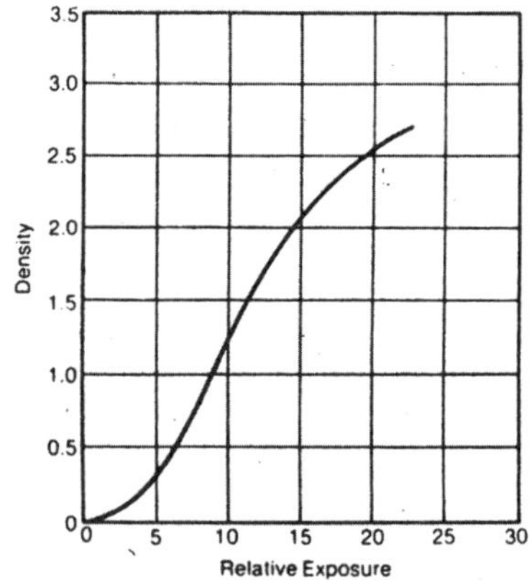

그림 2-14 Characteristic X-ray Film Curve(without Intensifying Screen)

X선 필름의 base농도는 상용하는 재질, 두께, 투명도, 염색농도, 색상 등에 의해서 다소 다르게 되나 대체적으로 0.1 전후이다.

4. 노광방법과 특성곡선

동일한 X선 노광에서도 증감지 병용 (screen film)의 경우와 X선 직접노광 (non screen film)의 경우에서는 그림 2-14와 같이 많은 변화를 보이게 된다.

X선 직접노광법에서는 증감지 병용의 경우에 비해서 다음과 같은 특징이 있다.

- 직선부가 없다.
- 족부의 모양이 다소 완만하다.
- 전체가 연조이다.
- 견부의 Contrast가 약간 높다.

알루미늄 계단노광에 의한 노광축 보정법 알루미늄 계단에 의한 계단노광은 각 계단의 노광량을 측정하는 것은 매우 곤란하다. 그리고 가장 간편한 방법으로서는 횡축에 알루미늄 단수를 등간격으로 하여 작성하는 방법이 있지만 이 방법은 개략적인 film 특성을 알 수 있으므로 비감도, contrast치 등을 정량적으로 계산할 수는 없다.

그러나 이 방법으로 알루미늄 단수차를 노광량차로 변환시킬 수 있다.

이와 같이 변환시키는 것이 일반적으로 보정법이라 하며 다음과 같은 방법들이 있다.

V. 알루미늄 계단노광에 의한 노광축 보정법

1. 단차보정법(작성의 차례)

① 1매의 film상에 X선발생장치에서 선택한 노광시간(sec)수로 조사가 중복되지 않도록 노광한다.(일정 전압)

② 적당한 현상방법으로 현상하고 얻어진 농도 step을 농도 측정한다.

③ 종축에 농도, 횡축에 노광시간의 대수값을 읽어 graph상에 기록하고 단수를 parameter로서 각 단의 특성곡선을 그린다.

④ 각 단의 특성곡선 사이의 동일농도를 얻은 시간수비 (sec수비)로부터 △Log E를 계산한다.

2. Boot strap법

단차보정법은 graph의 작성이 매우 번거롭고 복잡하여 보다 간편한 방법으로 시도된 것이 Boot strap법이다.

이 방법은 film에 2배의 노광을 하고 노광축에는 노광량이 0.3배씩 증가하는 것을 이용한 것으로 많이 응용되고 있다.

<작성순서>

① Al step wedge를 적절한 조건으로 촬영한다. ········ Ⓐ

② 다음에 그 2배의 노광조건으로 촬영한다. ········ Ⓑ

③ ⓐ와 ⓑ를 같은 조건으로 현상하고 농도를 측정한다.

표 2-9

방법		내용	비고
일반법	단차보정법	노광시간과 농도와의 관계로부터 각단의 △LogE를 산출한다.	◦ 거의 정확한 노광량차가 산출된다. ◦ data 작성이 번거롭다.
	Boot strap법	적정 노광된 film과 2배 노광된 film으로부터 각 농도 레벨과 △LogE의 관계를 산출한다.	거의 정확한 노광량차의 산출이 가능하다.
간 이 법		적정 노광된 film과 2배 노광된 film으로부터 어떤 농도레벨과 △LogE의 관계를 구한다.	저노광역, 고노광역에서는 정확한 보정이 되지 않는다.

④ 횡축에 Al step wedge의 단차를, 종축에 농도를 기록하여 특성곡선을 작도한다. - (Ⅰ)

⑤ 한편 횡축에 노광량을 대수값으로 읽고 graph를 준비한다. -(Ⅱ)

⑥ (Ⅰ) 그림의 a점 농도를 (Ⅱ)의 a'점에 작성한다.

⑦ (Ⅰ) 그림의 b점은 a점의 배의 노광을 받은 것으로 되며 b점에서 횡축에 평행한 선을 그은 곡선 ⓐ와의 교차점을 c로 하면 bc간의 거리가 2배의 노광량 차가 되며 대수값은 0.3배가 된다. (Log 2=0.3)

⑧ (Ⅱ) 그림의 a'점에서 0.3의 차가 되는 장소에 c의 농도를 기록, 작성한다. (b ')

⑨ 이와 같은 순서로 계속하여 곡선을 작성하면 a'~J'의 특성곡선을 작도할 수 있다.

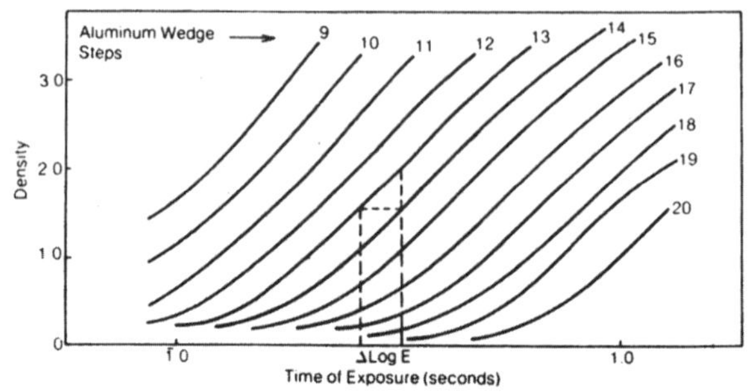

그림 2-15

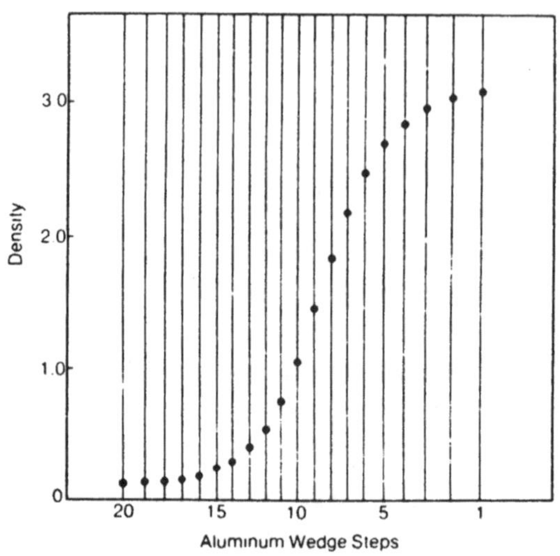

그림 2-16 Step Differential Correction Method

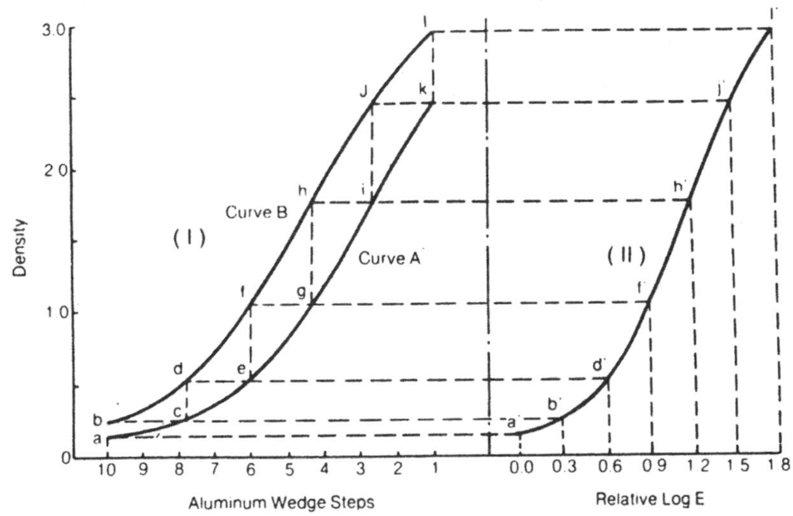

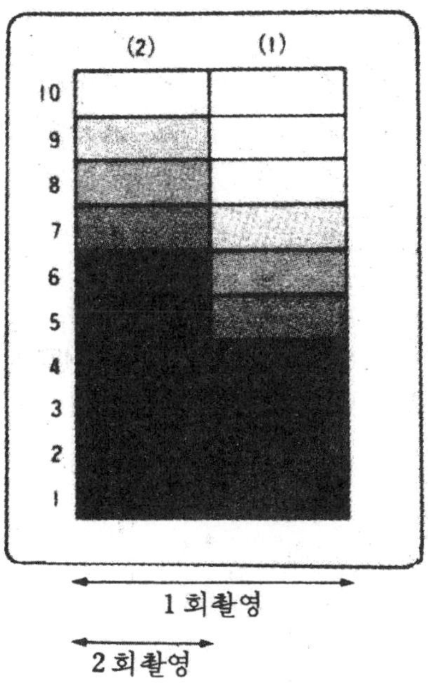

Boot strap 법의 wedge 사진

그림 2-17 Correction by Bootstrap Method

3. 간이법

1) 목 적

Boot strap법은 보정에 의한 정량화가 시도되었으나 다소의 오차는 피할 수 없으며, 단차보정법 보다는 간략화 되었다.

그러나 임상현장에서의 실용적이며 보다 간편한 방법으로서 간이법이 개발되어 특성곡선작성의 요구되는 시간을 단축하고 작업의 편리성이 인정되고 있다.

2) 작성순서

① Al 계단을 적절한 조건으로 촬영한다. - Ⓐ

② 다음에 그 2배의 노광조건으로 촬영한다. - Ⓑ

③ ⒶⒷ를 동일 조건에서 현상한다.

④ Ⓐ film의 각 단의 농도를 측정하여 농도가 약 1.2가 되는 곳을 D_1, 인접한 다음단계의 고농도부를 D_2로 한다.

⑤ Ⓑ film에서 Ⓐ의 D_1에 해당하는 계단(수)에 농도를 측정하면 바로 D_3가 된다.

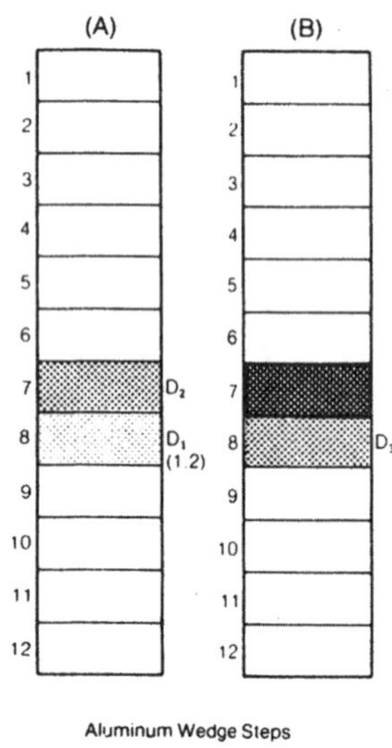

그림 2-18 Simplified Correction Method

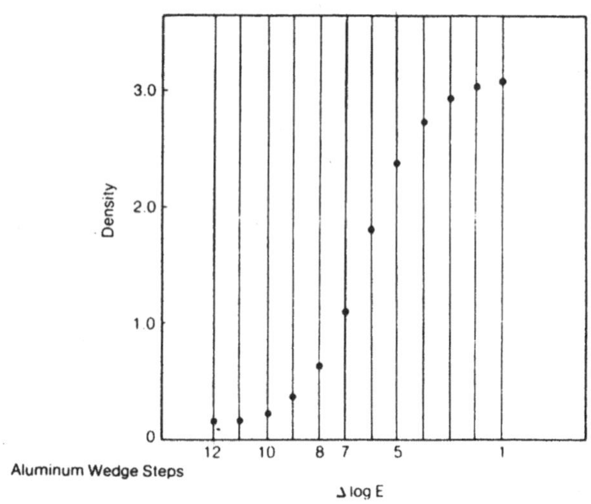

그림 2-19 Simplified Correction Method

⑥ △Log E (7계단과 8계단의 차)를 다음 식에 의해 계산한다.

$$\triangle \text{Log E} = \frac{D_2 - D_1}{D_3 - D_1} \times 0.3$$

⑦ 계산된 △Log E값을 횡축에 등간격으로 작성한다.

그림 2-20은 X선 노광시의 Al 계단수와 농도의 관계곡선으로서 2배 노광하여 얻은 농도 D_3로부터 횡축에 평행시키면 이때 직선 $D_3 \cdot A$는 Log 2 = 0.3의 노광폭에 해당한다. 그러므로 7계단과 8계단의 노광폭은 $B \cdot D_2$가 된다.

This graph shows the relationship between aluminum wedge steps and densities obtained by exposure to X-rays. When a line is extended from point D_3 (density obtained by an exposure twice as long as, at point D_1) toward A parallel with the horizontal axis, it can be determined that line D_3A corresponds to 0.3 in terms of LogE. Accordingly, the difference in exposure time between steps 7 and 8 should equal BD_2 (= ΔLogE).

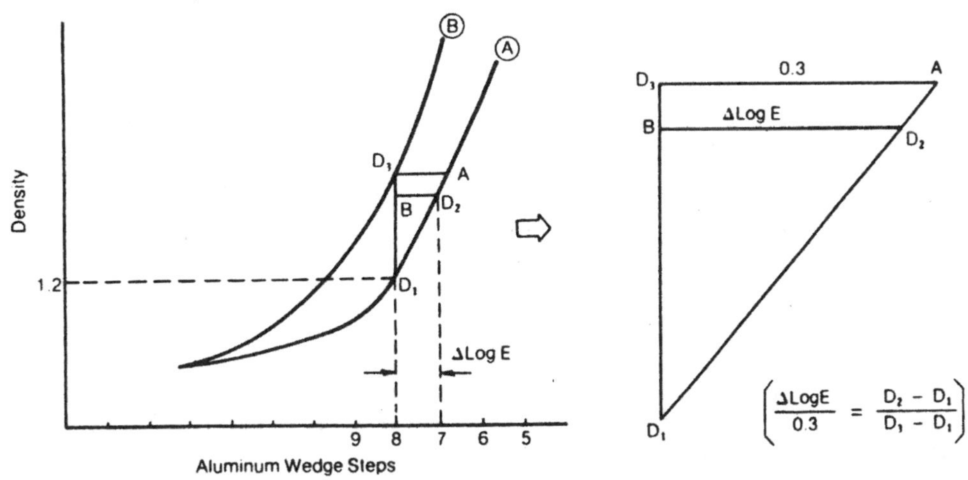

그림 2-20 X-ray Exposure Wedge Step Densities

표 2-10 사진농도, 불투과도, 투과도 환산표

사진농도	불투과도	투 과 도	사진농도	불투과도	투 과 도	사진농도	불투과도	투 과 도
D	O	T	D	O	T	D	O	T
0.00	1.000	1.0000	0.34	2.188	0.4571	0.68	4.786	0.2089
0.01	1.023	0.9772	0.35	2.239	0.4467	0.69	4.898	0.2042
0.02	1.047	0.9550	0.36	2.291	0.4365	0.70	5.012	0.1995
0.03	1.072	0.9333	0.37	2.344	0.4266	0.71	5.129	0.1950
0.04	1.095	0.9120	0.38	2.399	0.4169	0.72	5.248	0.1905
0.05	1.122	0.8913	0.39	2.455	0.4074	0.73	5.370	0.1862
0.06	1.148	0.8710	0.40	2.512	0.3981	0.74	5.495	0.1820
0.07	1.176	0.8511	0.41	2.570	0.3890	0.75	5.623	0.1778
0.08	1.202	0.8318	0.42	2.630	0.3802	0.76	5.754	0.1738
0.09	1.230	0.8128	0.43	2.692	0.3715	0.77	5.888	0.1698
0.10	1.259	0.7943	0.44	2.754	0.3631	0.78	6.096	0.1660
0.11	1.288	0.7762	0.45	2.818	0.3548	0.79	6.166	0.1622
0.12	1.318	0.7586	0.46	2.884	0.3467	0.80	6.310	0.1585
0.13	1.349	0.7413	0.47	2.951	0.3388	0.81	6.457	0.1549
0.14	1.380	0.7244	0.48	3.020	0.3311	0.82	6.607	0.1514
0.15	1.413	0.7079	0.49	3.090	0.3236	0.83	6.761	0.1479
0.16	1.445	0.6918	0.50	3.162	0.3162	0.84	6.918	0.1445
0.17	1.479	0.6761	0.51	3.236	0.3090	0.85	7.079	0.1413
0.18	1.514	0.6607	0.52	3.311	0.3020	0.86	7.244	0.1380
0.19	1.549	0.6457	0.53	3.388	0.2951	0.87	7.413	0.1349
0.20	1.585	0.6310	0.54	3.467	0.2884	0.88	7.483	0.1318
0.21	1.622	0.6166	0.55	3.548	0.2818	0.89	7.762	0.1288
0.22	1.660	0.6026	0.56	3.631	0.2754	0.90	7.943	0.1259
0.23	1.698	0.5888	0.57	3.715	0.2692	0.91	8.128	0.1230
0.24	1.738	0.5754	0.58	3.802	0.2630	0.92	8.318	0.1202
0.25	1.778	0.5923	0.59	3.890	0.2570	0.93	8.511	0.1175
0.26	1.820	0.5495	0.60	3.981	0.2512	0.94	8.710	0.1148
0.27	1.862	0.5370	0.61	4.074	0.2455	0.95	8.913	0.1122
0.28	1.905	0.5248	0.62	4.169	0.2399	0.96	9.120	0.1096
0.29	1.950	0.5129	0.63	4.266	0.2344	0.97	9.333	0.1072
0.30	1.995	0.5012	0.64	4.365	0.2291	0.98	9.550	0.1047
0.31	2.042	0.4898	0.65	4.467	0.2239	0.99	9.772	0.1023
0.32	2.089	0.4786	0.66	4.571	0.2188	1.00	10.000	0.10000
0.33	2.138	0.4677	0.67	4.677	0.2138	1.01	10.23	0.09772

사진농도	불투과도	투 과 도	사진농도	불투과도	투 과 도	사진농도	불투과도	투 과 도
D	O	T	D	O	T	D	O	T
1.02	10.47	0.09550	1.35	22.39	0.04467	1.68	47.86	0.02089
1.03	10.72	0.09333	1.36	22.91	0.04365	1.69	48.98	0.02042
1.04	10.95	0.09120	1.37	23.44	0.04266	1.70	50.12	0.01995
1.05	11.22	0.08913	1.38	23.99	0.04169	1.71	51.29	0.01950
1.06	11.48	0.08710	1.39	24.55	0.04074	1.72	52.48	0.01905
1.07	11.75	0.08511	1.40	25.12	0.03981	1.73	53.70	0.01862
1.08	12.02	0.08318	1.41	25.70	0.03891	1.74	54.95	0.01820
1.09	12.30	0.08128	1.42	26.30	0.03802	1.75	56.23	0.01778
1.10	12.59	0.07943	1.43	26.92	0.03715	1.76	57.54	0.01738
1.11	12.88	0.07762	1.44	27.54	0.03631	1.77	58.88	0.01698
1.12	13.18	0.07586	1.45	28.18	0.03541	1.78	60.26	0.01660
1.13	13.49	0.07413	1.46	28.84	0.03467	1.79	61.66	0.01622
1.14	13.80	0.07244	1.47	29.51	0.03388	1.80	63.10	0.01585
1.15	14.13	0.07079	1.48	30.20	0.03311	1.81	64.57	0.01549
1.16	14.45	0.06918	1.49	30.90	0.03236	1.82	66.07	0.01514
1.17	14.79	0.06761	1.50	31.62	0.03162	1.83	67.81	0.01479
1.18	15.14	0.06607	1.51	32.32	0.03090	1.84	69.18	0.01445
1.19	15.49	0.06457	1.52	33.11	0.03020	1.85	70.79	0.01413
1.20	15.85	0.06310	1.53	33.88	0.02951	1.86	72.44	0.01380
1.21	16.22	0.06165	1.54	34.67	0.02884	1.87	74.13	0.01349
1.22	16.60	0.06026	1.55	35.48	0.02818	1.88	75.86	0.01318
1.23	16.98	0.05888	1.56	36.31	0.02754	1.89	77.62	0.01288
1.24	17.38	0.05754	1.57	37.15	0.02692	1.90	79.43	0.01259
1.25	17.78	0.05623	1.58	38.02	0.02630	1.91	81.28	0.01230
1.26	18.20	0.05495	1.59	38.90	0.02570	1.92	83.18	0.01202
1.27	18.62	0.05370	1.60	39.81	0.02512	1.93	85.11	0.01175
1.28	19.05	0.05248	1.61	40.74	0.02455	1.94	87.10	0.01148
1.29	19.50	0.05129	1.62	41.69	0.02399	1.95	89.13	0.01122
1.30	19.95	0.05012	1.63	42.66	0.02344	1.96	91.20	0.01096
1.31	20.42	0.04898	1.64	43.65	0.02291	1.97	93.33	0.01072
1.32	20.89	0.04786	1.65	44.67	0.02239	1.98	95.50	0.01047
1.33	21.38	0.04677	1.66	45.71	0.02188	1.99	97.72	0.01023
1.34	21.88	0.04571	1.67	46.77	0.02138	2.00	100.00	0.01000

특성곡선작성이론(편)

<정리>

1. 특성곡선 작성시 증감지를 사용할 경우 노광량의 절대치를 나타내기 곤란한 이유 및이에에 따르는 감도 표시법을 기록하시오.

2. Time scale 노광법과 Intensity scale 노광법에 대한 각각의 장단점을 비교하시오.

3. Aluminum 계단에 의해서 작성되는 특성곡선상에서 정량적인 측정이 불가능한 이유는?

4. 다음은 증감지의 종류를 변화시켜 가며 거리 변경법에 의해 노광한 필름의 농도 값이다.

이 표에 의해 특성곡선을 작성하고 γ,AG, 비감도, fog를 포함한 D=1.0을 내기위한 거리를 각각 산출하시오(단, 이 때의 fog값은 0.2이다.)

표 1. Intensity scale법에 의해 노광된 필름의 농도

FFD(㎝) Screen	480	339	240	170	120	85	60
Medium	0.28	0.32	0.52	1.06	1.96	2.66	3.02
High	0.30	0.41	0.80	1.61	2.46	2.90	3.11
Special	0.36	0.65	1.41	2.32	2.82		

20　　년　월　일　　교시

<table>
<tr><td colspan="5"></td><td rowspan="7">조
원</td><td>1</td></tr>
<tr><td>학 과</td><td>반</td><td>학 번</td><td>성 명</td><td>조</td><td>2</td></tr>
<tr><td rowspan="5"></td><td rowspan="5"></td><td rowspan="5"></td><td rowspan="5"></td><td rowspan="5"></td><td>3</td></tr>
<tr><td>4</td></tr>
<tr><td>5</td></tr>
<tr><td>6</td></tr>
</table>

1. 목 적

2. 사용기기 및 재료

3. 실험방법

4. 실험결과

표 2 결과

특성치 / 증감지	γ	AG	비감도	D=1.0에 필요한 거리
Medium speed				
High speed				
Special speed				

5. 결 론

제3장 Sensitometer를 이용한 특성곡선작성에 관한 실험

I. 목 적

Sensitometry로 감광재료에 노광시키는 장치를 sensitometer(감광계)라고 한다. 감광계는 광원, shutter 및 wedge로 구성되어 있다.

sensitometer는 사용의 편리성과 신뢰도의 관계로 일반촬영용 흑백 nega film, X선 film, 자동현상기의 QC의 일환으로 사용되고 있다.

본 실험에서는 sensitometer에 의한 노광으로 film을 처리하여 특성곡선을 작성하는 방법과 각 특성치의 산출법에 대한 기본 이해도를 증진한다.

그리고 sensitometer의 안전 조작관리 방법을 습득한다.

II. 이론

1. 개 요

Sensitometer는 각 제조사에 따라 design을 달리하는 model들이 다양하게 나와 있다. 이 sensitometer는 cine 및 X-선 현상처리 system의 QC(Quality Control : 품질관리)를 위해 고안되었으며 bettery로 작동되는 이동이 간편한 감광계이다(그림 3-1).

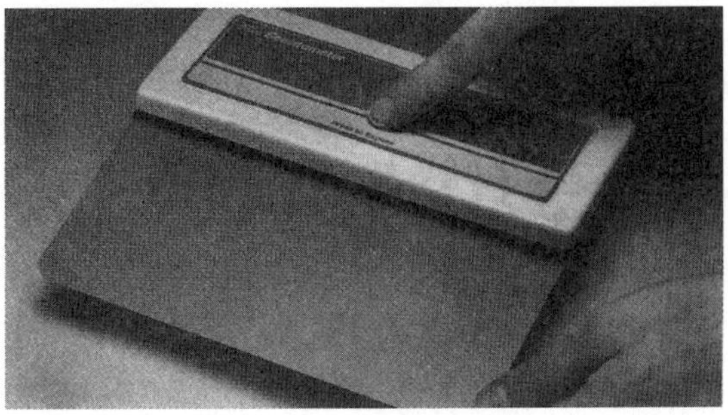

그림 3-1 Sensitometer

그리고 더욱 향상된 저출력 회로에 의해 기능을 저하시키지 않으면서 battery 수명을 연장시키며 그림 3-1의 Model은 RMI 2-334로서 9V alkaline battery 형식이다.

Sensitometer의 특징은 film상에 반복적인 노강을 시킬 수 있으며, 현상 처리후 현상처리 상태가 만족스러울 경우 준비된 reference film(대조용 필름)과 비교함으로써 평가할 수 있다.

Sensitometry 정보는 사용자가 항시적으로 방사선 사진현상 처리시에 정보량의 상한선을 유지할 수 있도록 해주고 각 part별로 상대적인 필름현상 품질기준을 수집하며, 기타 X-ray part들간의 모든 품질관리를 이룩할 수 있다.

그리고 sensitometer의 유일한 「보정용 monitor」회로는 반복적인 「from month to month」 및 「instrument to instrument」의 노출을 가능하게 해준다.

본 기기의 장점은 사용이 간편하므로 누구나 소정의 교육에 의해 증감지에서 발광하는 파장의 빛과 같은 청색노출광 또는 녹색노출광을 발광시키는 색광 filter의 내장으로 반복적인 film strip을 노출시키고 선명한 화질의 film상을 simulation할 수 있게 된다.

2. 사용 시작

1) packaging 체크항목

기구를 shipping carton에서 인출하여 손상이 없는지 일차적으로 살펴본다. 작은 손상이라도 발견되면 즉시 공급업체에게 알리고 공급업체에서 온 직원이 검사할 때까지 손대지 말아야 한다.

손상이 없는 것 같으면 다음 항목이 첨부되었는가를 반드시 확인해야 한다.

- 사용설명서
- 품질보증서
- Model번호(예 : RMI Model 2-334)
- soft한 비닐케이스

2) 전원공급

전원 SW는 「OFF」위치의 상태에 포장되어 있으며 대부분 전원 SW는 기기의 바닥에 있는 것이 일반적이다.

사용시에는 SW를 「ON」상태로 하며 사용하지 않을 시에는 전류의 유출이 없으므로 전원 SW는 on 상태로 두어도 무방하다.

전원 SW를 반드시 「OFF」로 해야 할 경우는 제품을 수송하거나, battery를 교환할 때뿐이다.

대부분의 sensitometer는 battery로 거의 일년간 사용할 수 있도록 설계되어 있으므로 작동이 안될 시에는 먼저 battery를 교환해 본다. battery 교환후에도 작동되지 않으면 공급업체에 알리고 수리 의뢰해야 한다.

RMI사나 victoreen사 등의 전문업체는 자사가 운영하고 있는 소비자서비스센터(customer service)에 직접 연락하도록 친절히 안내하고 있다.

3. 조 작

1) color 선택

감광도 측정의 적정관리는 색광파장에 적정한 빛이 film에 노광되게 하는 것이다. 즉 증감지에서 발광하는 파장과 같은 색광으로 film을 감광시켜야 한다.

예를 들면 청색광을 발광하는 고선명 screen을 사용할 때 blue position에서 노출시킨다.

제품의 정면에 있는 color SW를 왼쪽으로 이동시키면 「청색」이 되고 오른쪽으로 이동시키면 「녹색」이 된다.

2) 노출 setting

제작사의 제품에 따라서 다소 차이가 있으나 대부분 유사한 노출장치를 가지고 있다.

그림 3-1의 sensitometer는 녹색에 대하여 7개의 분리된 노출시간을 갖고 있다. 각 노출setting은 한번에 노출된 필름상의 감도지표(speed index)를 조정할 수 있다.

공장에서 출하될 때 setting된 노출시간은 #3이다.

High setting은 cine노출에 사용되며 노출 setting dip SW는 제품 바닥에 있다.

3) 필름 노광법

다음과 같이 선택된 film을 노광시킨다.

① 노광 color를 선택한다.

② 필요시에는 노광 setting을 조절한다.

③ Film을 삽입하여 후면 모서리가 stop에 기대도록 한다.

④ Cover를 누르고 buzzer가 울릴때까지 꼭 잡고 있는다. cover의 중앙을 누르며 buzzer가 없는 경우는 표시등(lamp)을 보고 노광을 확인한다.

⑤ Cover를 들고 film을 즉시 제거한다.

⑥ Film을 현상처리한다.

⑦ 현상처리후 즉시 필름상의 data를 기록한다.

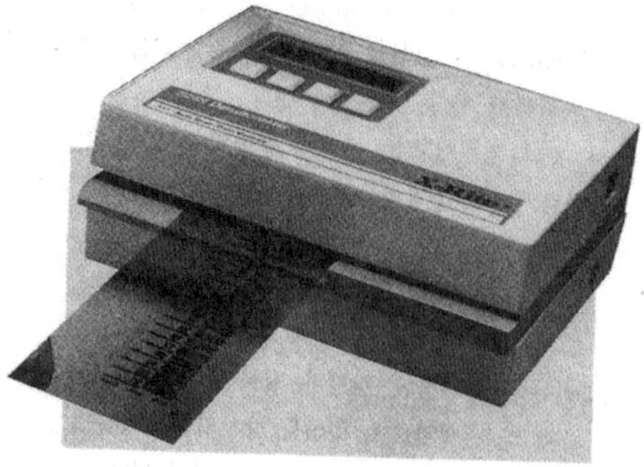

그림 3-2 Sensitometer

Exp. Setting	Dip Setting “ON”
#1(Min)	None
#2	Switch 1
#3(Normal)	Switch 2
#4	Switch 3
#5	Switches 1, 2, & 3
#6	Switch 4
#7(Max)	Switches 3 & 4

4) 주의사항

① 작은 format line(5″×7″)들을 기기 중앙에 놓는다.

② 필름을 적당히 노광시키도록 언제나 기기의 후면에 삽입해야 한다.

③ Sensitometer를 보정해서 직접촬영용 X선필름(screen 타입필름) 1.0D+base+fog농도값을 얻게되는 step wedge의 계단은 11번째가 된다는 것을 가정한다.

4. 관 리

1) 일반관리

RMI등 각 제조사들은 sensitometer를 1년간 제한 보증을 하고 있으며 이 기간 이내에 제조사에 수리를 조회해야 한다.

2) 공장수리

제조사는 사용자에 대한 완벽한 기술적 수리 서비스를 제공해야할 필요성을 인식하고 제품관리에 대한 책임을 져야 한다. sensitometer는 기기의 정밀성과 회로의 복잡성으로, 모든 회로의 수리는 제조사의 공장이나 전문수리센터에 의뢰해야 한다. 대부분의 제조사들은 보증기간이 지나면 기기의 고장정도에 따른 수리비용을 매겨서 수리한다.

따라서 공장까지의 수송비등은 대개 사용자가 부담하고 제조사의 서비스센터와 상담하여 수리된 제품을 받기 전에 반환권을 받으면 확실하다.

3) Set의 청결유지

노광부위는 acetate cover sheet에 의해 보호되고 있다.

이 sheet를 주기적으로 lens tissue 혹은 lint free 천으로 닦아준다. 낙타털의 brush로 먼지를 닦는다. 사용후는 반드시 방습제가 들어있는 깨끗한 용기에 넣어서 보관해야 한다.

4) 건전지(battery)교환

건전지가 다 되었을 겨우는 노광이 되지 않는다. 수리를 위해 기기를 공장에 보내기 전에 우선적으로 건전지를 교환한다.

다음과 같이 건전지를 교환한다.

① 전원을 끄고 바닥 cover에 있는 4개의 나사를 푼다.

② 주의깊게 바닥 cover를 들어올려서 살짝 옆으로 밀친다.

③ Holder로부터 9V 건전지를 떼어내고, 회로로부터 건전지를 제거한다.

④ 9V용 alkaline건전지를 회로에 연결시키고 holder에 삽입한다.

⑤ 4개의 나사못으로 바닥 cover를 다시 덮은 수 전원을 on한다.

III. 사용기기 및 재료

Sensitometer, X선필름, 농도계, 자동현상기

IV. 실험방법

① 3의 (3)과 같이 test film을 sensitometer로 노광하여 현상처리한 후 농도계로 film의 각 계단별 농도를 측정한다.

② 특성곡선을 작성하여 특성치(γ치, 평균계조도, fog농도 등)를 산출한다.

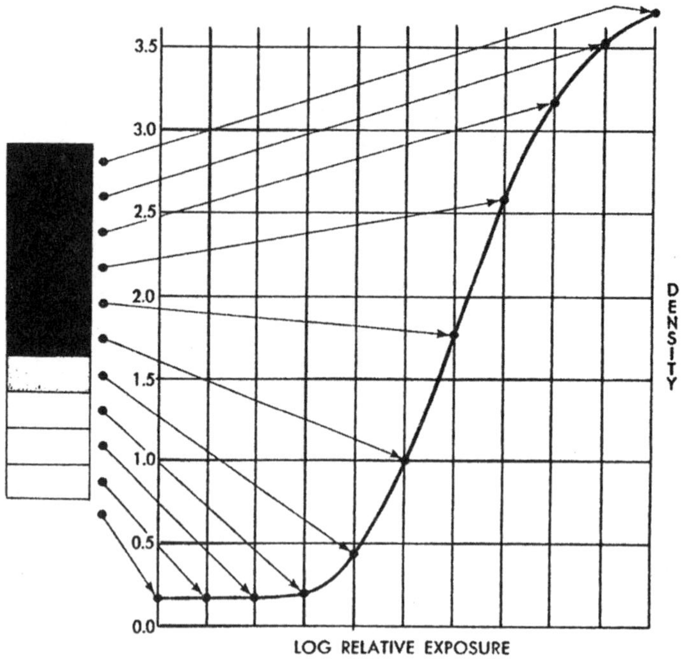

그림 3-3 X선 필름의 특성곡선

20　년　월　일　　교시

<table>
<tr><td colspan="5"></td><td rowspan="6">조원</td><td>1</td></tr>
<tr><td>학 과</td><td>반</td><td>학 번</td><td>성 명</td><td>조</td><td>2</td></tr>
<tr><td rowspan="4"></td><td rowspan="4"></td><td rowspan="4"></td><td rowspan="4"></td><td rowspan="4"></td><td>3</td></tr>
<tr><td>4</td></tr>
<tr><td>5</td></tr>
<tr><td>6</td></tr>
</table>

1. 목 적

2. 사용기기 및 재료

3. 실험방법

4. 실험결과

5. 결 론

제4장 Boot Strap법을 이용한 특성곡선 작성에 관한 실험

I. 목 적

X선 film의 특성을 이해하고 Al step wedge법에 대한 문제점을 파악한다.

II. 이 론

Wedge법의 하나로 Al step wedge를 사용하여 동일한 노광량을 한편에 대해 2배로 하였을 때의 농도변화를 작도해서 구하는 방법이다.

이 방법은 형광체의 종류에 따라 X선 흡수효율이 다르므로 선질이 변화되어 감도의 변화가 올 수 있으며, 선질이 wedge 두께에 따라 변하는 등의 문제가 있다. 따라서 증감지/필름 system에 대해 sensitometry로서는 적당한 방법이라고 할 수 없다.

그러나 노광장치가 간단하고 장소가 협소하여도 무방하므로 실제적인 간편법으로 널리 사용할 수 있다.

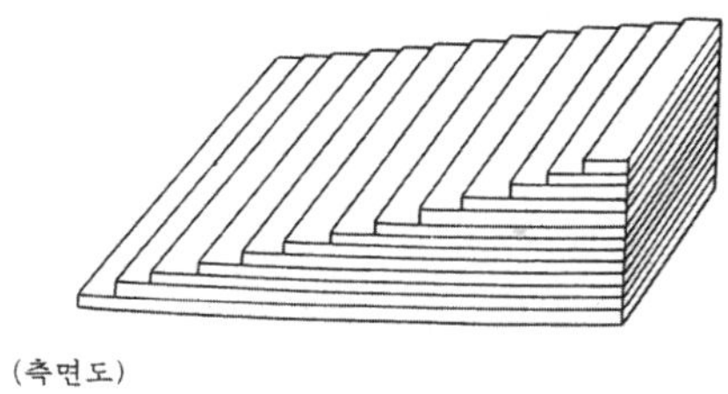

그림 4-1 Al step wedge

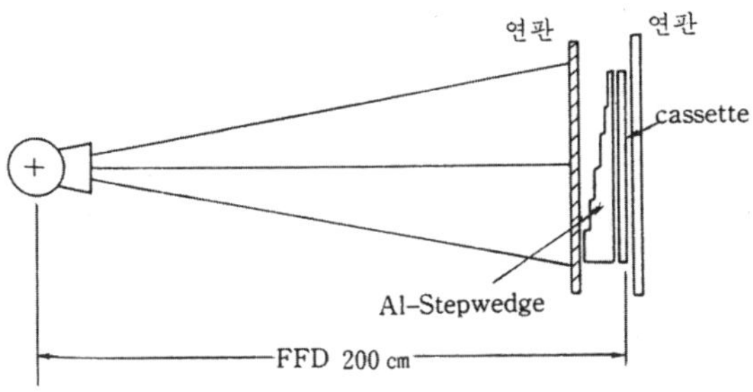

그림 4-2 촬영배치도

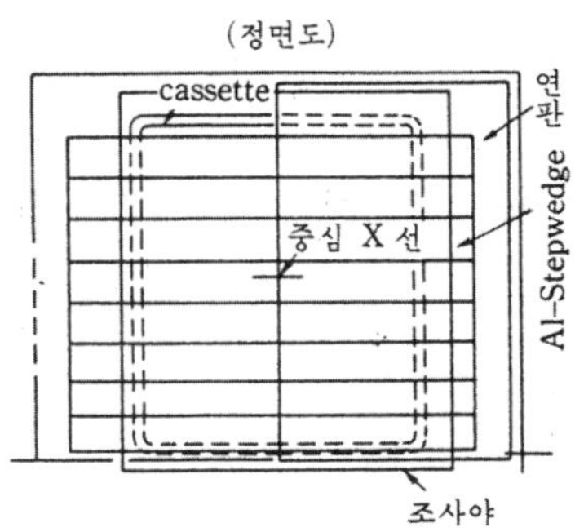

그림 4-3 촬영배치도

III. 사용기기 및 재료

X선 장치 및 계단노광용구, cassette, 증감지, cutter, X선 film(screen type), X선사진처리액, 항온장치 및 처리용구, 사진농도계

IV. 실험방법

1)노광

특성이 다른 각종 X선 film(표준형, 고감도형, 고감마형, 저감마형)을 절단하여 1개의 cassette에 나란히 넣어서 계단노광을 한다(자세한 것은 2장 참조).

Base 농도+fog 농도를 측정하기 위해 film의 일부를 납판으로 차폐한다.

2) 사진처리

현상에는 항온 현상장치를 사용한다. 현상액은 그 film에 저장되어 있는 것과 일반적으로 사용하는 X선 film현상액을 사용한다.

단, 지정조건에서 처리하고 현상후의 처리는 일반사진의 예에 준한다.

3) 농도측정

사진처리를 완료한 test film의 각 step의 사진농도를 농도계로서 측정하고 측정치를 기록한다.

V. 결과 및 정리

1) 특성곡선의 작도

농도측정의 결과에 따라 특성곡선을 작도한다.

먼저 A_4판 방안지를 횡위치로하고 종축을 사진농도 눈금으로서 1mm 간격이 0.02가 된다. 대체적으로 0-0.3까지 눈금으로 한다. 횡축에 비노광량의 대수로 하여 1mm 간격이 0.02 값으로 산출한다.

2) 특성치

특성곡선에 의해 평균계조도, 감마치, 비감도, fog 농도, 관용도, 최고농도(Dmax) 등의 특성치를 산출한다. 산출법은 2장 참조.

Ⅵ. 검토 및 고찰

1) 각 필름의 특성곡선 및 특성표에 따라 각각의 film특성을 파악하고 촬영목적에 따른 film의 선택에 대해서 고찰한다.
2) Intensity scale법과 비교 검토한다.

20 년 월 일 교시

					조원	1
학 과	반	학 번	성 명	조		2
						3
						4
						5
						6

1. 목 적

2. 사용기기 및 재료

3. 실험방법

4. 실험결과

Al step을 이용한 농도

노광회수 \ Al step 농도측정											
1	1회										
	2회										
	평균										
2	1회										
	2회										
	평균										

증감지-X선 필름의 특성

특성 \ 증감지/필름	
비감도	
감마(γ)	
평균계조도(AG)	
농도 1.0에 필요한 노광량	
최고농도	
Fog	

5. 결 론

제5장 Time scale법을 이용한 특성곡선 작성에 관한 실험

I. 목 적

X선 필름과 증감지 시스템의 QC를 위한 특성곡선 작성법의 하나로서 Time scale법의 특성을 이해하고 접근방법을 숙지한다.

II. 이 론

1. 촬영

X-선의 조사시간을 변화시키는 방법으로 다음 두 가지 방법이 있다.

1) 이동 slit법

그림 5-1과 같은 납으로 된 slit판을 X-선 조사 중에 cassette 위에서 이동시켜 조사시간을 변화시키는 방법이다. 면적이 큰 부분은 조사시간이 길어지고 slit판의 이동속도에 따라 그 시간이 결정된다. 이 방법은 1회 촬영으로 sensitometry 촬영이 끝나게 되나 slit을 정도 있게 이동시키는 장치가 필요하다.

2) X-선 장치의 timer에 의한 방법

1~2cm의 납 slit을 시간을 변화시키고 촬영한다(그림 5-2 참조). 이때 촬영조건은 일정하게 하고 촬영할 때마다 필름을 이동시키고 촬영시간만 변화시킨다.

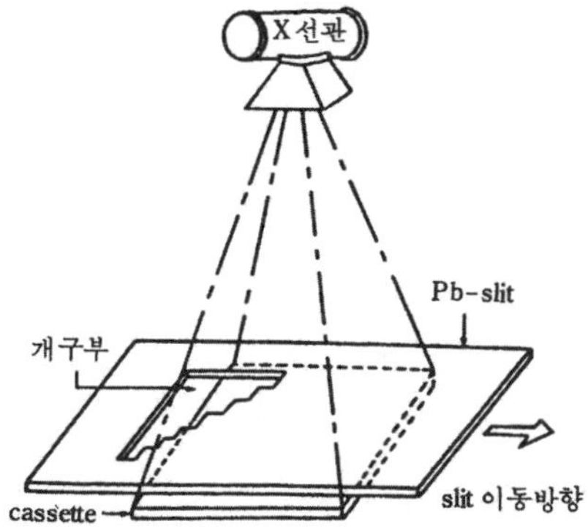

그림 5-1 이동 slit법의 촬영장치

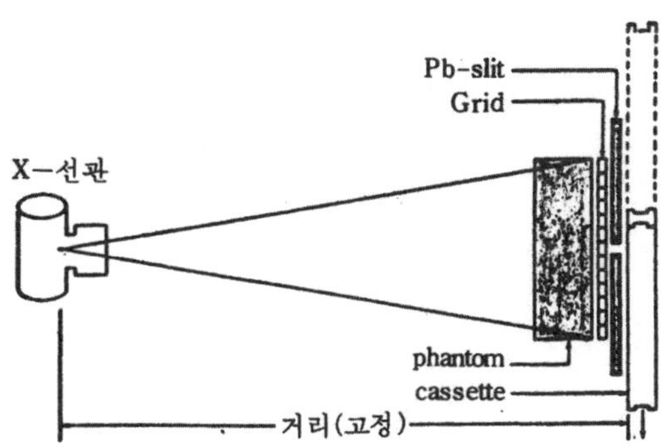

그림 5-2 Time scale법

2. 노광량의 변화

노광시간의 변화는 특성곡선을 그리기 쉽게 등비급수적으로 변화시킨다.

그 예로서 0.5초, 1초, 2초, 4초, 8초……로 하면 2배 등비로 노광량은 LogE에서 0.3씩 증가한다.

X-선 필름의 경우 노광량 변화은 ΔlogE에서 0.1 ~ 0.2정도가 바람직하므로 1.25 ~ 1.5 등비로 촬영시간을 설정한다. 그러나 X-선 장치의 timer는 세분화되지 못하고 있어 등비치에 가까운 시간을 선정한다.

노광량의 범위는 특성곡선을 완전하게 그리기 위해서는 광범위한 시간이 필요하다. 그러나 필름에는 상반칙불궤특성이 있으므로 극히 짧은 노광이나 긴 노광은 피한다. 실용적인 노광시간의 범위로서는 0.05 ~ 1초 정도까지의 범위를 이용할 수 있게 조건을 설정한다.

3. 보정치

time scale법에서 횡축 노광량의 보정 scale은 time(sec)을 Log scale에 그대로 쓰면된다. 즉 X-선 장치에서 ΔLogE로 0.15정도의 time scale를 하면 다음과 같은 시간의 설정이 된다. 이 노광시간 변화에서의 횡축 보정 scale은 그림 5-4와 같이 Log scale을 사용함으로써 간단하게 만들 수 있다.

[촬영시간]

0.03초, 0.04초, 0.06초, 0.08초, 0.12초, 0.18초, 0.25초, 0.35초, 0.6초, 1.0초

[주의할 점]

1) X-선 장치의 Timer의 정도

① Timer의 재현성

② Timer와 X-선량의 비례관계

이상은 sensitometry 정도에 크게 영향을 미친다. 특히 3상 X-선장치에서 많은데, 예비 투입선량 때문에 단시간 노광에서는 거의 timer와 선량이 비례하지 않으므로 time scale은 적당치 못하다.

2) 필름의 상반칙불궤특성과 영향

① 상반칙과 상반칙불궤

사진농도는 노광량에 E에 따라 결정된다. 이 노광량 E는 항상 빛의 강도(I)와 노광시간(t)로 결정된다(E=I×t). E가 일정하면 I와 t가 변해도 농도는 일정하다. 이것을 상

반칙이라 한다. 그러나 E가 일정해도 I와 t의 연결에 따라 농도가 틀리는 수가 있다. 이것을 상반칙불궤라 한다.

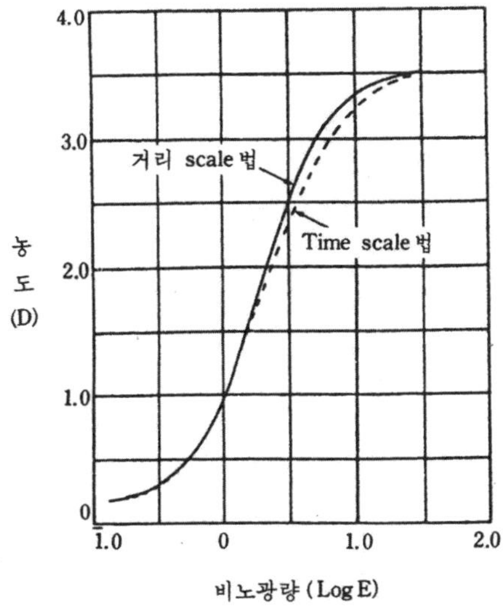

그림 5-3 상반칙불궤와 특성곡선

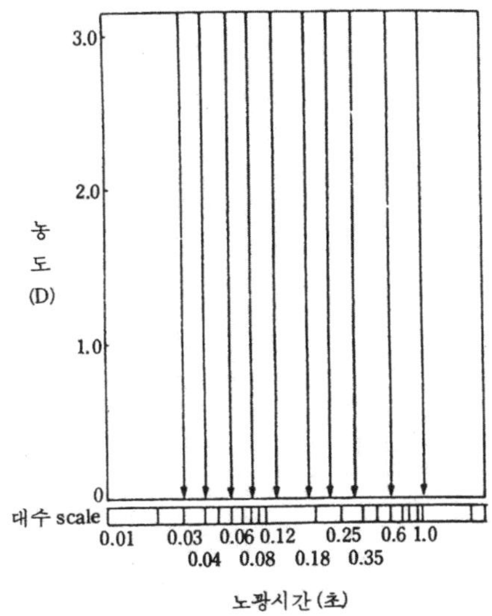

그림 5-4 시간변화에서의 보정 scale

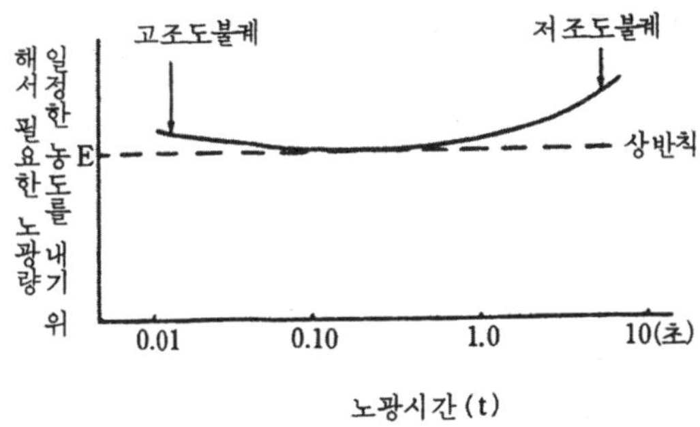

그림 5-5 상반칙불궤

② 상반칙불궤의 영향

상반칙불궤의 정도는 필름의 종류에 따라 다르다. 상반칙불궤가 크게 되면 time scale법의 sensitometry에서는 contrast가 그림 5-3과 같이 틀리게 나타난다.

노광시간이 각 점에서 틀리므로 감도가 대폭 틀리는 system 등의 비교는 주의가 필요하다.

③ mAs scale법

time scale법과 비등한 방법으로 mAs scale법이 있다. 이 방법은 관전류(mA)와 시간(sec)으로 결정되는 mAs치의 변화로 노광량을 변화시키는 방법이다.

mAs scale을 잡으면 되나 관전류를 변화시킬 경우에는 관전압에 영향을 미치므로 실용적인 방법이 못된다.

III. 사용기기 및 재료

X선 장치, cassette 지지대, X선 film 증감지, 사진농도계, Illuminator, 곡선자, 자동현상기

IV. 실험방법

이동 slit법과 timer에 의한 방법이 있으나 1~2cm의 Pb slit를 시간변화에 의해 촬영하는 그림 5-2와 같은 배치도의 방법으로 실험한다.

촬영조건을 일정하게 하고 촬영시에 film을 이동시키고 촬영시간만 변화시키는 간편한 방법이다.

1) cassette를 8등분하고 FFD를 100cm로 한다.
2) 조사조건을 설정하고 fig 부분을 Pb plate로 가리고 0.05초, 0.1초, 0.2초, 0.4초, 0.8초, 1.6초, 3.2초로 등비급수적으로 노광시킨다.
3) 현상처리 후 농도계로 film상의 계단 농도를 측정한다.

20 년 월 일 교시

<table>
<tr><td colspan="5"></td><td rowspan="7">조
원</td><td>1</td></tr>
<tr><td>학 과</td><td>반</td><td>학 번</td><td>성 명</td><td>조</td><td>2</td></tr>
<tr><td rowspan="5"></td><td rowspan="5"></td><td rowspan="5"></td><td rowspan="5"></td><td rowspan="5"></td><td>3</td></tr>
<tr><td>4</td></tr>
<tr><td>5</td></tr>
<tr><td>6</td></tr>
</table>

1. 목 적

2. 사용기기 및 재료

3. 실험방법

4. 실험결과

노광시간변화에 의한 필름농도

계단 / 회수 농도측정										
1회										
2회										
평균										

증감지-X선 필름의 특성

증감지/필름 / 특성	
비감도	
감마(γ)	
평균계조도(AG)	
농도 1.0에 필요한 노광량	
최고농도	
Fog	

5. 결 론

제6장 Intensity scale법을 이용한 특성곡선 작성에 관한 실험

I. 목 적

거리역자승의 법칙을 이용하여 X선 필름에 여러가지 강도의 X선을 단계적으로 변화시키는 방법으로써 X선 필름과 증감지 system의 특성을 비교 실험한다.

II. 이 론

step wedge를 사용한 sensitometry법은 선량변화를 wedge의 두께 차이에 따라 하고 있어 각 step을 투과한 선질은 틀리는고로 증감지 비교는 적당치 못하다.

선질을 변화시키지 않고 선량을 변화시키는 방법으로 「X-선과 초점과 필름간 거리」를 변화시키는 방법을 거리 scale법이라 한다. X-선량은 광량과 같이 「거리의 역자승」의 법칙이 성립되어 그림 6-1과 같이 거리를 2배로 하면 선량은 1/4, 4배로 하면 1/16이 된다. 이 법칙을 응용해서 선량을 변화시키는 방법이다.

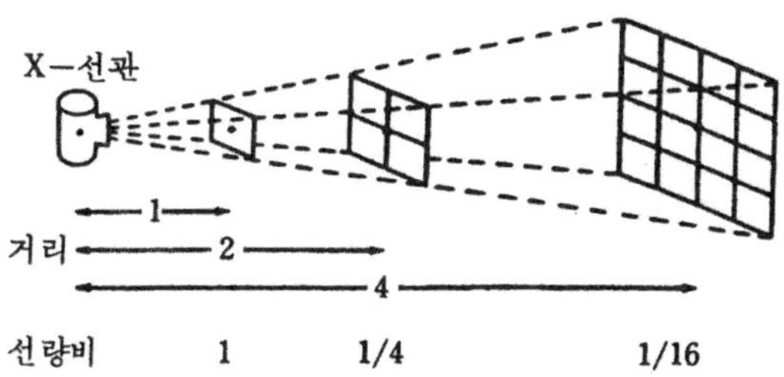

그림 6-1 거리의 역자승 법칙

III. 사용기기 및 재료

X선장치, cassetle지지대, 증감지, X선필름, 농도계, 곡선자, Illuminator, 자동현상기, Cu 0.5mm, Al 4.0mm filter.

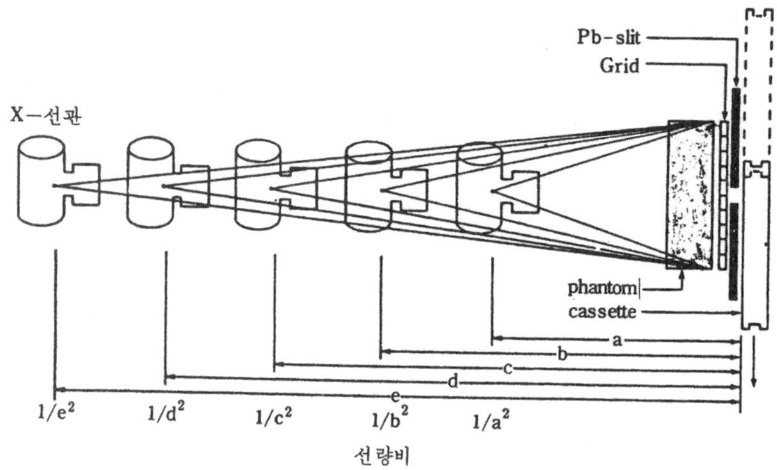

그림 6-2 거리 scale법

IV. 방 법

1. 촬 영

그림 6-2와 같이 X-선관이나 X-선필름을 이동시키고 거리를 변화, 1 ~ 2cm폭의 slit를 촬영한다. 관전압, 관전류, 시간 등 촬영조건은 일정하게 하고 촬영할 때마다 거리를 이동한다. phantom, grid 등의 사용은 그 목적에 따라 임상에서 필요한 촬영조건을 설정할 필요가 있다. 그 예로서 복부를 대상으로 하면 screen-film system이면 관전압 80kV, 부가필터로서 0.5mm Cu+4mm Al, 또는 물 phantom(15 ~ 20cm), grid(8:1)등을 사용하고 촬영한다.

2. 거 리

거리 역자승은 진공상태에서 성립하는 것으로 실제로 X-선의 공기에 의한 흡수를 생각해야 한다.

그러나 다음과 같이 X-선 sinsitometry에 사용되는 거리변화의 범위에서는 공기에 의한 흡수가 작아서 거리 역자승의 법칙은 성립된다고 사료된다. 보통 X-선촬영실의 크기로 보아 실용적인 X-선과 초점과 필름간의 이동거리는 1m ~ 4m정도이다. 거리가 너무 가까우면 조사야에서 선량차이가 크게 되는 고로 주의가 필요하다.

촬영회수는 X-선초점과 필름간 거리가 1m ~ 4m 사이에서 7 ~ 9점 촬영하여 그림 6-3과 같은 사진을 만든다.

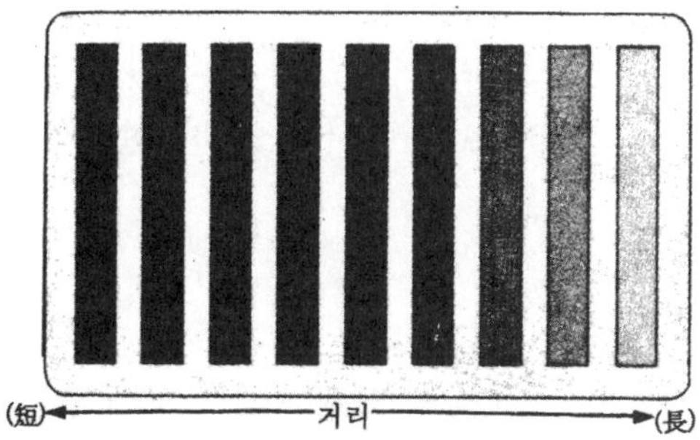

그림 6-3

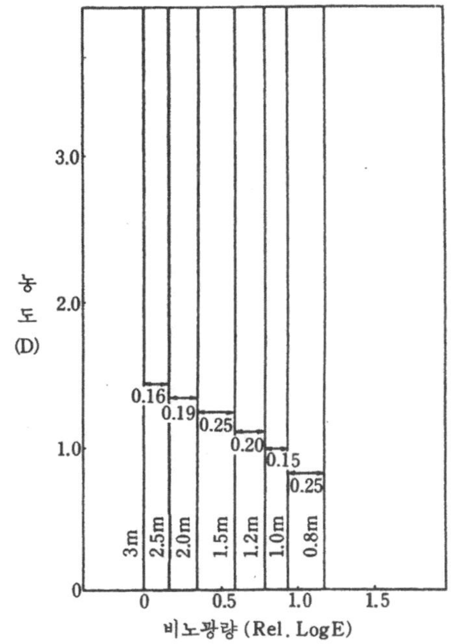

그림 6-4 거리변화에서의 보정 scale

거리변화방법으로서 각 촬영위치에서의 선량비를 일정하게 변화시킨다. X-선 필름에서는 특성곡선을 그릴 때 각기 표시점의 간격이 Loge에서 0.1 ~ 0.2 정도가 적당하다. 따라서 시작하기 전에 각 거리간의 대수노광비를 정하고 거리를 설정하게 된다. 즉 X-선 초점과 필름간의 가까운 거리를 1m로 하고 그 다음은 ⊿LogE에서 0.15씩 변화되게 거리를 조정한다.

거리의 역자승의 법칙을 이용하여 계산에 의해서 LogE로 0.15씩 변화시키기 위해서는 거리를 1.188배씩 하면 된다.

1m에서 노광량을 1로 하면 ⊿LogE에서 0.15 작은 노광량은

$$\mathrm{LogE} = -0.15,\ E = 0.7079$$

가 된다.

E=0.7079가 되는 거리는

$$\frac{1}{d^2} = 0.7079,\ d = 1.188$$

거리 1m를 기준으로 하고 LogE에서 0.15의 노광량을 변화시키는 거리는 다음과 같이 된다.

① 1m (基點) 1.00m
② 1m × 1.188 = 1.188m
③ 1.188m × 1.188 = 1.14m
④ 1.41m × 1.188 = 1.68m
⑤ 1.68m × 1.188 = 2.00m
⑥ 2.00m × 1.188 = 2.37m
⑦ 2.37m × 1.188 = 2.82m
⑧ 2.82m × 1.188 = 3.35m
⑨ 3.35m × 1.188 = 4.00m

똑같이 LogE에서 0.10씩 변화시키는데는 (×1.122), LogE에서 0.20씩 변화시키는데는 (×1.259)가 된다.

3. 보정치

전술한 바와 같이 노공량의 변화비에서 설정거리를 산출할 경우에는 보정치가 정해진고로 보정 scale을 간단하게 만들 수 있다. 그러나 보통 설정거리를 cm단위로 관리하기 힘들어 대략 거리를 설정하는 수가 많아서 거리를 설정한 후에 보정치를 산출한다. 그 경우도 거리의 역자승법칙으로 각 거리에서의 상대노광량의 대수비를 구하여 보정치로 한다.

그 예로서 다음 거리변화를 할 경우의 보정치를 구해본다. 먼저 역자승($1/d^2$)즉 각 거리를 자승한 역수로 구한다. 이 값은 상대적인 노광량으로 알기쉽게 하기 위해서 가장 먼 거리의 노광량을 1.0으로 한다. 이때 횡축의 대수 scale에 이 값을 표시해도 보정 scale을 만들 수 있다. 또 노광량의 대수를 잡으면 LogE가 되어 그림 6-4와 같이 보정 scale을 만들 수 있다.

이 보정 scale에 각 촬영거리에서 나타난 농도를 표시하면 특성곡선을 구할 수 있다. 이와 같이 보정 scale을 작성해두면 step wedge에 의한 sensitometry와 같이 촬영조건이나 선질 등의 영향에 관계없이 촬영거리를 변하지 않는 한 사용할 수 있다.

4. 특징 및 주의할 점

① 거리 scale법은 선질의 영향을 받지 않고 또 촬영시간이 일정한 고로 필름의 상반칙 불궤의 영향이 없이 X-선 sensitometry법으로 가장 신뢰도가 높다.
② 거리 변화를 시킬 수 있는 정도의 큰 X-선 촬영실이 필요하다. 거리나 필름을 이동시키는데 시간이 걸리는 고로 자동감광계를 사용하면 효율적이다.

X선 초점-필름 거리	Log E	$E = \frac{1}{d^2}$	
① 0.8m	1.563(14.08)	1.20	
			) 0.25
② 1.0m	1.000(9.01)	0.95	
			) 0.15
③ 1.2m	0.694(6.25)	0.80	
			) 0.20
④ 1.5m	1.444(4.00)	0.60	
			) 0.25
⑤ 2.0m	1.250(2.25)	0.35	
			) 0.19
⑥ 2.5m	1.160(1.44)	0.16	
			) 0.16
⑦ 3.0m	1.111(1.00)	0.00	

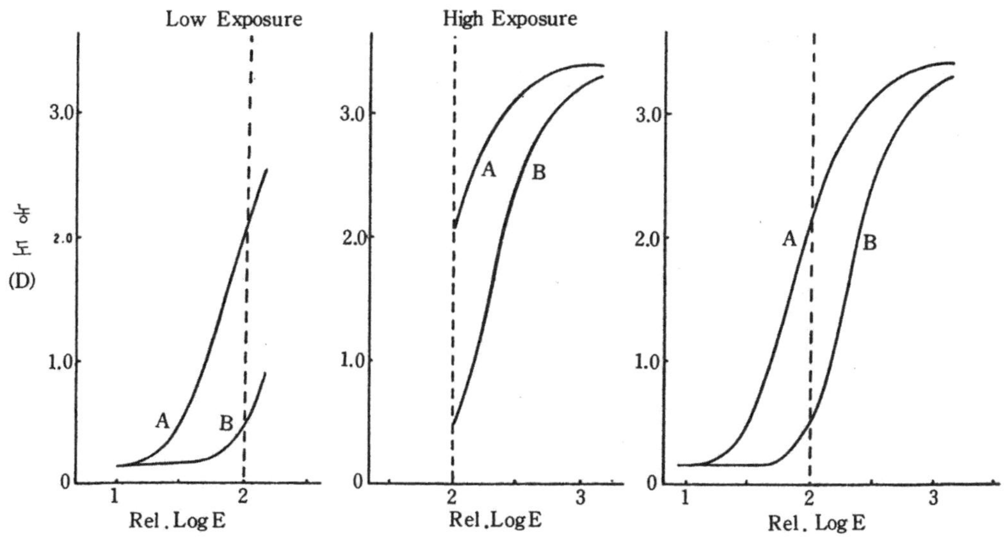

그림 6-5 특성곡선의 합성

③ 공기에 의한 X-선흡수가 있는 고로거리를 너무 멀리 하지 말 것이다. 만일에 특성곡선의 족부에서 견부까지 다 그릴 필요가 있을 경우에는 그림 6-5와 같이 촬영시간을 변화시키고 2회의 sensitometry를 하고 특성곡선을 결합시키면 좋다.

④ 거리 설정의 오차는 크게 영향을 미치는 고로 자동 sensitometer도 정기적으로 점검할 필요가 있다.

20 년 월 일 교시

<table>
<tr><td colspan="5"></td><td rowspan="6">조원</td><td>1</td></tr>
<tr><td>학과</td><td>반</td><td>학번</td><td>성명</td><td>조</td><td>2</td></tr>
<tr><td rowspan="4"></td><td rowspan="4"></td><td rowspan="4"></td><td rowspan="4"></td><td rowspan="4"></td><td>3</td></tr>
<tr><td>4</td></tr>
<tr><td>5</td></tr>
<tr><td>6</td></tr>
</table>

1. 목 적

2. 사용기기 및 재료

3. 실험방법

4. 실험결과

5. 결 론

제7장 증감지와 필름의 성능관리에 관한 실험

Ⅰ. X-선 사진필름

1. 개요

피사체(인체)에 조사된 X-선은 그 인체를 구성하고 있는 조직성분과 두께에 비례해서 일부는 흡수되고 나머지는 투과하는데 그 흡수차에 따라 투과 X-선량에 차이가 생긴다. 이것을 감광재료가 받아서 영상으로 나타나게 된다.

그러나 X-선은 투과력이 강해서 그 흡수차가 매우 작다. 다시 말해서 피사체 contrast가 매우 작아서 만일 일반용 감광재료로 촬영한다면 장기의 작은 차이를 식별하기 어려운 사진이 되어버린다. 또 대부분의 X-선은 필름을 투과해 버려 영상을 형성하기 위해 대량의 X-선 조사를 필요로 하게 된다.

따라서 X-선 에너지를 광에너지로 바꾸는 증감지의 발광에 대하여 효율이 좋게 감광하여 작은 피사체 흡수차를 사진에 큰 농도차로 나타내는 X-선촬영 전용 필름이 임상에서 필요하게 된다.

1) X-선 필름의 기능

일반적으로 감광재료의 주체가 되는 할로겐화은은 전자파 중의 가시광영역(400 ~ 700㎚)에서 높은 감도를 갖는다. 그래서 의료용 X-선 사진의 경우 X-선영상을 직접 감광재료에 조사하는 일은 전혀 없으며 X-선을 효율적으로 흡수해서 가시광으로 바꿔주는 형광체를 바른, 소위 증감지와 짝을 이루어 사용하는 것이 대부분이다. 즉 X-선 사진이라는 감광기구면에서 볼 때 일반카메라로 촬영하는 필름과 같이 가시광으로 영상을 작성하는 것이다. 따라서 X-선 필름의 품질과 성능을 검토할 때는 항상 증감지(또는 형광판)와 한 쌍으로 생각할 필요가 있다.

2) X-선 필름의 구조

앞에서 설명하였듯이 인체의 X-선 촬영에서 피사체의 contrast가 매우 작아서 이것을 진단에 적합한 영상으로 만들기 위해 직접용 X-선 필름의 감광유제는 기본적으로 고감도, 고 contrast를 얻을 수 있는 고은유제로 되어 있다. 그러나 이것을 더 좋은 것으로 만들기 위해 film base 양면에 감광유제가 도포 되어 있어 앞뒤의 구별이 필요가 없다. 여기에 대해 렌즈계를 사용해서 축소영상을 만드는 간접촬영용 필름, CRT 영상기록용 필름과 X-선 사진 복제를 위한 duplicating필름 등은 모두 편면유제이며 사용 시 앞뒤의 판별이 필요하다.

Sheet형 편면유제 필름에서 그 한편에 notch가 들어가 있어 그 notch를 상변 우측으로 잡았을 때 유제면이 내 앞쪽으로 오게 되어 있다.

- **보호막층**

주체는 젤라틴이며 감광유제를 보호하는 목적 이외에 증감지와의 접착을 방지하고 있다.

- **유제층**

할로겐화 은입자가 젤라틴막 중에 균일하게 칠해져 있다. 두께는 5~6㎛이다.

- **하도층**

Film base와 감광유제를 확실하게 밀착시키기 위한 층이면 이것도 젤라틴이 주체이다.

- **지지체**

엷은 청색으로 칠해진 투명도가 좋은 폴리에틸렌계가 사용되며 두께는 190㎛ 정도이다.

- **이도층**

감광유제가 현상처리에 의해서 흡수·팽윤되어 건조시키므로써 유제층쪽으로 세게 말려버린다(curling). 이를 방지하기 위해 지지체 뒷면에 얇은 젤라틴층을 칠하였다. 또 이 젤라틴에 색소를 섞어 빛이 번지는 것(irradiation)을 방지하고 있다.

감광재료의 주체는 할로겐화은이지만 함께 사용되는 젤라틴도 아래와 같은 중요한 역할을 한다.

① 할로겐화은은 균일하게 분산 유지시킨다.

② 물리적으로 외부 압력에 대한 쿠션재로서의 역할을 한다.

③ 처리액을 흡수, 팽윤시켜 감광한 할로겐화은 주변에 도달하게 하여 신구액의 교체를 촉진시키는 역할을 한다.

젤라틴의 이와 같은 특징은 필름 취급 시 지문이 묻거나 증감지와의 접착에 배려가 필요한 점이 된다.

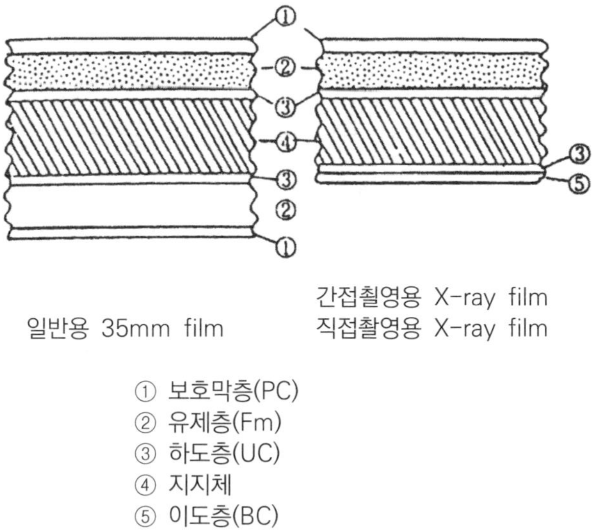

그림 7-1 Film구조

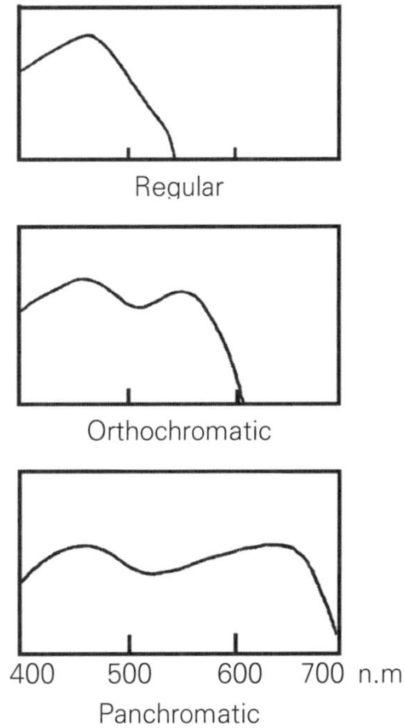

그림 7-2 Film의 감색성

3) X-선용 필름의 일반성능

① 감색성

육안으로 느끼는 가시광 spectrum은 400 ~ 700㎚이며 550㎚(황록색) 부근에 최대 감도가 있으며 이것으로 장파장측과 단파장측이 다함께 감도가 저하된다. 감광재료도 똑같이 색에 대한 느낌정도, 즉 감색성을 가지고 있지만 육안으로 느끼는 방법과는 판이하게 다르다.

일반적으로 감광재료의 감색성을 regular, orthochro-matic(ortho), panchro -matic(panchro)의 3가지형으로 분류되면 각각의 감광파장 영역은 그림 7-1에 표시한 것과 같다.

Regular type은 가시광 단파장측의 자색 ~ 청백색에만 감도가 있으며 이것은 할로겐화은 고유의 감색성이다.

이 할로겐화은엔 다시 여러 가지 증감색을 추가시켜 녹색 ~ 황색까지 감광파장영역을 연장시킨 것이 ortho type이며 더욱이 등색 ~ 적색까지 연장시킨 것이 panchro type이다.

종래의 직접용 X-선필름은 증감지의 발광 spectrum이 청자색계통에 한한 것이기 때문에 모두 regular type이었다. 그러나 1970년에 와서 X-선진단에 충분히 적용되는 화질과 계조가 있는 550㎚ 부근에 감광 peak를 가진 희토류 증감지가 개발되어 직접용 X-선필름도 그 발광 spectrum을 효율있게 흡수시키는 ortho type 필름의 보급이 급증하게 이르렀다.

또한 CT, DF, MRI 등의 영상기록에 사용되는 간접촬영용 medial imaging film은 모두 ortho type이며 특수한 것으로 FCR 영상기록용 필름은 He-Ne laser광(633㎚)의 감도를 가진 녹색이 약한 panchro tyoe이다.

② **특성곡선**

사진감광 재료에 점차적으로 노광을 더해가면서 현상, 정착시키면 그 필름의 흑화은으로 인한 불투명도는 노광량에 따라 변한다. 노광량과 불투명도의 관계를 도시한 것이 특성 곡선이다. 일반적으로 일정한 광원에서 나온 빛으로 필름상에 단계적인 노광을 기계적으로 부여해서 이것을 규정된 현상액으로 일정 온도와 일정 시간에 현상되어 나타난 각 단계 흑화(농도)를 농도계로 측정한다. 그래프용지의 새로축에 농도를 표시하고 가로축에 노광량(광량이 대수)을 표시한다(그림 7-3).

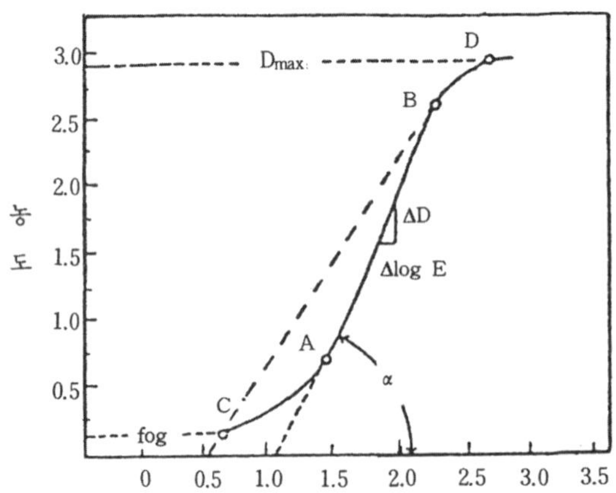

그림 7-3 Film의 특성곡선

농도는 X-선사진에서 흑화도라고 말하지만 불투명의 정도를 나타낸 것으로 측정하려는 것에 입사한 빛이 이것을 투과하여 몇분의 1이 되었다는 것을 표시하는 것이다. 다시 말해서 입사량에 대해 투과된 빛이 1/10이 된 경우를 농도 1이라 하고 동일하게 1/100일 때 농도 2, 1/1000일 때 농도 3이라 한다.

이것을 식으로 나타내면 농도는 불투명도의 대수(log)이며 1_0 : 사진상에 입사된 빛의 강도, I_t : 사진상을 투과한 빛의 강도, O : 불투명도(Opacity), D : 농도(Density)로 하면 다음 식으로 표시된다.

$$O = 1_0/I_t \qquad D = \log_{10}O$$

현상된 필름농도는 작은 은의 집단에서 생긴 것이므로 엄밀히 말하면 평행광에서 측정한 경우와 산광에서 측정한 경우와는 현상 은입자의 크기와 배열방법에 따라 달라진다.

광량(E)이란 빛의 조도와 노광시간을 곱한 것이다. 물론 광원은 가시광뿐만 아니라 X-선과 감마선도 동일하게 취급된다. 다만 가시광이 경우 조도단위에 lux, 시간단위에 sec를 쓰고 노광량은 이것을 곱한것이며 lux, 초(CMS단위)로 표시하지만 X-선에서는 사진효과로서의 선량측정이 곤란하기 때문에 대부분의 경우 상대치이 상용대수 logE(Relative)를 사용한다. 노광량을 바꾸기 위해서 필름 X-선관의 거리를 변경시키는 것이 바람직하다. 또 알루미늄 step을 사용해서 X-선량을 변화시키는 경우도 있지만 X-선관전압 등의 선질에 대한 엄밀한 보정을 하지않은 한 얻어진 결과는 실용성이 부족하다.

이와 같이 노광하는 경우 조도를 변화시키거나 시간을 바꾸어도 결과는 동일하다는 것, 즉 $D = f(I \times t)$는 상반측이라 불리지만 일반적으로 성립되는 것이 아니다. 결국 약한 빛과 강한 빛의 경우에는 그 효율이 좋지 않아 위의 법칙이 성립되지 않은 것이 일반적이다.

이 현상을 상반칙불궤라 한다. 최근 X-선발생장치의 기술이 진보하여 대용량 장치로 수 mm second의 단시간 노광이 실현되고 있지만 때때로 이 상반칙불궤 문제가 발생하는 경우가 있으므로 주위를 요한다. 또한 직접 X-선에 의한 촬영(nonscreen 촬영)에서 필름 노광시간의 장단에 관계없이 감광을 개개의 입자에 대한 노광시간은 약 10^{-13}초로 일정하기 때문에 상반칙이 성립되어 문제가 없게 된다.

이 특성곡선에서 다음의 사진특성치를 얻을 수 있다.

- **감도**

감도는 정량적으로 특성곡선상에 있는 농도를 얻는데 필요한 광량(logE)의 역수로 표시한다. "어떤 감도"란 그 필름으로 영상을 만들 경우 가장 중시하고 유용되는 농도레벨의 대표이며 X-선 필름에서는 fog+0.25와 1.0을 사용할 때가 많다.

X-선 필름은 적은 방사선량으로 고농도의 사진효과를 얻을 수 있는 것일수록 고감도라고 말할 수 있으므로 동시노광, 동시현상한 다른 종류의 필름 특성곡선을 동일 그래프

상에 그려주므로서 감도를 알 수 있다. 즉 특성곡선의 우측으로 갈수록 노광량은 커지기 때문에 고감도필름의 곡선위치는 좌측으로 치우치게 된다.

- contrast, gradient(계조)

특성곡선의 단위 logE의 일정간격 △logE에 대한 농도간격 △D의 관계를 △D/△logE로 표시하고 △logE에 대한 gradient(계조)라 부른다.

특성곡선 중 A~B 부분은 직선이몀 이 부분의 농도는 logE에 비례한다(△D/△logE=일정). 다시 말하면 직선부분에 해당하는 곳에서는 투과선량 대수에 정확하게 비례한 흑백영상농도를 얻게 되어 gradient도 가장 높다.

이 직선부분과 logE축과 이루는 각 a의 tangent에서 직선부분의 gradient를 표시하며 gamma라 부른다(tanα=γ). γ는 감광재료의 contrast를 나타내는 중요한 특성치이다.

곡선의 아래부분, 즉 A~C를 다리, 위 분분 B~D를 어깨라 말하고 이들 양쪽부분에서 직선 부분이 멀어져 갈수록 gradient는 내려가고 영상 묘출능력도 떨어진다. 임상사진에서 직선부와 함께 다리부분의 gradient도 중요한 인자가 되므로 특성곡선 C~D간을 직선으로 연결하여 logE축과 이후는 각의 tan을 평균계조(G)로 표시하는 일이 많다(실제 C~B점은 특성농도치가 지정되어 있다).

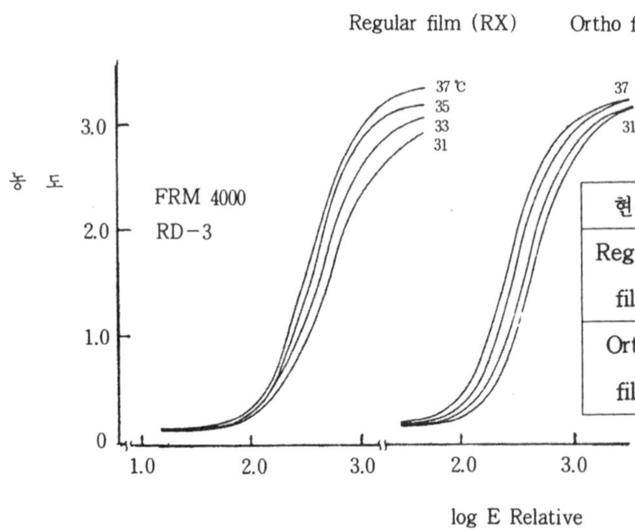

현상온도 ℃		31	33	35	37
Regular film	$\bar{G}$	2.35	2.55	2.70	2.85
	Fog	0.13	0.14	0.15	0.17
Ortho film	$\bar{G}$	2.80	2.81	2.81	2.78
	Fog	0.15	0.15	0.16	0.17

그림 7-4 현상온도와 특성곡선 관계

• fog와 최고농도

다리부분에서 gradient zero가 되는 점 C의 농도를 fog, 어깨부분에서 같은 점 D의 농도를 최고농도(D_m)이라 하며 이들도 감광재료의 특성을 알게 되는 중요한 인자가 된다.

특성곡선의 형태나 특성치는 현상조건에 따라 많이 변한다. 따라서 일정한 감광재료에 앞의 방법으로 많은 매수를 노광하여 이것을 한 장씩 적당한 시간에 현상하여 현상액 상태를 관리할 수 있다. 단, 노광된 채로 장시간 방치하면 상이 흐려져서 없어지므로(잠상퇴행현상) 얻어진 결과에 오차가 생길 염려가 있으므로 주의해야 한다.

2. 주요용어의 뜻

- 감도 : X-선 강도와 양으로 필름이 느끼는 정도(speed)
- 증감지 : 직접촬영에서 입사 X-선 또는 gamma선을 촬영용필름의 감광유제에 적합한 빛으로 변하게 하기 위한 물질을 기판디에 도포한 것($CaWo_4$, Gd_2O_2S, La_2O_2S, Y_2O_2S)
- 피폭선량 : 피부, 뼈, 표면, 생식기 등의 조직선량 또는 용적선량
- 직접촬영 : 렌즈나 I.I.를 쓰지않고 X-선강도를 직접 농도를 바꾸어 X-선 필름에 기록하는 방법
- 감광유제 : 빛을 받으면 변하기 쉬운 할로겐화은, 이밖에 미세결정 입자를 젤라틴에 분산시킨 것. 단순히 유제라 부른다(AgBr, AgCl, AgI).
- 간접촬영 : X-선상을 볼 수 있는 형광상으로 변환해서 사진으로 기록하는 방법.
- Ortho필름 : 자색부분에서 황색부분까지의 감색성을 가진 사진필름.
- Duplicate :필름 badge
- cine : I.I.로 형광 가시 상을 영화촬영기(cine camera)를 촬영하는 방법

3. X-선용 필름의 종류

방사선 피폭의 저감과 기능검사를 중심으로 한 임상진단기술의 발전에 따라 X-선용 필름 기술도 진보되어 다양화되어 있으며 필름종류를 대별하면 다음과 같다(표 7-1).

① 용도에 따른 분류
직접촬영용, 간접촬영용, CRT 영상기록용

② 감색성에 따른 분류
regular, ortho, panchro

③ 사진성능(감도, contrast, 입상성)에 따른 분류
고감도, contrast, latitude, 미립자

④ 구조상의 분류

양면유제, 편면유제, sheet, roll

표 7-1 X선용 필름의 종류

- X선 film
  - 의료용
    - 직접촬영용
      - Screen type
        - Regular type
          - 표준 type
          - Latitude type 일반촬영용
          - 치과용 panorama ··· Panorama 촬영용
        - Orthotype
          - 고선예도, 고 Contrast type
          - 고선예도, 표준 Contrast type 일반·특수
          - 고선예도, wide latitude type 촬영용
          - 고선예도, wide latitude type
          - 고감도, 표준 Contrast type - 유방촬영용
      - Non screen type
        - Dental film(교합 type), 치과용
        - Mammography ···· 유방촬영용
    - 간접촬영용 (Ortho type)
      - 형광판 영상기록용(Mirror, Lens) ···· 형광판 촬영용
        - 90초 처리
        - 3분 30초 ~ 수동처리
      - I·I 영상기록용
        - X선 Cine film ···· I.I 촬영용
    - CRT 영상기록용(Ortho type)
      - (CRT imaging film) CT, 초음파
      - (CRT imaging film) 핵의 작용
  - 기타
    - Badge film(X·γ) 피폭선량측정용
    - (X-선 Dup film) ···· X선 사진복제용

4. 필름관련 data

1) 필름의 종류와 성능

직접촬영용 필름의 종류와 상대감도 및 평균 contrast($\bar{G}$)의 개요를 표 7-2에 표시한다.

2) 현상조건과 필름특성

필름종류의 다양화와 기술발달에 따라 그 필름특성을 발휘하기 위해서 현상관리가 점차 중요하게 되었다.

종래 X-선 필름에 regular type만 사용하였을 때는 현상온도의 상승, 시간연장은 감도, γ의 상승, 입상성, fog악화 등의 획일적으로 이해하였지만 최근 고화질의 ortho type 유제는 견고한 잠상핵(latent image)이 되기 쉬우므로 현상속도가 빠르고 현상온도의 상승에 따른 $\bar{G}$, fog가 거의 변하지 않고 감도만 상승하는, 다시 말해서 특성곡선상을 평행 이동하는 경향이 있으며 필름 사용 시는 각 메이커의 data로 그 특성을 정확하게 알아둘 필요가 있다. Regular 및 ortho type 필름의 현상온도와 특성곡선의 변화는 그림 7-4와 같다.

표 7-2 X선 Film의 종류와 성능비교

	Fuji			Konica		
	품종	상대감도	$\bar{G}$	품종	상대감도	$\bar{G}$
Regular	New RX	200	2.75	wA	100	2.40
	New RX-H	200	2.85	New, AL	95	1.95
	New RX-L	200	2.30			
	New RX-G	100	2.85			
	상대감도 Hi-Screen B2/New RX-G=100			상대감도 NR-100/New A=100		
Ortho	New RXO-H	450	2.75			
	New RXO-G	250	2.80			
	HR-S	250	2.80	MG	100	2.45
	HR-A	250	3.10	MGH	100	2.80
	HR-H	400	3.15	MGV	135	2.50
	HR-L	250	2.40	MGL	105	1.75
	HR-C	280	2.15	MGC	95	2.20
	상대감도 Hi-Screen B2/New RX-G=100			상대감도 NR-100/New A=100		

3) X-선필름의 관련 규격

X-선 필름의 치수는 ISO규격이 있으며 이에 준해서 JIS규격이 개정되었다. 미국과 일본에서는 센티사이즈(cm size)를, 유럽에서는 인치사이즈(inch size)를 사용하고 있는데 표 7-3에 JIS규격의 X-선필름치수를 표시한다.

표 7-3 X선 film의 치수

(a)

공칭치수 cm	재단치수 및 허용차 mm		상용호칭
	단변	장변	
13×18	128.0±1.0	178.0±1.0	
15×30	148.0±1.0	298.0±1.0	
18×24	178±1.0	238.0±1.0	
24×24	238.0±1.0	238.0±1.0	
24×30	238.0±1.0	298.0±1.0	
30×40	298.0±1.0	398.0±1.0	
35×35	354.0±1.0	354.0±1.0	大甬
35×43	354.0±1.0	430.0±1.0	半切(半截)

(b)

종류	치수		1조의 두께
	단변	장변	
J1 $(4\frac{3}{4}\times 6\frac{1}{2})$	119.0±1.0	164.0±1.0	
J1 $(6\frac{1}{2}\times 8\frac{1}{2})$	164.0±1.0	214.0±1.0	0.600이상
J1 (8×10)	201.0±1.0	252.0±1.0	1.200이하
J1 (10×12)	252.0±1.0	303.0±1.0	
J1 (11×14)	279.0±1.0	354.0±1.0	

5. X-선필름의 보수관리항목과 방법

1) X-선필름의 취급요령

X-선필름은 빛 이외에 각종 입자선, 약품, 온도, 습도와 기계적 압력 등의 영향을 받아 피현상성이 주어지게 되므로 보존이나 취급, 처리에 많은 주의가 필요하다.

또 필름은 지정된 안정등(safe light) 아래서 사용하지 않으면 광fog가 생긴다. 보통 100V, 200W tungsten 전구를 사용하는데 전구와 필름간의 거리를 1m 이상 떨어지게 하여 10 ~ 20분간 조사해서 fog가 생기지 않도록 하여야 한다.

안전등 유리는 장시간의 사용으로 빛(온도)의 퇴색이 일어나서 안전등의 투과분광 spectrum이 약간 변하기 때문에 약 4000시간 또는 6개월 정도에서 실용안전성을 확인한 후 교환해야 한다.

이밖에 암실내의 벽도장의 광택, 철물장식 등의 반사광, 안전등 유리와 기구간의 차광불량, 또 특수한 휘도를 내는 광원(특수형광등)은 광 fog를 발생시키는 원인이 된다.

2) X-선필름 보존법

① 온도의 영향

모든 감광재료는 온도가 높을수록 변화가 빠르므로 이것을 보존하려면 16℃ 이하의 저온장소가 적당하다. 현재 감광재료는 모두 밀봉포장이 되어 있으므로 미개봉의 것은 습기에 대한 안전성이 있지만 일단 개봉한 것은 유제막이 습기를 흡수해서 공기와 평행한 수분을 가지게 되므로 다습조건을 피해야 한다. 특히 고온다습은 유제가 가장 싫어하는 것으로 fog의 증가, 감도저하 등의 성능악화뿐만 아니라 각종 사고를 유발하기 쉽다. 장마철에 오래동안 cassette나 magazine 안에 방치하면 증감지와 필름이 접착되는 일이 있다. 이에 반해서 극도로 건조되면 static mark가 생기는 일이 있다. 특히 cassetteless와 같이 필름의 자동반송과 장진장치에서 필름이 각종 재료에 접촉하는 기회가 많아서 여하간에 static mark가 생기기 쉽다. 이 종류의 장치를 사용할 때는 상대습도 30% 이하가 되지 않도록 대책을 세워야 한다.

기타 감광재료를 세게 닦으면 마찰 fog가 생기며 또 노광 전후에 필름에 주름이 잡히면 그 자극으로 백색이나 흑색의 주름자국이 생기는 일이 있다.

② 약품의 영향

감광재료는 각종 가스에 의해서 fog가 생긴다. 특히 유해한 것은 황산수소, 암모니아, 아세틸렌가스, 송진 등의 텔레팬류가 있다. 이 종류는 가까운 곳에 없다고 생각되지만 하수도 안에서 발생한 약한 황산수소가스가 자동현상기로 역류입해서 fog를 일으킨다. 새로운 보관함에 필름을 넣어두면 보관함 재료인 합판을 만들 때 사용한 접착제에 포함된 포르마린에 의해서 필름의 유제막이 경화되어 감도저하나 정착누락이라는 예상치않은 일이 일어나게 된다. 여하간에 필름은 신선한 생선에 비유될 수 있으므로 취급하는데 각별한 주의가 필요하다.

③ 방사선물질과 형광, 인광물질에 의한 영향

방사선물질이 모르는 사이에 부착되는 경우가 많으므로 예방대책이 곤란하지만 부착된 경우에는 흑색의 fog가 나타난다. 형광, 인광물질은 암실 내의 각종 기기, 표시 등에 이용가치가 있지만 이용방법에 따라서는 fog의 원인이 되므로 주의를 요한다.

Ⅱ. 의료용 X-선 증감지

1. 개요

X-선 필름에 쓰이는 할로겐화 은(銀)은 X-선 감광작용을 가지고 있는데 투과력이 강한 40~140kV의 의료용 X-선 에너지영역에서 그 대부분이 흡수되지 않고 투과해 버리기 때문에 X-선의 이용률은 1% 정도라고 한다.

그래서 이 X-선 이용률을 높이기 위해 X-선 흡수가 큰 형광체를 sheet화한 것에 X-선을 조사시켜 형광체에서 나오는 빛을 사진필름에 밀착기록하는 방법에 의해서 환자의 피폭을 저감시켜 단시간 촬영을 하는 것이 증감지(screen)이다.

2. 증감지의 기능

현재 증감지를 쓰지 않고 촬영하는 일은 거의 없으며 필름과의 시스템화도 많이 진행되고 있다. 증감지로서의 중요한 기능은

① 환자의 피폭선량을 대폭 저감시킨다.

② 단시간 촬영이 가능하고 피사체의 움직임으로 인한 불선예도가 저감된다.

③ 소초점의 X-선관을 사용하므로 기하학적 불선예도를 저감시킬 수 있다.

④ 소용량의 X-선장치 촬영이 가능하고 X-선 장치의 수명을 연장시킨다.

⑤ X-선사진의 contrast를 증가시킨다.

한편 증감지를 사용하므로서 증감지의 불선예도가 가해져서 X-선사진의 선예도가 떨어지는 경우도 있다.

3. 증감지의 구조

증감지는 일반적으로 regular 또는 ortho유제의 X-선필름에 감도가 높은 자색에 가까운 색에서 녹황색영역에 발광 spectrum을 가진 형광체를 지지층 위에 고르게 칠한 것으로 2매를 1조로 하여 그림 7-5와 같이 X-선 필름을 샌드위치식으로 끼워서 카세트 안에 넣고 밀착 사용한다. 여기에 필름 X-선측에 놓인 증감지를 font 증감지, 반대측을 back 증감지라 한다.

증감지의 구조를 더 상세하게 설명하면(그림 7-6)

- 보호막 : 10㎛ 전후의 투명한 cellulose화합물 또는 PET가 쓰이며 단순히 형광체층만을 보호하는 것이 아니고 화학적인 침식에도 견디는 성능이 있다.

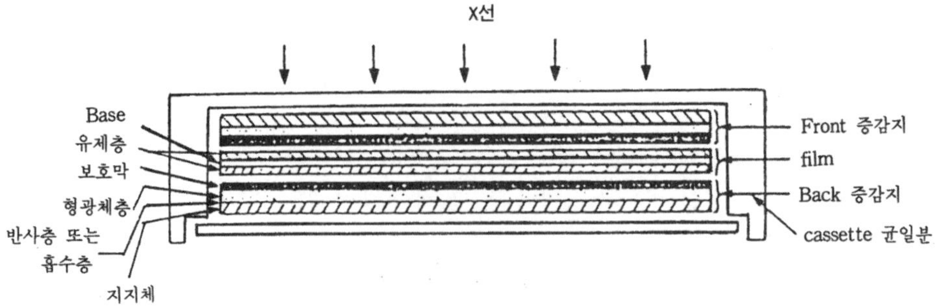

그림 7-5 증감지의 구조

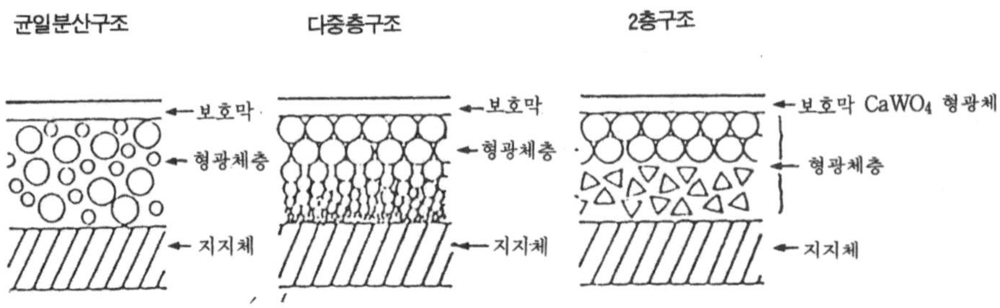

그림 7-6 증감지 구조의 단면 model

- 형광체층 : 증감지 구조중에서 전체 성능을 좌우하는 중요한 것이다. 형광체의 종류, 입자의 형상, 크기, 분포와 두께는 front, back 구성에 대해서도 가장 적합하게 설계되어 있다. 또 형광체의 입자배열에 따라 그 성능도 다르며 구조상에 있어 균일분산구조, 다중층구조와 이종 형광체의 2층구조가 있다.
- 지지층 : 최근에는 plastic base가 쓰여지고 있다. 형광체층을 보호해 주는 역할과 증감지 성능에 영향을 주는 형광흡수 또는 반사효과를 갖추고 있다.

4. 증감지의 성능

증감지의 성능은 방사선 피폭의 저감이나 단시간촬영에 관여하여 증감에 관한 인자와 선예도, contrast, 입상성과 산란선으로 인한 사진화질에 관한 인자, 또 잔광, 내구성, 필름기계 반송장치와의 필름반송기 등을 들 수 있는데 그 중에서 특히 감도와 선예도가 중요성을 갖고 있다. 증감지의 성능은 다음과 같다.

① 외관
② 치수
③ 발광의 균일성
④ 성능 : 감도(상대감도), 선예도(MTF), contrast, 입상성, 산란선의 제거효과, 잔광
⑤ 내구성
⑥ 사용성

5. 종류

최근 필름과 증감지의 시스템은 대단히 다양화되고 있으며 특히 희토류 증감지 시스켐의 출현으로 앞으로는 수백종의 결합형태의 증감지가 출현할 것이다. 그러나 진단목적과 촬영면에서의 화질을 고려한 선택방법을 택해야 한다.

증감지의 종류는 다음 3가지로 크게 분류된다.

① 형광체에 의한 증감지종별과 필름종별에 따른 분류
② 증감지 성능에 따른 분류
③ 증감지 사용목적에 따른 분류

1) 형광체에 의한 증감지종별과 필름종별에 따른 분류

X-선필름 중 regular 필름에 적합한 증감지와 ortho필름에 적합한 증감지로 분류되는데 이것은 증감지에 쓰이는 형광체의 발광 spectrum 분포와 필름의 분광감도와의 조합에 의한 것이다(regular, ortho겸용 증감지도 있으나 여기서는 주요 용도의 것으로 통일하였다).

2) 증감지 성능에 따른 분류

환자의 피복저감과 인체에 각부진단에 필요한 사진화질을 얻기 위해서 촬영부위의 두께와 X-선장치 용량에 대응한 수많은 증감지가 설계되고 있으며 그 감도는 증감지 명칭에 어떠한 형태로라도 표현되고 있다. 성능에 따른 분류는 regular, ortho시스템에 관계없이 다음 4종류로 분류되는데 감도레벨은 사용하는 필름감도에 따라 전체적으로 변화한다.

① 선예도를 주로 한 증감지

품명에 Detail, Fine, Low의 표현, 약호 또는 적은 수치를 썼으며 운동이 적은 피사체나 X-선 흡수가 작은 얇은 부위를 촬영할 때 또는 대용량 X-선장치를 사용할 때 주로 쓰이는 증감지

② **감도선예도가 중간 정도의 성능을 가진 증감지**

품명에 Medium, Universal, Regular, Per 등의 표현, 약호 또는 중간 정도의 수치를 썼으며 광범위한 사용목적에 적합한 만능형 증감지

③ **감도를 주로 한 증감지**

품명에 High, Rapid 등의 표현, 약호 또는 비교적 큰 수치를 썼으며 운동이 심한 피사체나 X-선흡수가 큰 부위, 또는 소용량 X-선 장치에 사용할 때 주로 쓰이는 증감지

④ **최고감도를 가진 증감지**

품명에 Super, Fast, Special 등의 표현과 약호 또는 가장 큰 수치를 썼으며 고속연속촬영이나 X-선의 피폭저감이 주요한 부위 촬영에 쓰이는 초고감도형 증감지

3) 증감지의 사용목적에 따른 분류

최근 X-선진단기술이 발전함에 따라 기능적 검사나 자동화로 향한 새로운 촬영방식이 점차 개발되고 있다.

증감지의 종류는 그 개발에 따라 변화되고 있으면 표 7-5와 같이 크게는 기준 일반카세트용과 필름기계반송용으로 분류된다.

일반촬영용 증감지는 (b)의 성능에 따른 분류에 속하지만 특수촬영용은 대단히 많은 촬영목적에 알맞은 것이 개발되어 종류도 다양하다. 그 중에서 최근 실용화되어 사용빈도가 많아진 증감지로 편면시스템의 유방촬영용과 흉부전용 감도보상증감지를 들 수 있다.

표 7-4 증감지·film system

system	증감지		film
Legular	$CaWO_4$ BaFCl : Eu Y_2O_2S : Tb LaOBr : Tm YTO_4 : Tm YTO_4 : Nb	증감지 증감지 증감지 증감지 증감지 증감지	RX, A, XRP Cronex 4 etc
	Gd_2O_2S : Tb LaO_2S : Tb $(YGd)O_2S$: Tb	증감지 증감지 증감지	RXO-G, HR-A AO, MG, OG, TMG, Cronex 8 etc

표 7-5 의료용 증감지의 체계

- 증감지
  - 일반 Cassette용
    - 일반촬영용
      - 고선예도 - 흉부, 두부, 상·하지
      - 일반용 - 흉부, 두부, 위장부
      - 고감도 - 위장부, 요추, 비뇨기
      - 초고감도 - 요추
    - 특수촬영용
      - 유방촬영 - 유방·연부조직(편면, 양면)
      - 감도보상 - 요추, 흉추, 하지, 흉부
      - 저전압촬영 - 골부
      - 고에너지 촬영 - Cobalt graphy
      - 동시다층단층촬영 - 흉부, 두부, 복부
      - 단층촬영 - 흉부, 두부, 복부
      - 회전횡단촬영 - 흉부, 두부, 복부
      - 초고감도 - 태아, 고관절, 비뇨기
      - 굴곡부위촬영 - 골관절, 안면
  - film 기계반송용
    - Cassetteless 일반 film changer용
      - 고선예도 - 흉부
      - 일반용 - 흉부, 복부
      - 고감도 - 복부
    - 고속연속촬영 (혈관촬영)
      - 일반용 - 뇌, 심혈관
      - 초고감도 - 뇌,심·복부혈관

6. 증감지 관련 data

1) 각 사의 증감지종류와 성능

방사선 피폭의 저감과 기능검사에 관련된 임상진단기술에 대응하기 위해 각종 증감지가 개발되고 있으며 최근에는 ortho필름에 대응한 신제품을 중심으로 병원의 기능화, 필름기계 반송기기나 촬영부위와 방식에 대응한 전용특수증감지의 개발이 활발하게 진행되고 있다.

2) 증감지 관련규격

국제규제은 IEC에서 Radiographic intensifying screens for medical use-Dimension 이란 규정과 일본의 JIS(의료용증감지규격) 규격이 있으며 표에 표시한다.

표 7-6 각 메이커별 증감지 종류와 증감

	Kyokko		Fuji		Toshiba		Konica	
	품질	감도	품질	감도	품질	감도	품질	감도
Blue 발광	FS MS HS	100 160 250			D-10 D-20 D-30	100 200 300		
	BF-Ⅲ BM-Ⅲ BH-Ⅲ BX-Ⅲ	100 160 250 320	B-2 B-3	B-200 B-300	E-10 E-15 E-20 E-23 E-27 E-28 E-32 E-34 E-40 E-44	100 150 200 230 270 280 320 340 400 440	NR-100 NR-160 NR-200 NR-250 NR-320	100 160 200 250 320
Green 발광	RE-Special RE-Super	500 800			Q-65 Q-120	650 1200		
			HR-3 HR-4 HR-6 HR-8 HR-12	150 250 370 500 750	L-100 L-160 L-220 L-270 L-330 L-440 L-660	130 210 290 350 430 570 760	KO-125 KO-180 KO-250 KO-380 KO-500 700	125 180 250 380 500 700
기준	감도 FS=100 사용 film Reqular-Nev RX		감도 B2-200 사용 film : Regular-Nev Rx Ortho-HR-S		감도 D-10=100 사용 film : Reqular-Nev A Ortho-MG		감도 D-100=100 사용film : Reqular-Nev A Ortho-MG	

표 7-7 증감지의 치수(JIS 규격)

단위 mm

종류	치수		1조의 두께
	단변	장변	
13×18	128.0±1.0	178.0±1.0	0.600이상 1.200이하
18×24	178.0±1.0	238.0±1.0	
24×30	238.0±1.0	298.0±1.0	
30×40	298.0±1.0	398.0±1.0	
35×35	354.0±1.0	354.0±1.0	
35×43	354.0±1.0	430.0±1.0	
종류	치수		
	단변	장변	
J1$(4\frac{3}{4}\times 6\frac{1}{2})$	119.0±1.0	164.0±1.0	0.600이상 1.200이하
J1$(6\frac{1}{2}\times 8\frac{1}{2})$	164.0±1.0	214.0±1.0	
J1(8×10)	201.0±1.0	252.0±1.0	
J1(10×12)	252.0±1.0	303.0±1.0	
J1(11×14)	279.0±1.0	354.0±1.0	

7. 증감지의 보수관리항목과 방법

증감지는 피사체를 투과한 X-선에너지상을 광에너지상으로 변환하여 그대로 필름에 밀착, 프린트하는 역할을 하고 있기 때문에 증감지의 보수는 대단히 중요하다.

1) 성능에 관한 보수검사

① 외관

X-선사진에 유해가 되는 증감지의 왜곡, 상처와 반점에 대해서 육안으로 검사한다.

증감지 표면에 있는 반점, 상처, 먼지는 증감지에서 필름에 들어오는 빛을 차단하기 때문에 사진에서 흰점과 흰얼룩으로 나타난다. 특히 regular 시스템에 있어 청색보다 장파장의 부착물이 조그만 양이라도 사진에 나타나기 때문에 크리너로 깨끗이 해야 하며 이를 위해서도 정기적 검사가 필요하다.

② 발광의 균일성

육안으로 외관검사를 하여도 나타나지 않는 오점이나 X-선필름에서의 착색과 특정

형광체를 사용한 증감지의 열화를 조사하는 방법에는 피사체 없이 촬영하여 X-선사진에 5 ~ 2.0의 농도얼룩으로 검출하는 방법이 있다.

이 촬영법은 관전압 60 ~ 80kV phantom으로 X-선 관측에 10cm의 아크릴이나 물을 놓고 가능한 한 실제촬영에 가까운 조건으로 하는 것이 바람직하다.

③ **증감지와 X-선 필름의 밀착성**

증감지의 양부를 좌우하는 것은 카세트이다. 증감지와 필름 밀착상태를 판단하는 방법은 밀착시험관 또는 쇠망을 촬영하여 농도 2.0 ~ 2.5의 X-선 사진으로 검사한다.

④ **감도**

증감지의 감도측정은 X-선 필름의 특성곡선에서 구하는 사진감도측정법이 일반적으로 사용되며 각각 특성곡선의 동일 농도를 얻는데 요하는 X-선량의 역수에서의 상대감도를 구한다.

방법은 ⓐ 강도 변경법 : 촬영거리의 변화로 X-선 강도를 바꾸는 방법, ⓑ 알미늄계단법 : 2점 노출에서 간단히 특성곡선을 작성하는 방법, ⓒ 시간 변경법 : 노출시간을 변경시켜 X-선량을 바꾸는 방법 등이 있지만 이 중에서 정밀도가 가장 높은 강도변경법이 많이 쓰이고 있다. 또한 보수에 대한 평가는 표준증감지와 테스트증감지의 동시 X-선피폭에 의한 사진농도의 비교로 판정할 수 있다.

어느 것이나 촬영은 실제조건에 가까운 것이 좋겠다. 또 간이측정법이라 하더라도 정밀측정과 같은 배려가 필요하며 카세트로 X-선 흡수면에서 동일한 형을 사용해야 한다.

⑤ **선예도**

선예도는 감도와 함께 증감지의 중요한 품질 항목이며 측정도 response함수에 의해서 MTF를 간단히 구할 수 있다.

중감지의 MTF 측정법은 contrast법, Fourier변환법, 마스킹 법 등 육안으로 비교할 수 있는 contrast법이 쓰이고 있다.

또한 측정시 촬영조건은 실제와 가까운 것이 바람직하다. 보수를 위한 평가는 구형파차트의 밀착촬영사진을 육안으로 관찰하는 것도 좋지만 비교하는 서로의 사진농도만은 반드시 갖추어야 한다.

⑥ **입상성**

보수를 위한 입상성을 물리적으로 측정하기는 불가능하다. 적당한 측정법은 피사체 없이 하여 표준증감지와 촬영사진을 비교하는 방법이 효과가 있다. 이 때 유의할 점은 비교할 증감지에서 각각 동일 필름을 써서 동시 촬영을 해야 하며 또 자동현상기 보수에도 유의해야 한다.

2) 증감지 사용상의 유의

증감지가 초기 성능을 유지하려면 다음 사항에 유의할 필요가 있다.

① 증감지와 X-선 필름의 밀착은 X-선 사진의 기본이며 반드시 규격에 합격한 카세트를 선택해야 한다. 특히 대각, 반절과 같이 큰 size는 구입시 반드시 밀착시험을 해야한다.

또 cassetteless, film, changer에서의 밀착 양부에 대해서도 충분한 보수점검이 필요하다.

② 촬영 이외에는 증감지와 X-선 필름은 가능한 한 압착시키는 일이 없어야 한다. 최근에 X-선필름은 간지가 없는 NIF형이 증가되고 있는데 만일 생필름이 장시간 증감지와 압착되고 환경조건이 고온다습하면 X-선 필름의 유해물질이 증감지에 옮겨져서 증감지는 착색 또는 감도를 떨어뜨리는 일이 있다.

③ 습기는 증감지 최대의 적이다. 표면에 왜곡과 곰팡이가 생기는 일이 있으므로 때때로 카세트를 열고 건조시키는 것이 좋겠다.

④ 증감지 표면에 때가 끼거나 먼지로 인한 얼룩은 감도를 떨어뜨려 사진에 얼룩이 생기므로 정기적인 청소가 필요하다.

⑤ 청소에는 각 증감지 메이커 지정의 크리너를 사용한다. 지정 이외의 크리너를 사용하면 때로는 크리너의 성분자신이 변색하거나 크리너로 인해서 증감지를 상하게 하며 필름의 유효물질과 크리너 성분의 복합작용으로 증감지를 착색시키는 일도 있다. 최근에는 지정 크리너를 사용하는 것이 상식화되었다.

⑥ 대전방지를 위해서도 지정 크리너를 사용해야 한다.

최근의 관련기기는 플라스틱 재료를 많이 쓰고 있으며 겨울철의 저온다습 환경에서는 정전기 발생을 막는 것이 대단히 어렵다. 따라서 증감지에 발생한 정전기를 가능한 한 빨리 방전시켜주는 것이 필요하다. 이를 위해 겨울철에 한하여 주 1회 정도의 cleaner를 이용한 청소가 필요하다.

⑦ 증감지 보수관리를 위해 mount level에 반드시 개시년월일과 증감지 No,를 기입하고 X-선사진에 프린트된 No와 대조해서 관리하는데 참고한다.

⑧ 증감지는 단시간에 50만매 촬영상당의 X-선 조사를 해도 감도열화가 전혀 없지만 일상촬영에서 X-선필름, cleaner에 관련된 화학적 오염, 각종 오염, X-선필름의 장진, 인출시 발생하는 상처나 먼지의 침입에 관련되는 기계적 소모에 의

해서 서서히 열화되므로 1)의 성능에 관한 정기적인 보수점검이 필요하다.

3) 증감지 손질방법

① 깨끗한 거즈에 지정 cleaner를 약간 묻힌다.
② cleaner가 묻은 거즈를 증감지 표면을 가볍게 고루 닦아낸다.
③ 닦아낸 후 마른 깨끗한 거즈로 몇번씩 문지른다.
④ 카세트를 연채로 잠시 방지하고(cassetteless, changer도 동일 방법), 증감지 표면이 완전히 건조하면 사용하기 시작한다.

4) 증감지의 보존방법

증감지에 사용되는 형광체나 구성 재료는 대단히 안전성이 있으며 일반적인 보수조건이며 초기성능이 그다지 크게 열화되지 않는다. 그러나 화학제품이고 구조가 대단히 치밀하기 때문에 고온, 다습은 피해야 한다. 이상적으로 X-선 필름과 같은 보존조건에서 취급하는 것이 바람직하다.

<실험 1> Regular Film과 Orthochromatic Film의 특성에 관한 실험

20　년　월　일　　교시

<table>
<tr><td colspan="5"></td><td rowspan="6">조
원</td><td>1</td></tr>
<tr><td>학 과</td><td>반</td><td>학 번</td><td>성 명</td><td>조</td><td>2</td></tr>
<tr><td rowspan="4"></td><td rowspan="4"></td><td rowspan="4"></td><td rowspan="4"></td><td rowspan="4"></td><td>3</td></tr>
<tr><td>4</td></tr>
<tr><td>5</td></tr>
<tr><td>6</td></tr>
</table>

1. 목 적

의료용 X선 film은 regular film과 orthochromatic film으로 대별되고 있으므로 그 특성을 이해하고 성능을 비교한다.

2. 사용기기 및 재료

X선 film(regular, orthochromatic film) $CaWO_4$ 증감지,희토류 증감지, X선장치, 자동현상기, 감광계, 농도계

3. 실험방법

단순히 film만 비교할 경우는 감광계를 이용할 수 있으나 큰 의미가 없으므로 본 실험에서는 증감지와 film system의 특성을 동시에 이해하고 촬영부위에 따른 사용목적별 film의 선택과 보존관리를 위한 특성을 숙지하고자 하므로 강도노광법 중 거리변경법에 의한 실험을 한다.

거리변경법에 대한 실험방법은 5장의 실험에서 설명했으므로 생략한다.

4. 실험결과

1) 비교하는 필름의 특성곡선을 작성하고 감도, conttast, 관용도, fog 등의 특성치를 계산하여 기록한다.
2) regular-orthochromatic system의 장단점을 비교 검토한다.
3) X선 film의 성능관리를 위한 여러 가지 방법을 검토한다.

Regular 필름과 Ortho 필름의 특성

필름종류 / 특 성	Regular type	Ortho type
비감도		
평균계조도(AG)		
관용도		
최고농도		
Fog		

<실험 2> 증감지의 감도특성에 관한 비교실험

Ⅰ. 목 적

증감지는 각 제조회사별로 품질을 보증하고 있으나 그 종류별 특성이 다르므로 상대적감도, 대조도, 관용도, 선예도(MTF) 입상성 등의 인자에 대한 특성을 이해하고 파악할 수 있어야 한다.

Ⅱ. 사용기기 및 재료

증감지(청감성, 녹감성) X선필름(청감성, 녹감성) X선장치, 농도계 10″×12″ crssette, 이동식 pb slit.

Ⅲ. 실험방법

1) 그림 7과 같이 측정대상 증감지 시스템을 종류별로 준비한다.
2) 증감지가 없는 공간은 증감계수의 비교를 위한 것으로 그림 7-7과 같이 특성곡선을 작성한다.

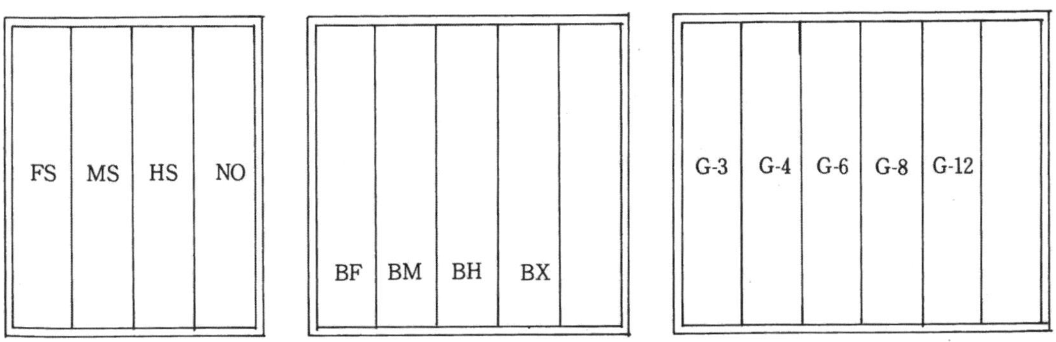

(a) (b) (c)

그림 7-7 각종 증감지별 측정용 cassette

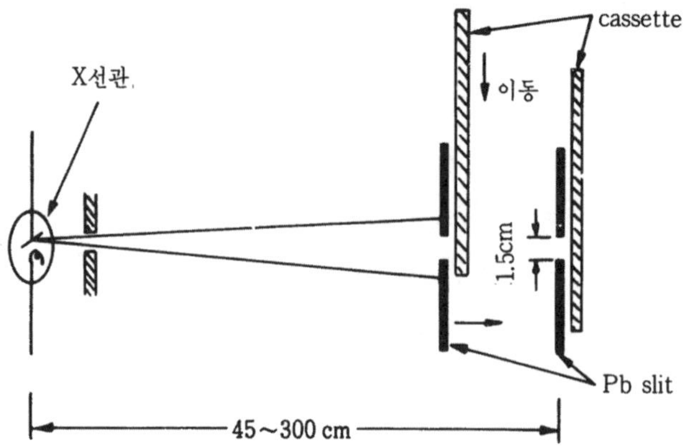

그림 7-8 X선조사의 배치도

3) 필름과 증감지의 감색성을 일치시켜 그림 7-8과 같이 위치를 변화시키면서 노출한다.
4) 증감지의 관전압 특성과 증감율 특성을 알기 위한 관전압별 노출을 60kV 100mA 0.2sec ; 80kV 100mA 0.1sec, 100kV 100mA 0.04sec, 120kV 100mA 0.02sec, 140kV 100mA 0.01sec의 조건으로 노출하여 그림 7-6과 같이 상대적 감도와 증감율 등을 산출할 수 있다.

표 7-8 GRENEX 증감지와 Ortho film의 감도

증감지 \ film	HR-A, HR-S	New RXO-G	New RXO-H
G-3	1 3 0	1 5 0	3 0 0
G-4	2 2 0	2 5 0	5 0 0
G-6	3 3 0	3 7 0	7 5 0
G-8	4 5 0	5 0 0	1 0 0 0
G-12	6 7 0	7 5 0	1 5 0 0

본 실험에서는 시간관계상 숙제보고로 대신하고자 한다.

5) 노출완료된 필름을 동일 현상조건으로 현상처리하여 필름의 농도를 측정한다.

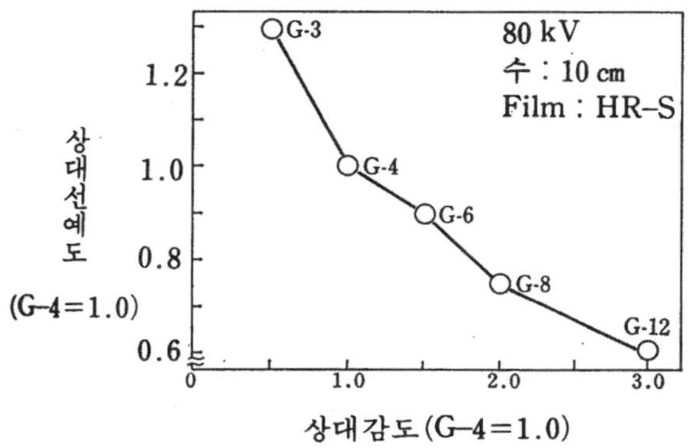

그림 7-9 GRENEX 증감지의 감도-선예도

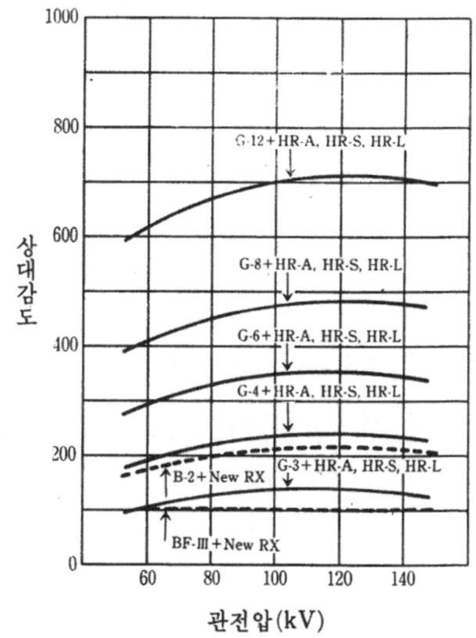

그림 7-10 GRENEX 증감지의 관전압 특성

Ⅳ. 실험결과 및 정리

1) FS, MS, HS, BF, BM, BH, BX, G-3, G-4, G-6, G-8, G-12에 대한 특성곡선을 작성한다.
2) 상대감도, 대조도, 증감계수 등의 특성치를 구하여 기록한다. 단 관전압별로 검사하였을 경우는 상대감도 곡선과 증감율 곡선을 작성하여야 한다.
3) 증감계수는 특성곡선 작성후 필름농도 1.0D 부분의(직선부) X선 조사시간(mAs)의 비로서 구한다.
4) 증감지 series별로 감도와 대조도를 비교하고 제조회사가 자가측정한 결과표와 비교해 본다.
5) 증감지를 사용한 경우와 사용하지 않은 경우의 노출량의 변화가 얼마나 되는지 검토해 본다.
6) regular system과 ortho system의 차이점을 검토해 본다.

<실험 3> Screen과 Film의 밀착도에 관한 실험

Ⅰ. 목 적

Screen과 Film의 밀착은 영상의 선예도에 절대적인 영향을 미치게 된다. 특히 고선예도의 화질이 요구되는 mammographic screen에서의 film과의 밀착도는 screen film system이 재래의 system보다 고해상력이므로 지대한 영향을 줄 수 있다. 일반촬영용 screen film system의 해상력은 4 ~ 8cycle/mm임에 대하여 유방촬영용 system은 16 ~ 20cycle/mm이다. 각각의 cassette에서 screen과 film 사이의 최적 밀착도가 유지되는지의 여부를 확인한다.

Ⅱ. 실험빈도

1) Cassette와 증감지를 처음 구입시
2) Cassette와 증감지를 처음 사용시와 증감지의 교환시
3) 정기적으로 6개월마다
4) 영상의 선예도가 가시적으로 저하될 때

Ⅲ. 사용기기 및 재료

- Film-Screen contact Mesh
- Wire 30 ~ 40개/inch의 그물조직으로 된 세망망사(24 ~ 30cm에서 긴쪽의 가장자리로부터 9cm의 장소에 1cm의 구멍을 뚫는다).
- 아크릴판(두께 4cm)
- 납으로 만든 숫자(marking용)
- 촬영용 film, 유방촬영용 film
- Densitometer
- Cassette와 증감지(screen)

Ⅳ. 실험방법

1. X선관과 cassette 사이에 격자를 사용하지 않고 cassette 위에 망사를 두고 cassette 중앙에 망사 hole부를 위치시킨다.

2. cassette 크기에 적합한 조사야를 조정한다.
3. 구리망사를 보호하기 위해 아크릴판(밀착효과)을 올려놓고 cassette 번호와 일치하는 pb 번호를 marking한다.
4. 노출조건은 40kVp, 500mA, 0.1sec로서 2회 노출하여 첫 번째를 A, 두 번째를 B라 표사한다.
5. 같은 노출조건으로 cassette위에 film-screen contact test tool을 놓고 2번 노출하여 각각 C와 D로 pb marking을 한다.
6. 4장 film을 현상 처리하고 hole 농도를 측정한다.
7. Mammographic film-screen의 검사도 위와 같은 방법으로 시행한다.

Ⅴ. 결과 및 검토

이 검사는 유방촬영용 카세트에서 불량한 접촉을 검출하기에 충분한 감수성을 지닌 30~40 mesh 구리 스크린을 사용하여 수행되어야 한다.(더 섬세한 mesh. 즉 40mesh는 가장 감수성 높은 실험을 제공한다). 재래의 일반적인 카세트 검사에 사용되는 mesh는 밀착불량을 만드는 작은 먼지 입자를 검출할 수 없을 뿐만 아니라 28KVp에서 촬영될 때 밀착불량의 더 넓은 부분을 검출할 수 없다(더 두꺼운 선은 너무 높은 대조도를 지닌 영상을 만든다).

먼지의 작은 반점은 screen과 film 밀착을 감소시킬 수 있고 먼지입자로부터 떨어져 있는 상당한 거리에서 영상의 선예도를 저하시킨다. 밀착불량은 또한 부적당하게 디자인되거나 손상된 카세트로부터의 결과로 될 수도 있고 또한 카세트 내에서 거품 형태의 나빠짐의 결과를 초래하는 것과 같은 불충분한 압력으로부터 결과되어질 수도 있다.

1) Cu wire mesh와 film-screen contact test tool을 사용했을 때 양자를 비교한다.
2) 일반촬영용 cassette screen과 유방촬영용 cassette screen의 실험결과를 비교해 본다.
3) Film optial 농도를 측정하고 기록한다.
4) Film상의 artifact 유무를 검사한다.
5) Film mesh image의 blurring 유무를 검사한다.
6) Film mesh image상의 농도저하 부분을 관찰한다.

표 7-9 Film-Screen 밀착도 검사 성적 일례

Department : out patient Surveyor : RST Cassette : OP-23

Size : 14“×17“ Date Installed : 9-19-99 Screen Type : High Speed

Date Contact Tested	Exposure Factors kV, mAs, FFD	Film Optical Density	Good Cassette		Comments
			Yes	No	
9-19-77	50, 3, 40″	1.22	×		New cassette
3-24-78	50, 3, 40″	1.31	×		
9-12-78	50, 3, 40″	1.48	×		
4-2-79	50, 2, 40″	1.01	×		Lowered mAs to obtain OD. closer to I.O
10-5-79	50, 2, 40″	1.12	×		
3-28-80	50, 2, 40″	1.05	×		
10-11-80	50, 2, 40″	1.00	×		
4-3-81	50, 5, 40″	3.01	×		Switched to perforated metal test tool
9-4-81	50, 5, 40″	3.10		×	removed from service

표 7-10 FILM-SCREEN 밀착도 검사 성적

Department : Surveyor : Cassette :

Size : Date Installed : Screen Type :

Date Contact Tested	Exposure Factors kV, mAs, FFD	Film Optical Density	Good Cassette		Comments
			Yes	No	

<실험 4> 증감지의 청결과 보존을 위한 검사법

Ⅰ. 목 적

Mammographic 카세트와 screen에 영상의 질을 악화시키거나microcalcification 으로 보여지는 먼지나 때 입자가 없는지 확인하기 위해서 실행한다.

Ⅱ. 이 론

Screen cleaning의 빈도는 사용정도와 주위환경에 의해 결정되어지는데, 적어도 주마다 한번씩은 청소 되야 만 한다. 어떤 때는 먼지에 의한 artifact가 기술자 혹은 방사선과 의사에 의한 발견되어지기도 하는데 이 발견 즉시 청소되어야만 한다(관리항목편의 이론을 참조).

Ⅲ. 사용기기 및 재료

- screen cleaner(screen 제조회사에 의해 추천되어진 screen cleaner).
- 결이 곧은 gauze pad(Lint-quaze pad)
- 이와 동등한 천(Lint-free cloth)
- 낙타털로 만들어진 brush(camels hair)
- 공기가 압축된 캔(사진점에서 사용하는)

Ⅳ. 검사방법

1. 제조회사가 추천한 재료 및 절차에 의해 screen 청결을 한다.

NOTE……청소는 주마다 한번 낙타털로 만든 브러쉬나 canned air를 가지고 먼지를 제거하고, 물청소는 1달에 한번, 또는 필요할 때마다 액체 screen cleaner를 가지고 가끔씩 행하는 것이 좋다.

2. 액체 cleaner를 가지고 청소를 한 뒤에, 카세트를 덮거나 사용하기 전에 공기 건조기에 수직되게 세워서 건조시킨다.

* 주의 및 경고……만약 압축공기가 screen 청소에 이용된다면 압축 공기내의 공기가 깨끗한지를 확인해야 한다. 압축공기는 종종, 습기, 기름 그리고 다른 오염물질

을 포함하게 되는데 이러한 모든 것들을 screen에 해를 주거나 artifact를 일으키는데 원인이 된다.

V. 결과 및 검토

1) 매일 매일 임상에서 촬영되는 유방 촬영 시에 흰 반점(농도 저하는 일으키는 artifacts)이 있는지를 재확인한다.
2) Mount에 기록된 구입일자와 비교하여 사용기간을 확인한다.
3) 제조회사가 추천하는 지정된 cleaner로 세척해야 하며, 부득이한 경우는 alcohol로 세척할 수도 있으나 alcohol내의 화학성분 관계로 물을 다시 가볍게 세척해야 한다.

<실험 5> 증감계수(Intensification factor)의 측정법

1. 산출

$$IF = \frac{\text{증감지사용하지않을시의노출량}}{\text{증감지사용시의노출량}} = \frac{E_2}{E_1}$$

농도(D) 1.0에 있어서의 AB간의 거리(log E_2-log E_1)=log(E_2/E_1)

즉 $IF = \frac{E_2}{E_1}$가 되며 log(IF)=log$\frac{E_2}{E_1}$로 되어 AB간의 거리가 된다.

AB간의 거리는 (2.9-1.0)=1.9가 되어 log(IF)=1.9이다.

따라서 IF-antilog (1.9)≃90이다.

2. 증감계수의 측정에 대한 일반적인 고려사항

1) Screen type film을 사용하여 screen을 사용할 시와 사용하지 않을 시의 증감계수를 측정한다.
2) 관전압 45kV를 사용하여 screen을 사용시에 2mAs의 노출을 주었다면 screen을 사용하지 않을때는 몇배의 노출이 필요한가를 알 수 있다. 그림 7-11에서와 같이 특성곡선을 작성하게 되어 (2×80) = 160mAs의 노출량이 된다. 즉 증감지 사용하지 않을시의 노출(mAs = IF×증감지 사용시의 노출(mAs)의 공식이 성립된다.

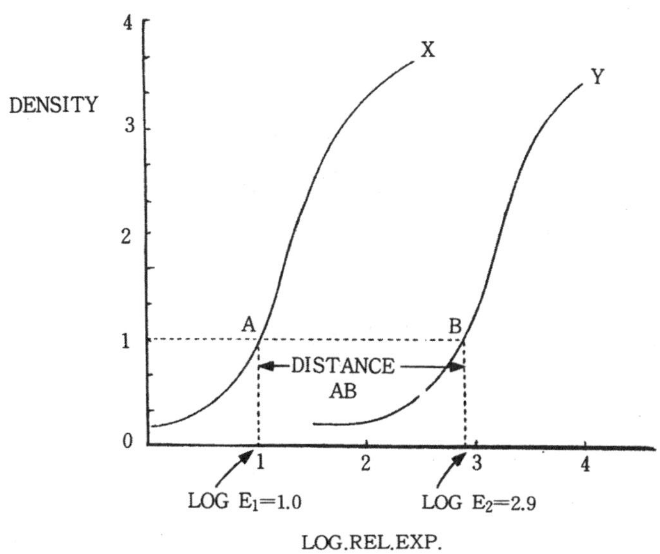

그림 7-11 증감지 사용시(X)와 사용하지 않을 시(Y)의 특성곡선

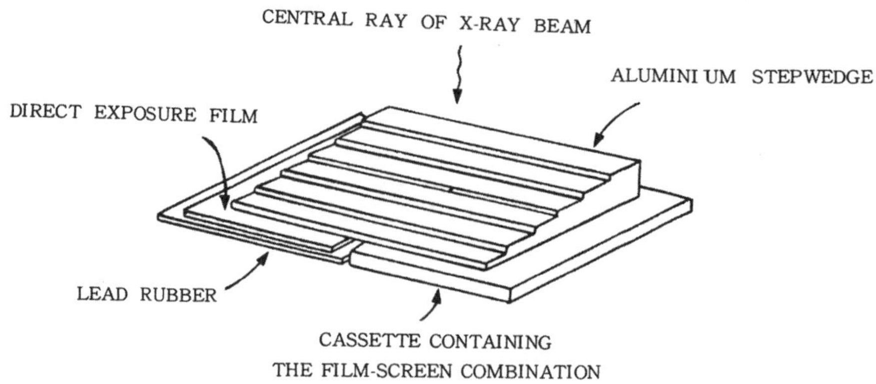

그림 7-12 X선조사의 배치도(증감지 필름 시스템과 X선필름 직접노출)

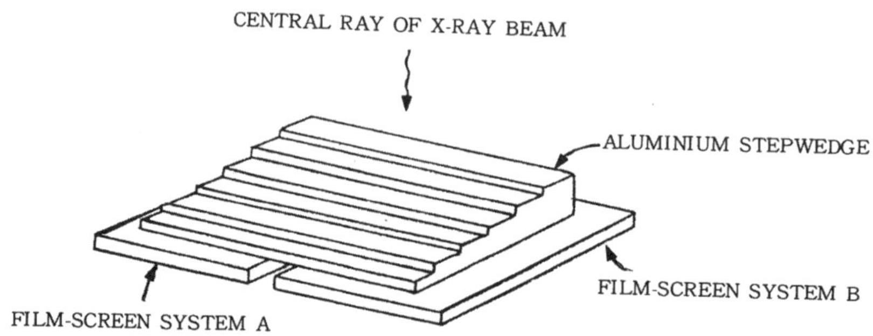

그림 7-13 스크린 종류가 다른 X선조사의 배치도

3) 사용되는 증감지와 필름은 같은 감도의 type을 사용하여야 한다.
4) 필름과 증감지의 측정은 IF보다 상대감도의 측정이 일반적이며 관전압(kV), 관전류(mA)를 고정하므로 선질의 신뢰도가 높아진다.

3. 측정방법

1) 그림 7-12와 같이 film과 screen을 조합한 cassette와 screen이 없는 cassette나 holder에 같이 type의 film을 삽입시켜 Al step wedge를 올려놓고 반분하여 수평 위치시킨다.
2) 관전압은 고정시키고 노출시킨다.
3) 특성곡선상의 직선부 영역인 농도 1.0에서의 측정점을 찾아 증감계수(IF)를 측정한다.

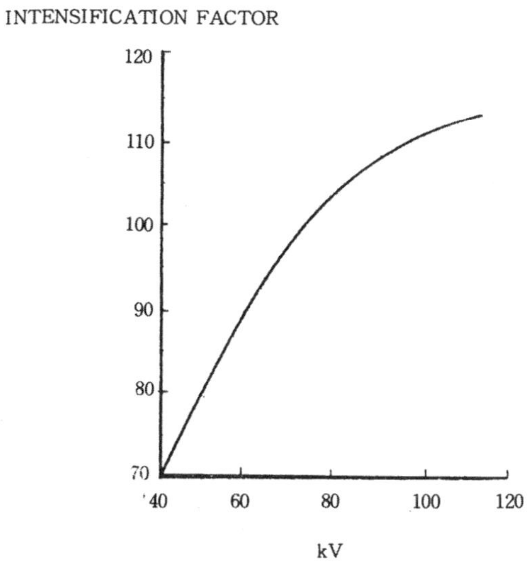

그림 7-14 관전압과 증감계수의 변화

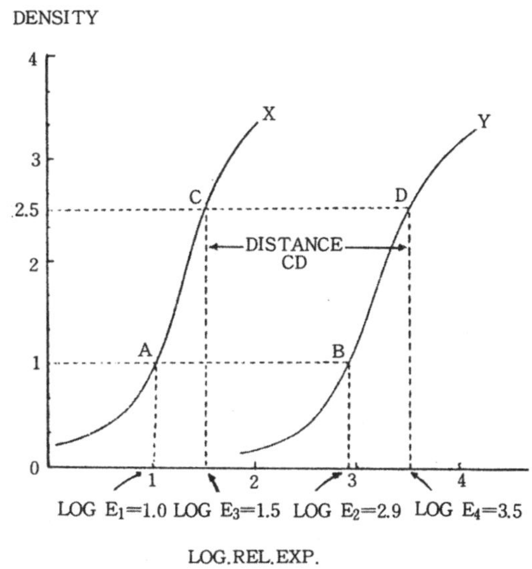

그림 7-15 증감지 사용시(X)와 증감지 사용하지 않을 시(Y)의 특성곡선

4) 그림 7-14와 같이 관전압(KV)의 변화에 따른 IF의 변화를 측정한다.

5) 그림 7-15과 같이 IF의 측정점을 농도 1.0(D) 대신 2.5(D)의 지점에서 비교하여 측정하기도 한다.

   $IF=E_4/E_3$

   즉 CD간의 거리는 $(\log E_4-\log E_3)=\log(E_4/E_3)$

   $IF=E_4/E_3$가 되어 $\log(IF)=\log(E_4/E_3)=$CD간 거리이다.

   CD는 (3.5-1.5)=2.0 곧 log(IF)=2.0이 되며 IF=anti log 2.0=100이다.

6) 그림 7-16과 같이 system 별로도 측정하여 관전압 변화에 따른 상대 감도를 측정할 수 있다.

   회토류 증감지계에서는 고관전압에서 효과가 증가된다. 고감도 시스템(시스템 2)은 희토류 증감지 필름 시스템이며 시스템 1은 $CaWO_4$ 증감지 필름시스템이다. 그림에서 시스템 1과 2의 종축에서 상대적 감도를 나타내고 있다. 즉 60kVp에서 시스템 1에 비해 시스템 2는 3 1/2배의 감도가 된다. 시스템 1에서 상대감도는 1이며 시스템 2는 3 1/2이라고 할 수 있다. 또한 100kVp에서 시스템 2는 시스템 1보다 4.25배의 감도를 가지며 상대감도는 각각 4.25와 1이 된다.

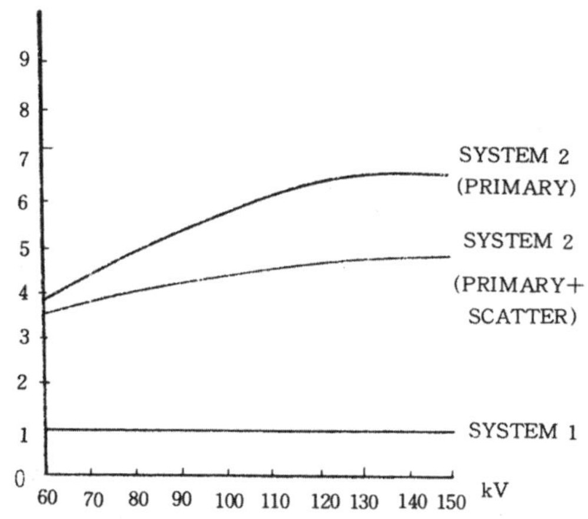

그림 7-16 각 system별 상대감도

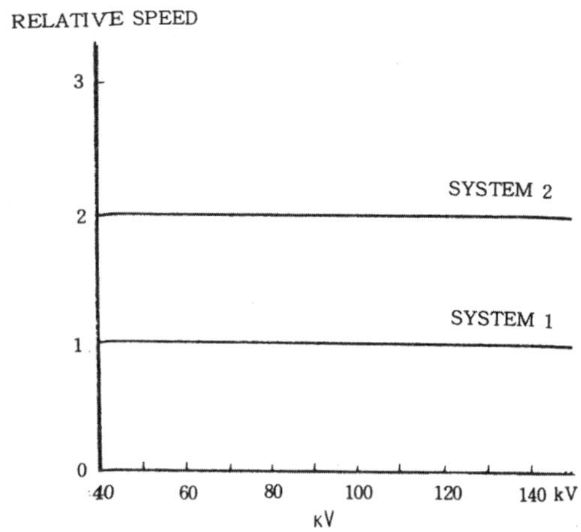

그림 7-17 동률의 증감계수 변화에 의한 두 system의 상대감도

7) 그림 7-17은 두가지 system에 대한 상대감도를 측정한 예이다. 관전압의 증가에 대한 상대감도의 관계를 보여주고 있다. 관전압의 증가에도 상대감도는 일정하다. 즉 60kVp에서 증감계수를 system 1과 2에서 30과 60이다. 상대감도는 60:30이 되어 2:1이 된다. 또한 관전압 1.0kVp에서는 system 1과 2에서 증감계수가 50과 100이 되므로 상대감도는 2:1이 되어 항상 일정하다.

제8장 암실 및 암실등의 안전관리에 대한 실험 I

I. 목 적

암실등의 film, 인화지의 제단, 장진 및 현상, 정착 등의 처리를 행하는 주요 기기이다. 따라서 사용조건 및 안전등 유리의 퇴색에 의한 불량으로서 감광재료에 fog를 유발시키게 된다.

이와같이 안전등에 의한 fog를 일으키지 않기 위해서는 안전등의 특성을 알고 퇴색 및 사용조건에 대한 안전도를 확인함으로서 암실등의 올바른 사용법을 숙지하기 위해 본 실험을 행한다.

II. 이 론

암실에서 사용하는 감광재료는 감광재료를 노광시켜도 감광되지 않고, 밝게 작업할 수 있는 색광을 말한다. 색광은 각종 안전등 유리와 10-40W 정도의 백혈전구 또는 형광등을 사용하여 직접 또는 간접조명을 한다. 또한 전구형에서는 착색전구를 사용하여 직접조명을 한다.

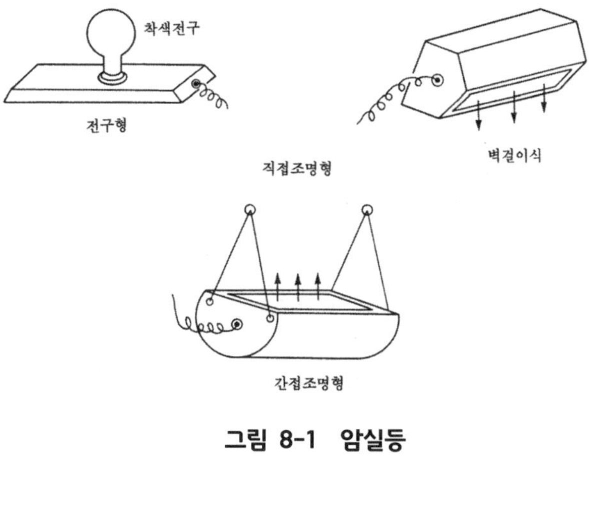

그림 8-1 암실등

표 8-1 안전등 종류, 분광투과역과 적용감광재료

번호	색상	분광투과역(nm)	적함한 감광재료
No. 1	황 색	530-680	gaslight paper
No. 2	등 색	580-660	chloro bromidepaper
No. 3	등 록 색	540-670	bromide paper
No. 4	진한적색	520-540	ortho(film, 건판) / ortho X선 film(직접용, 간접용)
No. 5	진한녹색	590-660	panchro(필름, 건판) / 적외선(필름, 건판)
No. 6	등 적 색	540-660	regular-X선 film(직접용) regular(필름, 건판)
No. 7	등 록 색	640-700	color-인화지
No. 8	진한적색		리스 film

안전등 유리에는 감광재료의 감광파장역 이외의 색광을 선택적으로 투과하는 유기염료로 염색한 착색된 젤라틴막을 2매의 판유리 사이에 샌드위치식으로 한 것과 유리자체를 착색시킨 두가지가 있다. 젤라틴의 광흡수성과 색농도가 좋아서 눈에서 밝게 보이면서 감광재료에 대해서는 안전도가 높으나 퇴색성이 있다. 유리는 퇴색성이 별로 없으나. 색농도는 높아서 광흡수성이 저하된다. 일반적으로 염료의 광흡수성이 sharp 하지 못하므로 감광재료의 절대감도에 따라 안전등의 밝기를 조절한다.

그림 8-2 ~ 8-7에 각종 감광재료의 분광감도곡선과 안전등유리의 분광투과곡선을 나타내고 있다.

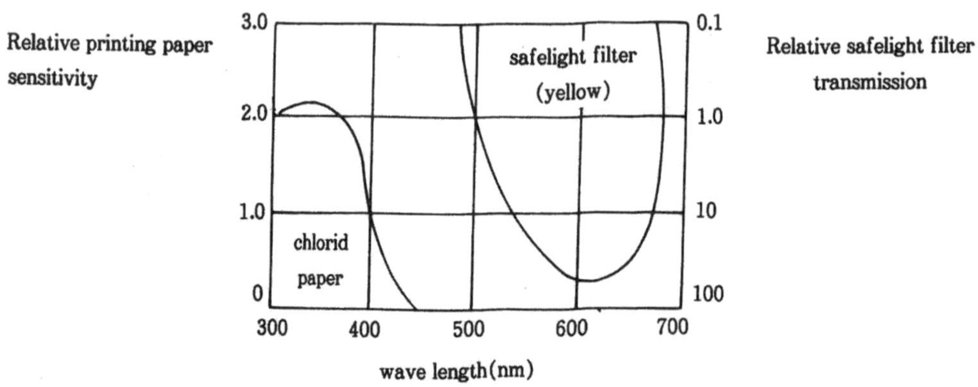

그림 8-2 클로라이드 인화지의 분광도와 밀착용 황색 안전등유리의 분광투과율

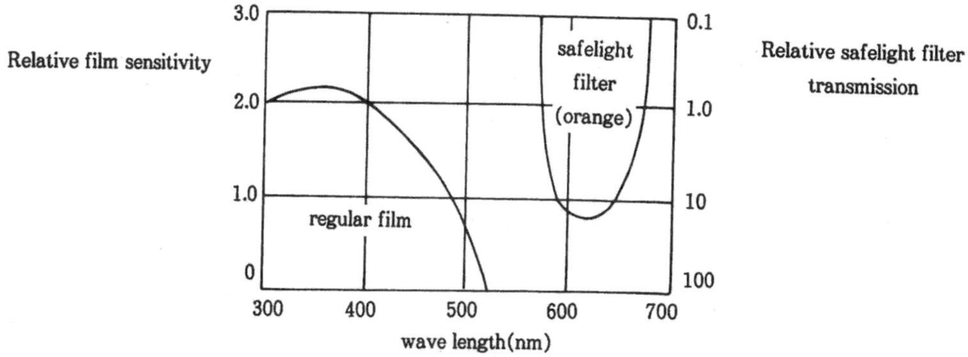

그림 8-3 Regular film의 분광감도와 reqular용 안전등유리의 분광투과율

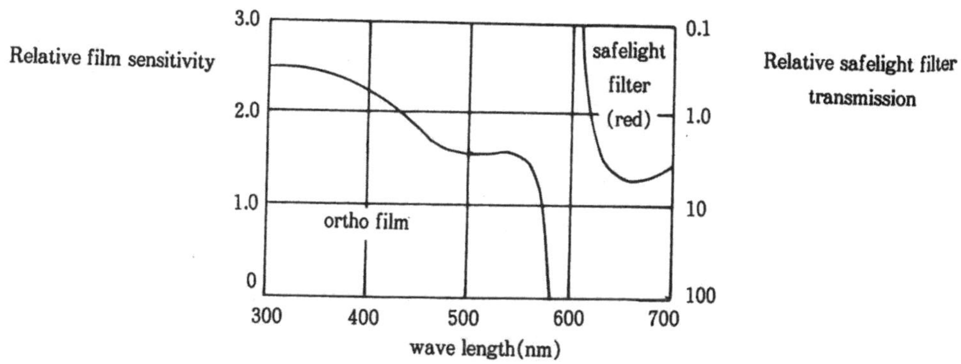

그림 8-4 Ortho film의 분광감도와 ortho용 안전등유리의 분광투과율

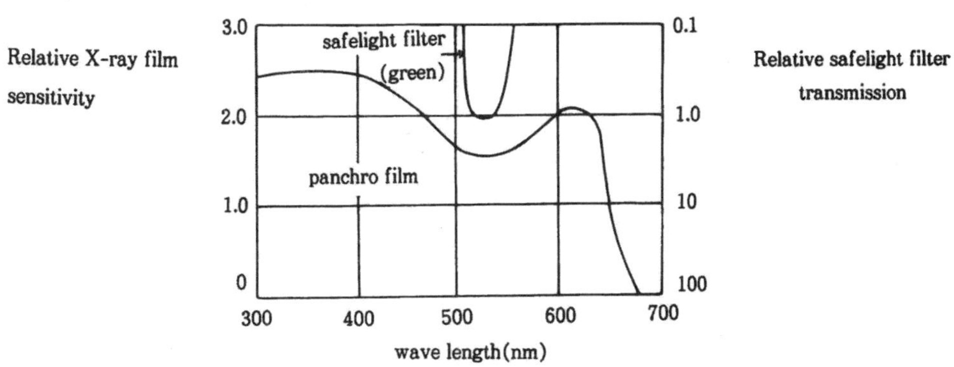

그림 8-5 Panchro film의 분광감도와 panchro용 안전등유리의 분광투과율

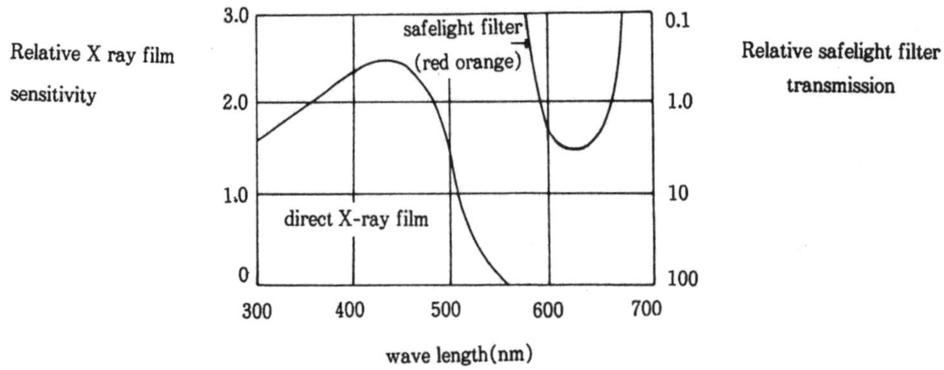

그림 8-6 직접촬영용 X선필름의 분광감도와 X선영 안전등유리의 분광투과율

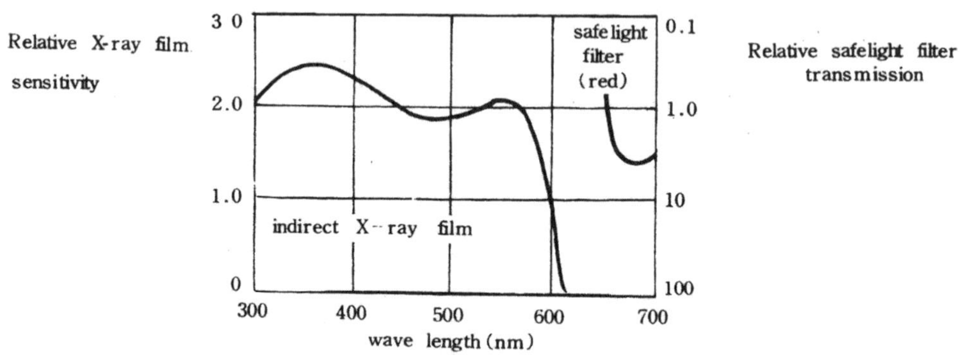

그림 8-7 간접촬영용 X선필름의 분광감도와 간접촬영용 안전등유리의 분광투과율

Ⅲ. 사용기기 및 재료

암실등, 안전등 색광유리(직접촬영용 X선 film용, panchromatic film용, chlorobromide paper용), 각종 감광재료(X선 film, panchro film, chlorobromide paper), 현상처리액(X선 필름용, 일반 nega용, 인화지용), 사진처리용구, 농도계, 차광용 흑지.

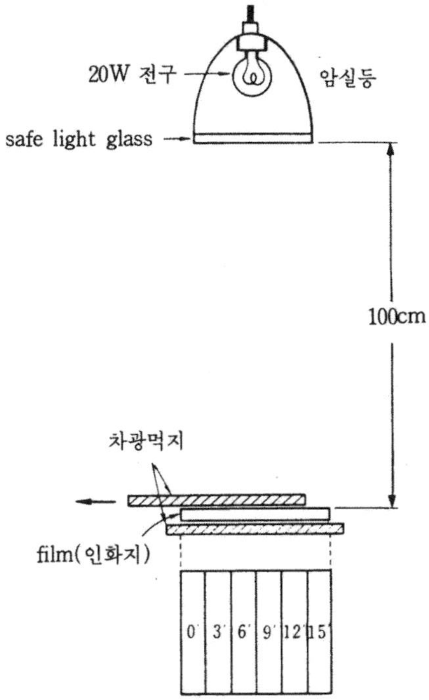

그림 8-8 일반적인 안전등의 노광법

Ⅳ. 실험방법

- (그림 8-8)과 같은 배치관계에서, 미노광필름과 노광이 끝난 필름의 하나 하나에 대해서 단계적 노광을 주어 현상한다.
- 농도계로 각 단계의 농도를 받침별(백색, 회색, 흑색)로 측정한다.
- 0분의 농도를 기초 fog로 하고, 각 노광사진의 fog 농도에서 공제하여 그 차를 증가 fog로 한다.
- 시간-증가 fog 곡선을 그려서, safe light 안전시간을 읽는다.
- 합격기준으로는 safe light 노광으로 fog 증가농도가 2분간 D=0.02이내가 되어야 한다.

육안적 판정으로는 2분간에 농도차가 나오지 않는 것이 좋겠으며, 1분간에 농도차가 인정되지 않는 것으로 한다.

소요시간 내에 fog가 생기면 safe light를 더 멀리하거나 방향을 바꾸어 간접조명으로 한다. 또는 safe light filter에 반투명지를 겹치게 하거나, 전구의 W수를 적게하여 조도를 줄여서 적정 level로 한다.

safe light filter는 사용하는 필름의 감광 spectrum에 의해서, 각각 다른 투과율과 파장역을 취하고 있다. 따라서 사용필름에 맞춰서 safe light를 선별하여야 한다. 예를 들면 직접촬영용 필름 regular type에서는 감광파장역이 청색까지의 단파장측이므로 등적색 filter를 사용하지만 직접 촬영용 ortho type에서는 녹색광에도 감광되므로, 암 적색인 filter를 사용하여야 한다.

1) 노광

각 감광재료에 적합한 안전등 색광유리를 부착시키고 그림 8-8과 같이 120㎝ 거리에서 film을 백지와 회색, 흑지 위에 놓고 차광용 흑지로 film을 가려가면서 0, 2, 4, 6, 8, 10분까지 2분 간격으로 계단노광시킨다. 암실등과 필름 사이의 거리를 60㎝와 120㎝, 150㎝로 변경시키고 계단 노광시킨다.

2) 사진처리

노광이 끝난 X선필름은 X선 필름용 현상액에서 자정조건(예를 들어 20℃, 3분현상등)으로 현상하고 정착, 수세, 건조의 사진처리를 한다.

노광시키지 않는 부분의 농도를 base density라 하고 이것을 test film의 각 시간별 사진농도부터 차이를 산출하면 그 차이값이 안전등에 대한 fog density가 된다.

3) 농도측정

4) 안전등 유리의 종류

안전등용 유리는 panchro film, chlorobromide paper 등으로 변경하고 감광재료도 변경시켜 가면서 실험한다.

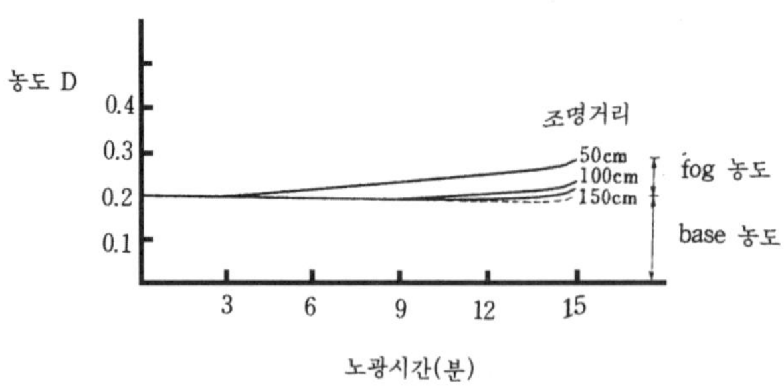

그림 8-9 조명거리에 따른 fog 농도

V. 검토

(1) film을 안전등 아래 노광할 때 film 밑에 깔린 종이가 백색인가, 회색인가, 흑색인가에 따라서 fog density의 차이가 얼마나 되는지 검토한다.

(2) 현상처리의 지정시간내에 fog를 일으킬 경우에는 safe light glass를 새로운 것으로 교환하거나, 거리를 멀리 떨어지게 한다. 또한 투명종이를 덮든가, 전구의 W수를 적게 하든가 해서 조도를 감소시켜 다시금 검사를 시행하여
안전도를 확인한다.

(3) Safe light glass와 감광재료의 면이 평행이 아니고 비스듬히 조사될때의 fog 농도의 변화를 검토한다.

(4) 표준저긴 안전등은 100V, 20W로 수직거리 100㎝에서 안전시간은 직접촬영용 X선필름에 대한 안전등유리(등적색)에서 약 10분, 간접촬영용 X선필름에 대한 안전등유리(농적색)에서 약 8분이다. 이 점을 검토한다.

(5) 최근 사용되는 희토류 증감지는 X선 film을 orthochromatic type으로 사용해야 하므로 안전등의 유리도 간접촬영용 X선 film의 안전색광유리(암적색)를 사용한다. 이 점을 검토한다.

암실 및 암실 등의 안전관리에 대한 실험 II

Ⅰ. 목 적

암실 안전등과 암실내외의 기타 광원이 film을 fog시키지 않는지를 확인하기 위하여 시행한다.

〈참고〉 Film상의 fog는 contrast를 감소시키고 film간 film density의 변동을 가져온다.

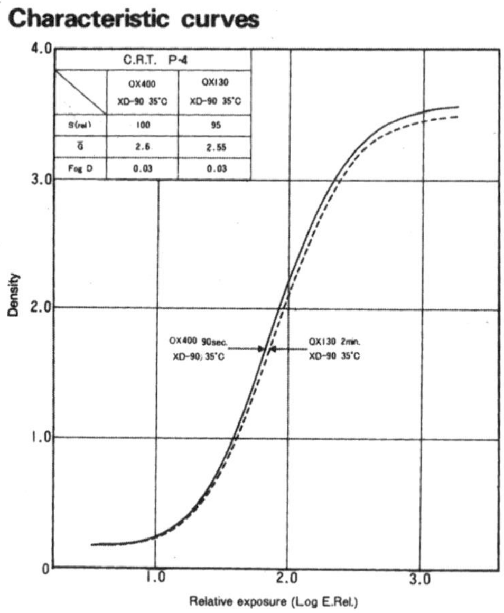

Ⅱ. 빈 도

맨처음과 반년에 한번씩

1) 맨처음 검사

Film를 사용하는 새 안전등의 film에서 table top까지의 거리와 film 제조회사에 의해 명시된 wattage로 시행한다.

2) 반년

반년마다 하는 검사는 전구 또는 filter를 갈아 끼우거나 fog가 의심될 때 검사를 한다.

Ⅲ. 실험기기 및 재료

Sensitometer, Densitometer, 개봉하지 않은 box film, 빛이 통하지 않는 카드(opaque card), 시계.

Ⅳ. 실험방법

1) 모든 안전등 film가 film 제조히사가 명시된 film이고 그 filter가 퇴색 또는 금이 가지 않았는지를 확인한다.
2) 암실내의 모든 등을 끄고 눈이 적응될 때까지 5분간 기다린다.
3) 창문주의, pass box와 processor 주변 그리고 천장에서 빛이 새는지를 찾아본다.
   cf) 누광(light leaks)은 방향성을 가지고 있으므로 즉, 한 위치에서 보이지 않을 수도 있고 사람이 이동할 때 다른 지점에서 보이는 수도 있다.
   주의) 안전등을 켜지 않고 임살내를 이동시에는 주의한다. 사고는 언제든지 일어날 수 있기 때문이다.
4) 공정 처리 시작전에 누광된 곳이 있으면 바로 잡아야 한다.
5) 모든 형광등을 2분간 켰다가 끈다.
6) 완전한 암실내에서 film box를 개봉하고 film strip을 sensitometer로 노광시킨다.
7) conter top에 노광된 film을 놓고 노광 step wedge의 반을 opaque card로 길게 가린다.
8) 모든 안전등을 켜고 film과 opaque card를 counter top외에 2분간 놓아둔다.
9) film을 공정 처리한다.
10) step wedge의 fogged 및 unfogged portion이 분리되는 가장거리에서 1.4에 가장 가까운 농도를 가진 step의 unfogged 부분의 농도를 측정한다.
11) 같은 방식으로 같은 step의 fogged 부분의 농도를 빼준다.
12) fog의 양을 결정하기 위하여 step의 fogged 부분의 농도로부터 step의 unfogged 부분의 농도를 빼준다.

Ⅴ. 결과 및 정리

1) 이 검사를 시행하기 위하여 약 1.3~1.4의 농도를 줄 수 있는 빛으로 노광된 film을 사용해야 한다.

2) 비노출 film 또는 X선에 직접 노출된 film은 암실 fog의 효과에 훨씬 덜 민감하다.
3) 암실이 설치된 날짜를 장치의 참고로 opaque한 permanent marker로 film상에 기록해야 한다.
4) 어떤 암실 film 제조업체는 filter를 3개월마다 한번씩 교체하도록 지시하고 있다. 그러나, 만일 암실이 "암실 fog test"를 합격하면 항상 필요한 것은 아니다.
5) 이 검사는 암실내에서 사용되는 여러 가지 film으로 시행하는 것이 필수적이다. 왜냐하면 film type마다 그 결과가 다르게 나올 수가 있기 때문이다. 즉, 한 type 상의 fog양은 다른 type상의 fog양을 예측할 수 없다.
6) 사진 상에 영향을 줄 수 있는 합격기준으로서 fog 증가농도가 0.02를 초과해서는 안 된다. 만일, 그 값을 초과한다면 fog의 원인을 찾아 즉각적인 시정이 있어야 한다.

암실 및 암실 등의 안전관리에 대한 실험 III

1. 안전등의 Fog에 대한 간이검사법

Ⅰ. 이 론

X선 film의 현상처리시에 노출되지 않는 영역에서의 농도가 증가하여 base fog값을 상회하는 경우가 있다. 이 경우는 일반적으로 암실안전등의 부적당에 의해서 기인하므로 본 실험에서는 보다 간편한 방법으로 시행한다.

Ⅱ. 실험기기 및 재료

X선 film
광선차폐용 hardboard paper
동전코인 6개
암실용 시계

Ⅲ. 실험방법

① 암실의 안전등을 모두 끄고 필름상자에서 검사용 필름을 준비한다.
② 그림과 같이 필름상에 동전코인 6개를 놓고 hard board paper로 필름상의 동전코인을 덮는다.

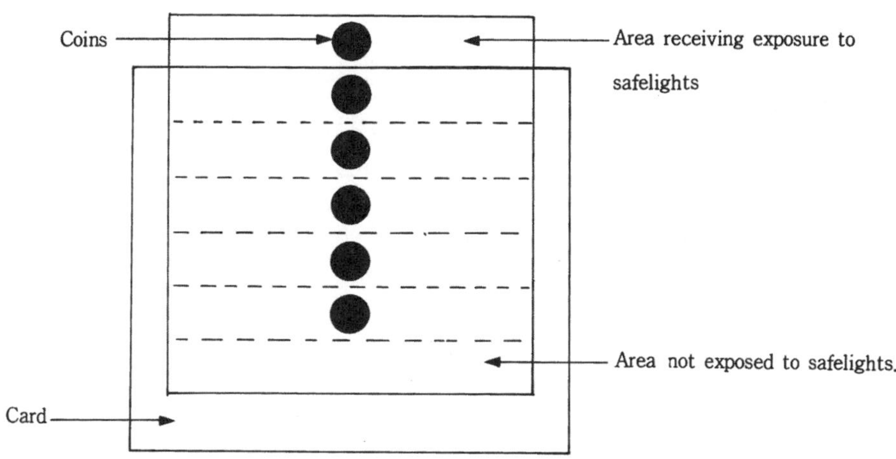

③ 안전등의 스윗치를 모두 켠다.
④ 암실용 시계를 출발점에 맞추고 hard board paper를 이동하면서 노출시킨다.
⑤ 1분후에 다시 다음 코인이 있는 장소로 이동한다.
⑥ 각 coid 마다 1분간씩 노출시키고 마지막 coin을 놓지 않는 부분은 노출시키지 않는다.
⑦ 안전등의 SW를 끄고 필름을 현상 처리한다.

Ⅳ. 실험결과

그림과 같이 검사한 film을 현상처리하여 본 결과 3분간은 필름 취급시의 안전 한계 시간이 되며 4분이상의 취급시간은 허용되지 않는다. 이는 곧 사진상의 fog을 좌우하게 되므로 가급적 단시간 처리가 요구된다. 단, 이보다 필름 취급시간을 연장하려면 안전등의 촉광을 줄이든가 작업면에서 안전등의 거리를 적어도 130㎝(4feet)이상 유지하여야 한다. 처리된 필름상에 fog density가 증가하였다면 누설광의 차폐조치를 강구해야 한다.

2. 광선에 의한 fog의 검사법

① 암실 내에 들어와서 모든 전등의 SW를 열고 안전등도 끈다.

② 암실의 모든 문이 닫혔는지 확인한다.

③ 눈의 암순응을 위한 시간으로 10분간 기다린다.

④ 암실내로 스며드는 빛의 유무를 검사한다. 암실의 출입문, 창문, 환풍기 fan, pipe의 입구 등에 유의하고 film이 있는 위치에서 누설광에 주의한다.

⑤ 만약 film 보관장소에 누설광의 염려가 있으면 그 장소에 시험용 필름을 절단하여 card 혹은 paper에 놓고 3분간 노출시킨 후 현상처리한다.

3. 미노광 필름 상자의 fog 방지법

① 방사선과 촬영실 밖의 별도의 창고에 보관하든가 빛의 차단과 방사선 누설의 차폐 시설이 구비된 촬영실 옆방에 보관한다.

② 약 100번 정도의 노출분량 또는 일주일 정도 사용량을 보관실에서 촬영실로 옮겨 본다.

③ 필름 보관실의 열쇠를 film위에 놓고 관찰한다. 만약 촬영실에서 10번 정도의 반복 노출에서도 현상후 film이 image 형성없이 깨끗하다면 취급에 있어 문제가 없을 것이다.

④ 암실 내에서의 필름보관에서도 상기와 같은 방법으로 점검해서 이상이 없을 때 안전하다고 볼 수 있으며, 동시에 안전등에 fog 발생유무를 검사해야 한다.

V. 토의 및 평가

20 년 월 일 교시

					조원	1
학 과	반	학 번	성 명	조		2
						3
						4
						5
						6

1. 목 적

2. 사용기기 및 재료

3. 실험방법

4. 실험결과

5. 결 론

제9장 현상액의 처방과 특성에 대한 실험

I 목 적

현상처리는 잠상을 최적한 농도의 가시상을 필름상에 안정한 흑화상을 만들어내는 조작기술이다.

일반적으로 현상은 할로겐화은 결정중의 은이온을 환원으로 하는 화학현상과 외부에서 은이온을 공급하는 물리현상이 있다. X선 사진에서는 nega상의 현상처리를 의미한다. 현상특성에 관계하는 인자는 약품의 종류, 액온, 처리시간, 현상액의 활성도(피로도), 교반성 등이 있으나 특히 현상액을 구성하는 여러 가지 약품과 처방에 따라서 특성이 변화된다.

현상액의 조성에 따른 현상효과의 변화를 특성곡선의 작성으로서 관찰한다.

II. 현상액의 조성

현상액은 환원성의 용액으로서 현상주약과 그 작용을 돕는 보호제, 촉진제, 억제제, 경막제, 첨가제 용제로 구성된다.

1. 현상주약

대표적인 주약은 급성의 metol, 완성의 hydroquinone, 고성능의 phenidone이 있다.

phenidone은 상의 출현이 빠르지만 농도의 증가 즉 현상진행이 늦고 극히 연조의 사진을 얻게 된다.

hydroquinone은 반대의 특성을 가지고 있으므로 양자를 혼합조제하면 상호보완작용을 통한 알카리성의 증가로서 우수한 현상액이 된다.

PQ나 MQ 현상액은 이 같은 성질을 이용해서 처방되고 있다.

1) Metol($OH \cdot C_6H_4 \cdot NHCH_3 \cdot \frac{H_2SO_4}{2}$)

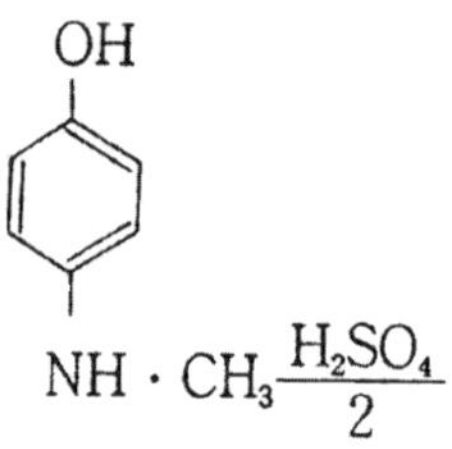

① 무색의 침상 또는 프리즘 결정으로서 아황산나트륨 용액에 난용성이며 보통 hydroquinone을 병용하거나 단독 사용이 가능한 급성 연조액이다.

② 급성 현상약으로 흑화 되는 시간이 빠르고, 낮은 γ치의 영상으로서 저노광부의 현상작용이 좋다.

③ 저온에서 능력저하 현상이 적어 온도의 영향을 받지 않는다.

④ 억제제(취화칼륨)의 영향을 받지 않는다.

2) Hydroquinone($OH \cdot C_6H_4 \cdot OH$)

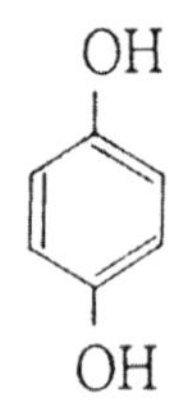

① 백색의 침상 결정으로서 물에 용해되고 metol, phenidone과 혼합하여 사용하면 현상능력이 크게 향상된다.

② 흑화현상이 더디나 시간의 경과와 더불어 현상작용은 진행되어 그 영향은 고 농도부는 강하고 저 농도부는 약해진다(완성 경조). 즉 시간의 경과에 따라 high light부와 shadow부의 농도차는 커진다.

③ 온도의 영향을 받는다.

④ 억제제(KBr)의 영향을 받는다.

⑤ 단독으로는 활성이 약하다.

3) Phenidone

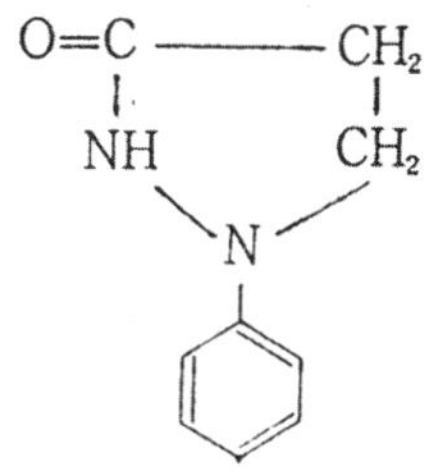

① 단독 사용하게 되면 현상능력은 metol에 비해 약하다. hydroquinone과 병용하여서 PQ현상액으로 사용하면 MQ현상액보다 현상능력은 커진다.

② metol과 같은 성질을 갖고 있으나 phenidone의 사용량은 metol에 비해 약 1/10이며, 현상의 피로가 적고, 피로할 시는 빠른 회복과 내구성이 커진다.

③ 억제제의 영향을 받지 않는다.

PQ 현상액은 MQ 현상액에 비해 다음과 같은 장점이 있다.

· 현상시간을 연장하여도 입상성은 양호하다.

· 산화, 피로도가 작고, 현상력은 소비되는 만큼 빠른 회복으로서 내구성이 우수하다.

· 보존성과 지속성이 우수하다.

2. 보호제

알카리성 수용액주의 현상주약은 공기산화를 받는 속도가 빠르므로 주약의 산화방지를 위하여 산화방지제로서 아황산소다(Na_2SO_3), 아황산수소나트륨($NaHSO_3$)이 사용된다. 아황산소다는 물속이나 공기속에 있는 산소와 결합하여 황산소다(Na_2SO_4)로 되어 주약이 산화되는 것을 방지하고 있어 현상주약의 성능을 유지시킨다.

수용액에서 O_2와 결합

$2Na_2SOl_3 + O_2 = 2Na_2SO_4$(황산 소다)

3. 촉진제(알칼리제)

알칼리성 용약은 주약의 환원력을 강하게 하며 유제면을 팽윤시켜 주약의 침투를 쉽게하여 현상작용을 촉진시킨다. 대표적인 촉진제로서는 강력현상액이나 경조현상액에 사용되는 미립자현상액이나 연조현상액에 사용되는 붕사염(붕사 borax $Na_2B_4O_7 \cdot 10H_2O$)과 초강력 현상액에 수산화나트륨(NaOH) 등이 있다.

4. 억제제

현상액중의 미감광 은입자가 환원되어 흑화현상을 일으키므로 이 작용을 억제시키기 위해 potassium bromide(KBr), 유기성의 benzotriazol이 사용된다. KBr은 현상액중에서 해리(dissociation)되어 bromide ion이 생성, silver halide의 해리를 방해시키므로서 현상을 억제한다.

이 억제작용은 저농도 부분에 강하게 작용되어 fog를 방지하고 contrast를 증가시킨다.

경막제(막면연화방지제), 경수연화제 등은 목적에 따라 첨가된다. 자동현상처리액은 반드시 경막제가 첨가된다.

5. 첨가제

현상액의 조성에 따라 용도에 적합하게 처방되는 것으로 수질조정제(NTA, EDTA, DTPA 등), 경막제(Na_2SO_4, $KAl(SO_4)_2$), 증감제(hydrazine, $N_2H_6Cl_2$), 계면활성제(polyethlene oxide $RO-(CH_2(H_2O)_n-H)$, silver halide 용해제로서(KSCN), 동결방지제(ethylene glycol, $C_2H_6O_2$) 등이 있다.

6. 용제

용제는 현상주약 보조제, 첨가제 등의 각종 약제들을 용해하는 것으로서 보통 증류수, 연수(경도 7 이하)가 사용된다. 단, 특수한 목적과 용도에 따라 적정한 성분의 약제가 처방된다.

7. 현상액의 종류

처방된 현상액으로는 일반현상액과 특수현상액이 있다.

일반현상액은 일반사진의 현상액으로 nega film용과 posi인하지용 현상액이 있다. 특수현상액은 특수한 목적과 용도를 위하여 처방된 것으로서 연조현상액, 경조현상액, 저온도현상액, 고온도현상액, 강력현상액, 증감현상액, 신속현상액, 반전현상액, 일욕현상정착액 등의 여러 가지 종류가 있다.

8. 현상액의 특성

일반적으로 보통 사진의 naga film용 현상용액은 연조가 미립자 현상액으로서 관용도 즉 노광폭이 큰 film에 적합하며 선예도가 좋은 특성을 가지고 있다. 한편 posi 인화지용 현상액은 경조의 현상액으로서 contrast가 높은 특성을 가지고 있다.

특수현상액의 X선 필름용 현상액은 경조강력현상액으로서 흡수가 작고 사진작용이 작은 X선에 대해서 강력한 현상능력을 가지고 있다.

또한 contrast가 작은 피사페에 대해서 contrast가 높은 사진을 만들 수 있는 특성을 가지고 있으며 자동현상기에 사용되는 X선 필림용 현상액은 고온, 높은 pH값, 신속성에 적합한 특성을 갖는다.

종래에는 저노광부 현상의 특성을 가지고 있는 metol과 고노광부 현상의 특성을 가지고 있는 hydroquinone을 병용함으로써 그 효과가 우수한 MQ 처방이 각광을 받고 있다.

그 이유는 PQ 처방은 MQ 처방에 비해서 피로회복이 좋고 현상능력이 크며 증감현상에 의해 감도가 증가되기 때문이다. 또한 내구력과 입상성이 좋고 독성이 작으며, 피로한 액의 착색이 작기 때문에 감광재료의 오염이 적다.

따라서 Phenidone의 사용량은 metol의 약 1/10 정도로 충분하며 여러 가지 우수한 특성을 가지고 있다.

9. 현상액의 피로와 보존

현상액은 현상에 의해 화학적으로 소모되지만 유제에 흡착해서 유출한다. 그러므로 현상액은 사용 중 감량으로 인한 현상 작용이 저하된다. 실용상 적정농도를 유지하기 위해서는 현상시간을 연장하는 방법이 있으나 이것은 계조가 악화되어 입상성이 나빠지게 되므로 보충액을 공급하여 조절해야 한다.

보충액의 양은 일반적으로 X선용 film 10″×12″크기(4절) 1매 약 20 ~ 20ml를 쓰고, 보충액의 양은 원액의 양과 같아지게 되면 새로운 액과 교환해야 한다.

사용하지 않은 현상액의 보존은 현상액의 종류가 그 보존장소, 온도, 밀폐상태 등에 따라 다르지만 일반적으로 냉암소, 온도는 20℃ 전후로 하며, tray(6절 크기)로 24시간, tank(4ℓ)로 14 ~ 30일, 밀폐된 장소에서 3 ~ 6개월 정도로 한다.

일반적으로 현상액은 약알카리성일수록 오래 보존할 수 있다.

Ⅲ. 사용기기 및 재료

일반 Negafilm 인화지, X선 film(의료용) 감광계, X선장치, 촬영용구, 현상액, 정지액, 정착액, 사진처리용구, 사진농도계, pH미터

Ⅳ. 실험방법

1. 현상작용이 다른 현상액

여러 가지 약제로 조성되어 있는 현상액은 그 조성성분이 현상주약, 보호제, 촉진제, 억제제 등이 용액내에서의 화학반응이 다르므로 그 특성은 변화된다.

본 실험에서는 현상액의 조성성분에 따른 현상의 효과를 알기 위해서 X선 필름용 현상액(표 9-1 처방을 기준)의 처방별 특성을 관찰하고자 한다.

X선 사진에서는 고감도, 고대조도가 요구되어 필름의 유제입자가 큰 도포은량이 많으므로 현상작용이 강하고 진한 현상액을 사용한다.

표 9-1은 대표적인 X선 필름의 현상액 처방의 일례이며 직접촬영용과 간접촬영용의 각종 X선 필름뿐만 아니라 CRT 촬영용 MI필름, 그리고 각종 의료용 필름의 수동현상에 광범위하게 사용되고 있다.

표 9-1 대표적인 X선 film 현상액 처방

처방명 / 약 품	코닥 D-19	후지 FD-111	Konica SDX-1	Ilford ID-72	(D-19용 보충제) D-19R	ID-72용 보충액
Water(약50℃)	500mL	750mL	750mL	700mL	500mL	700mL
Metol	2.0	4.0	3.5		4.5	
Sodium	90	60	60	(1) 72	90	(1) 72
하이드로퀴논	8.0	10.0	9.0	(3) 8.8	17.5	(3) 8.8
페니돈				(4) 0.22		(4) 0.22
탄산나크리움 (1수염)	52.5	53	53	(2)48(무수)	52.5	(2)48(무수)
취화칼륨	5.0	2.5	2.5	(5) 4.0	NaOH 7.5	(5) 4.0
기 타				AF-No.1 (6) 0.1		AF-No.1 (6) 0.1
물을 가한 총량	1000mL					
표준현상조건 단순 보충액	원액20℃ 5 ~ 6분	원액20℃ 4 ~ 5분	원액20℃ 4 ~ 5분	원액20℃ 평균5분	6절(500㎠) 1매당25ml	감량보충

표 9-2 현상액 처방에 의한 현상작용

[g/1000㎖]

약 품 \ 현상액	(1)	(2)	(3)	(4)	(5)	(6)	(7)
Water(약50℃)(㎖)	750	750	750	750	750	750	750
Metol	4	–	4	4	4	4	4
Sodium sulphite	60	60	60	60	60	60	60
Hydroquinone	10	10	–	10	10	10	20
Sodium-carbonate	53	53	53	18	2.7	53	105
potassium-bromide	2.5	2.5	2.5	2.5	2.5	–	–
물의 가입량(㎖)	1000	1000	1000	1000	1000	1000	1000
온 도 [℃]	20	20	20	20	20	20	20
시 간 [분]	3 ~ 5	3 ~ 5	3 ~ 5	3 ~ 5	3 ~ 5	3 ~ 5	3 ~ 5

표 9-2는 현상액 조성 약제들의 작용을 알기 위한 처방예로서 표 9-1을 기준하여 예시하였다. 현상주약인 metol을 제거한 것, hydroquinone을 제거한 것, 촉진제인 Na_2CO_3를 양적 변화, KBr을 제거한 것, 보충액 등의 처방이다.

표 9-3 각종 현상액의 처방

[g/1000㎖]

약 품 \ 현상액	D-76	D-72	FD-111	변형 FD-111	G-222A	SD-26
Water(약50℃)(㎖)	750	750	750	750	750	750
Metol	2	3	4	–	2	20
Sodium sulphite	100	45	60	60	100	60
Hydroquinone	5	12	10	10	5	20
Phenidone	–	–	–	0.4	–	–
Borax	2	–	–	–	–	–
Sodium-carbonate	–	80	53	53	–	–
potassium-bromide	–	–	–	–	30	–
Sodium hydroxide	–	–	–	2	–	20
Potassium bromide	–	2	2.5	0.5	1.5	10
Benzotriazol	–	–	–	–	–	–
Sodium sulphate	–	–	–	–	100	–
물의 가입량(㎖)	1000	1000	1000	1000	1000	1000
온 도 [℃]	20	21	20	20	20	21
시 간 [분]	8 ~ 17	1	4 ~ 6	3 ~ 5	1.5 ~ 2	1
희석비(원액 : 水)	–	1:2	–	–	–	–

이 처방에 의해서 각각의 구성약제가 현상액 중에서의 역할과 효과에 대해서 다음과 같은 방법으로 실험한다.

1) 노광

Sensitometer로 노광하는 것이 이상적이나 sensitometer가 없는 경우 X선장치를 이용하여 time scale법 또는 intensity scale법으로 계단노광(Al step wedge)을 하여 처방에 따라 조성된 현상액별로 현상 처리한다.

2) 현상처리 및 농도측정

표 9-1 ~ 9-3에 예시된 처방에 따라 제조된 현상액별로 현상온도와 시간을 일정하게 하며 현상을 하고 표준정착액에 처리하여 수세 및 건조를 시켜 농도를 측정하고 특성곡선을 작도한다.

2. 현상액의 조성과 용도

각종 현상액 처방 가운데 일반사진의 naga용, posi용, 특수사진에서의 X선사진용, 특히 자동현상기용의 강력, 경조, 고온, 신속성 등을 고려한 MQ, PQ 처방의 대표적인 6종의 현상액에 대한 용도별, 약제별 특성을 비교 실험한다.

D-76 현상액 : nega film용, MQ처방, 연조, 미립자
D-72 현상액 : posi 인화지용, MQ처방, 경조, 강력
FD-111 현상액 : X선 필름용, MQ처방, 경조, 강력
변형-FD-111 현상액 : X선필름용, MQ처방, 경조, 강력
G-222A 현상액 : nega필름용, MQ처방, 고온
SD-26 현상액 : nega 필름용, MQ처방, 신속

표 9-2와 같은 각종 현상액의 특성을 구하기 위하여 실험을 한다.

sensitometry법에 따라서 time scale법 또는 intensity scale법, Boot strap법에 의해서 Al step wedge를 이용하여 계단노광을 한다. 적정한 조건(60KV, 100mA, 0.25S, FFD 100㎝, FS증감지)으로서 X선 film(6절)을 이용, Boot strap법에 의한 1매의 film(A)을 조사하고, 또 1매(B)를 동일조건으로 2회 조사한다. 이 2매의 필름을 각각 6등분하여 지정현상액에서 처리한다.

Sensitometer에 의한 처리는 전술한 바와 같다.

1) 노광

8″×10″(6절) 크기의 film을 사용하고 sensitometer를 노광한다. X선장치를 이용

한 time scale법과 intensity scale법도 전술한 바와 같다.

2) pH값의 측정

표 9-3에 표시한 각종 현상액을 조제하고 pH값을 측정한다. 또한 현상액의 현상전후의 외관(착색)을 관찰한다.

3) 현상처리 및 농도측정

6등분한 2장의 필름을 제조한 각 현상액에서 지정조건에 따라 현상처리한 후 농도를 각각 측정하고 특성곡선을 작도한다.

V. 결과 및 정리

1) 기준의 X선 film용 현상액과 이를 변경하여 처방조제한 5종류의 현상액 및 보충액으로 처리한 film의 농도를 측정하고 그림 9-1과 같이 특성곡선을 작성한다. 특성곡선에서 각종 약제의 작용과 현상의 효과를 비감도(relative speed), fog농도, γ(gamma)치, 평균계조도(average gradient) film의 입상성에 따라서 정리한다.

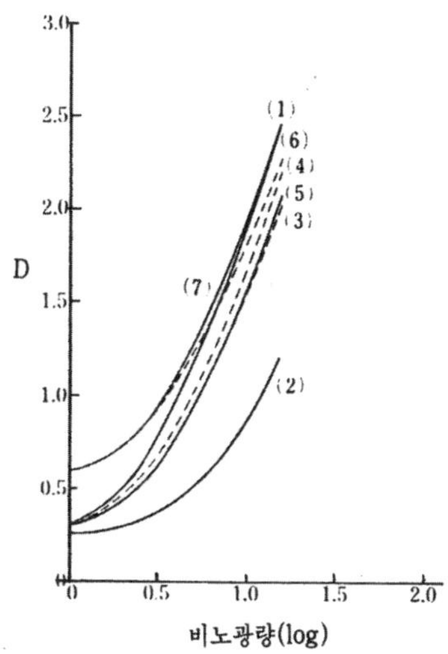

그림 9-1 현상작용이 다른 현상액의 특성곡선

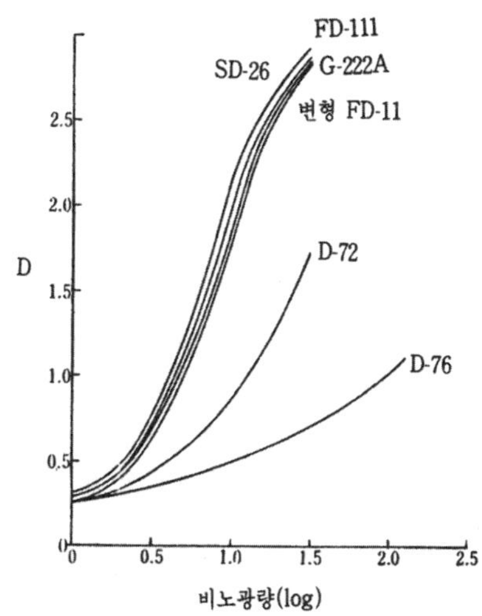

그림 9-2 각종 현상액에 따른 특성곡선

표 9-4 각종 현상액의 특성

특성 \ 종류	(1) D-76	(2) D-72	(3) FD-111	(4) 변형FD-111	(5) G-222A	(6) SD-26	(7) 보충액
비감도							
평균계조도(γ)							
fog 농도							
pH 치							

2) 특성이 각각 다른 6종류의 현상액으로 처리한 film 농도를 측정하여 특성곡선을 작성한다. 각 현상액의 특성을 비감도, fog농도, γ치, AG치, 필름의 입상성 및 현상액의 pH 등에 대해서 정리한다.

Ⅵ. 검토 및 평가

1) 각 data에서 현상약제가 film 영상에 미치는 영향과 특성을 비교·평가하고 가장 이상적인 현상액에 대해서 검토한다.
2) 각종 현상액의 특성 data에 의한 목적이 달성되었는가를 검토한다.
3) 처리된 사진 film으로 MTF를 측정하면 각 현상액의 선예도, 해상력 등을 알 수 있다.
4) RMS 입상도를 측정하면 각 현상액으로 처리한 입자의 입상성을 알 수 있다. 간편한 방법으로서는 특성곡선을 작성한 6등분의 각 film을 사진농도 D=1.0 부근에서 사진상을 확대경 또는 현미경에 의해 관찰을 하면 현상액의 입상성을 알 수 있다. 이와같이 온도, pH, 현상주약의 양 등이 입상성의 저하에 크게 영향을 미치는 것을 알 수 있다.

20 년 월 일 교시

<table>
<tr><td colspan="5"></td><td rowspan="7">조
원</td><td>1</td></tr>
<tr><td>학 과</td><td>반</td><td>학 번</td><td>성 명</td><td>조</td><td>2</td></tr>
<tr><td rowspan="5"></td><td rowspan="5"></td><td rowspan="5"></td><td rowspan="5"></td><td rowspan="5"></td><td>3</td></tr>
<tr><td>4</td></tr>
<tr><td>5</td></tr>
<tr><td>6</td></tr>
</table>

1. 목 적

2. 사용기기 및 재료

3. 실험방법

4. 실험결과

5. 결 론

제10장 현상처리조건과 특성의 변화에 대한 실험

Ⅰ. 목 적

현상처리 과정에서 현상시간과 온도의 변화가 X선 사진 film의 특성에 어떤 영향을 미치는지에 대해 실험한다. 이는 현상조건과 X선 film의 비감도, γ치, 평균계조도, fog농도 등의 관계를 구하여 적정한 현상조건을 이해하고 현상진행의 특성과 현상온도, 현상시간 등의 특성에 대해서 평가한다.

Ⅱ. 이론

현상처리 과정에서 film의 사진특성에 영향과 변화를 주는 인자는 현상액의 조성, 피로도, 현상온도, 현상시간, 현상중의 교반 등이다.

이 가운데 현상액의 조성의 변화가 사진특성에 미치는 영향은 적고 그 film에 지정된 현상액을 사용하도록 하는 것이 많다.

현상액의 피로도는 사진특성에 큰 영향을 주지만 이에 대한 대책은 주로 보충액의 추가에 의해 사진특성을 일정하게 유지하도록 한다. 그리고 현상중인 교반에 의해 현상진행은 더욱 촉진된다.

현상시간은 더욱 단축하기 위해서는 강한 교반에 의한 신속처리법을 이용할 수 있으나 일반적으로 얼룩의 방지와 일정한 현상특성을 얻기 위하여 일정한 교반이 요구되고 있다.

일상의 현상처리에서 사진특성에 최대의 영향을 미치는 것은 현상시간과 현상온도이므로 이 두 인자에 대해서 실험을 한다. 방사선 사진 분야에서는 X선 사진이 대부분을 차지하고 있으므로 본 실험에서는 이것을 주 대상으로 하지만, 최근 CT, 핵의학, 초음파 등의 각종 CRT영상의 기록용으로서 medical imaging film이 사용되고 있으므로 이들 film의 현상조건과 특성의 변화를 알기 위해서는 기본적인 본 실험을 응용하여야 한다.

1. 현상시간의 영향

사진특성에 대한 현상시간의 영향은 film의 성질, 현상액의 종류에 따라 차이가 있다. 그림 10-1은 표준적인 X선 film에 대해서 현상시간을 변화시킨 특성곡선이며 그림 10-2는 이 특성곡선에서 현상시간에 의한 사진특성(비감도, 평균계조도, fog 농도)의 변화를 구한 것이다.

현상온도 및 기타 모든 조건을 일정하게 하고 현상시간을 증가시키면 비감도는 높아진다. 평균계조도도 어느 정도까지 상승되지만 더욱 시간을 증가시키면 감소된다. 이유는 fog 농도가 현상시간의 연장과 함께 급격히 증가하기 때문이다.

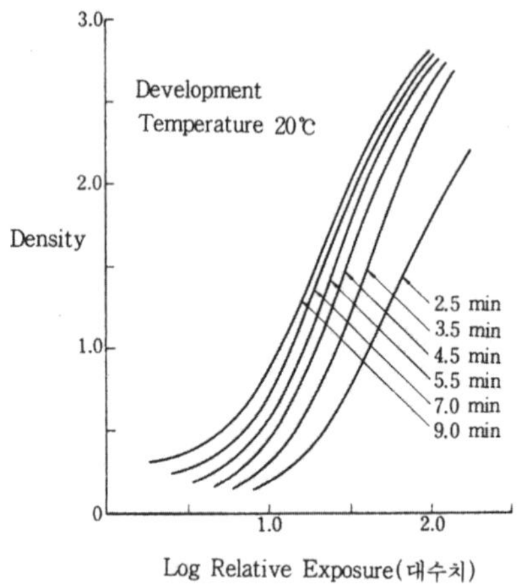

그림 10-1 현상시간의 영향

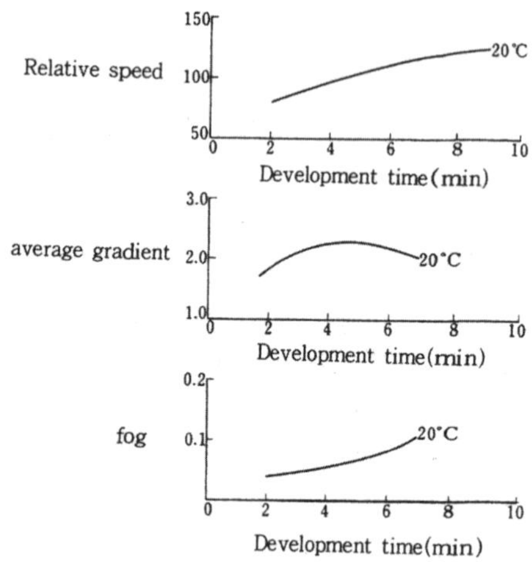

그림 10-2 현상진행(시간) 특성

2. 현상온도의 영향

현상온도의 변화가 사진특성에 미치는 영향은 현상시간의 영향과 비슷한 경향을 나타내고 있다(그림 10-3). 현상온도의 영향에 대한 그림 10-3의 특성곡선에서 사진특성 즉 비감도, 평균계조도, fog농도 값 등을 구하여 그림 10-4의 현상온도 특성에 대한 특성곡선을 작도하였다.

현상시간 등 기타조건을 일정하게 하고 현상온도를 증가시키면, 비감도와 fog농도가 높아지는 현상을 알 수가 있다.

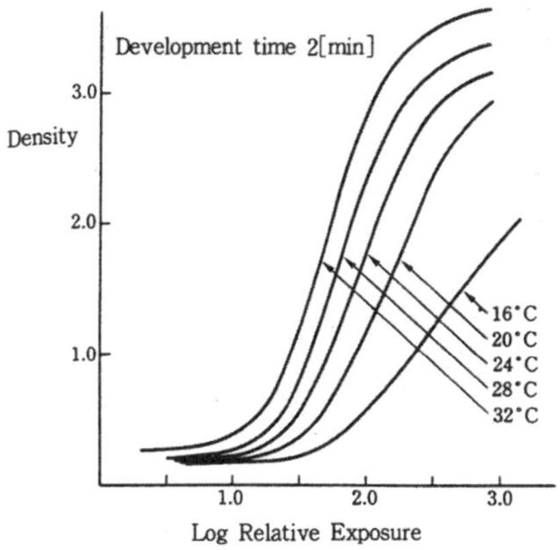

그림 10-3 현상온도의 영향

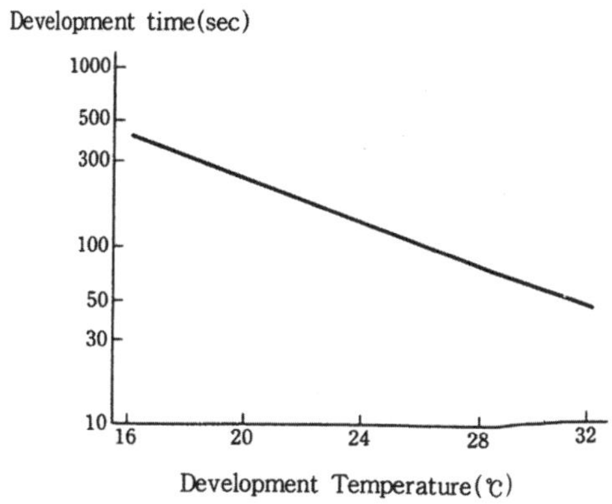

그림 10-5 현상시간-온도특성(사진농도 D=1.3)

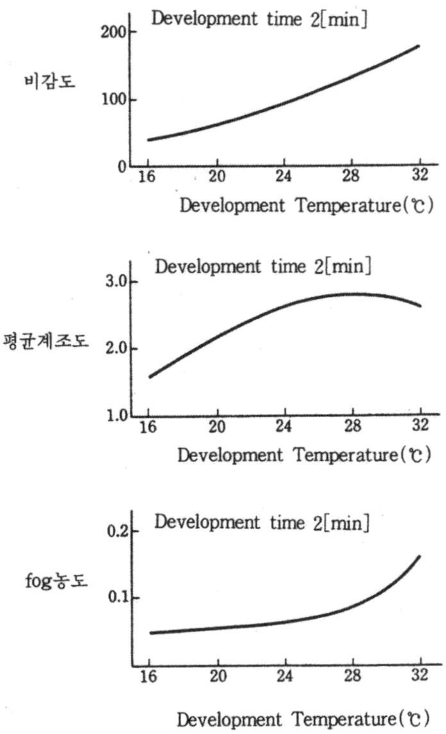

그림 10-4 현상온도 특성

3. 현상시간과 온도 특성

노광된 film은 현상액에 넣으면 시간이 경과함에 따라서 흑화되기 시작하여 곧 전체면이 검게 된다.

또한 현상온도의 증가에 따라 현상액의 활성이 증가되어 현상이 촉진되므로 현상시간의 연장과 같은 사진특성을 얻게 된다. 현상시간과 온도특성의 관계를 보면 일반 nega film에서는 일정한 γ치를 얻기 위한 관계를 나타낸다. X선 film에서는 일정한 사진농도를 얻기 위한 관계를 그림 10-5와 같이 나타내고 있다.

X선 film에 대한 지정현상조건을 이와같은 관계를 감소하여서 가장 안정된 우수한 효과를 얻기 위해 시간과 온도를 지정하고 있다.(일반적으로 X선필름용 현상액은 20℃에서 4분이며 현상온도-시간의 폭은 18℃에서 5분~25℃에서 2분으로 한다).

또한 현상시간과 현상온도특성에서 고온현상처리시에 가장 좋은 효과를 얻기 위해서는 현상주약 및 보조제의 종류와 첨가량을 조정하고 특히 고온신속현상액은 자동현상처리에 적합하게 처방되어 있다.

현상시간과 현상온도 특성은 편대수 graph용지를 쓰며, 평등눈금에 현상온동를 대수눈금에 현상시간을 그리면 거의 직선으로 나타낼 수 있다.

이같은 특성은 film이나 현상액의 종류에 따라 변화되며 보통 많이 사용하는 film과 현상액의 현상시간과 온도의 관계를 구해 놓으면 현상온도가 어느정도 변화되어도 현상시간의 조절로서 표준에 가까운 농도가 되게 할 수 있다.

Ⅲ. 사용기기 및 재료

X선장치 및 계단노광기기, cassette, 증감지, cutter 및 촬영용구, X선 film, X선 film용 현상처리액, 향온장치, 감광계, 농도계

Ⅳ. 실험방법

가장 간편한 방법으로서는 sensitomer로 노광한다. 그러나 sensitometer가 없을 경우는 Al step wedge로 계단노광을 한다. film은 약 1㎝ 폭으로 재단하여 시험용 film으로 한다. 시험용 film을 6매를 일정온도로 조정한 현상액에 동시에 현상 처리하면서 일정시간마다 1매씩 정지액(중간수세)으로 이동하고 정착과 수세 및 건조과정을 완료한 후 농도를 측정 기록한다.

표 10-1 현상온도와 현상시간의 일례

현상온도(℃)	현 상 시 간(분)					
16	1.0	2.0	4.0	6.0	8.0	12.0
20	0.5	1.0	2.0	4.0	8.0	12.0
24	0.5	1.0	1.5	2.0	4.0	8.0
28	0.5	0.75	1.0	1.5	2.0	3.0
32	0.25	0.5	0.75	1.0	1.5	2.0

V. 결과의 정리

1. 특성곡선의 작성

농도측정의 결과에 의해 각 온도별로 현상시간을 parameter로 하여 특성곡선을 그린다.

2. 현상진행시간 특성

현상온도 20℃를 기준한 특성곡선에서 각 현상시간에 대한 비감도, 평균계조도, fog 농도의 값을 구하고 현상진행 시간의 특성을 그린다(그림 10-2).

필요에 따라서는 20℃ 이외의 온도에 대해서도 현상진행특성을 구한다.

3. 현상 온도 특성

현상시간 2분을 기준한 특성곡선에서 각 현상온도에 따른 비감도, 평균계조 및 fog 농도값을 구한다.

4. 현상시간-온도특성

현상온도 20℃의 특성곡선에서 표준현상시간(4 ~ 5분)에서의 일정한 사진특성(예를 들면 사진농도 1.0)을 얻는 노광량을 구하고 기타 현상온도의 특성곡선에서 동일노광량으로 농도 1.0을 얻기 위한 현상시간을 구하면 각 온도에서의 농도 1.0을 얻는데 필요한 현상시간을 알 수가 있다.

이와 같은 현상온도와 현상시간의 관계를 semilog graph에 그린다.

표 10-2 현상시간-온도특성 곡선에 의한 사진특성의 예

현상온도(℃)	현상시간	비감도	평균제조도	fog농도
16	7분	92	2.55	0.05
20	4분	100	2.65	0.06
24	2분 20초	100	2.55	0.07
28	1분 20초	100	2.55	0.08
32	45분	95.5	2.57	0.08

Ⅵ. 검토 및 평가

현상진행특성과 현상온도에 대한 특성을 파악하고 지정된 현상조건에서 우수한 효과를 위한 관계를 검토한다.

또한 20℃ 이외의 현상온도의 특성곡선 가운데 현상시간-온도특성에서 구해진 현상시간의 특성곡선 및 사진특성이 지정 현상조건에서 나타나는 특성곡선과 비슷한가를 확인한다.

X선필름용 자동현상기로 현상의 온도와 시간의 관계를 조사하고 먼저 실험한 결과와 비교 검토한다.

또한 현상시간-온도특성의 결과에서 고온신속처리로 되는 자동현상기에 대해서 비교 검토한다.

20 년 월 일 교시

<table>
<tr><td colspan="5"></td><td rowspan="6">조
원</td><td>1</td></tr>
<tr><td>학 과</td><td>반</td><td>학 번</td><td>성 명</td><td>조</td><td>2</td></tr>
<tr><td rowspan="4"></td><td rowspan="4"></td><td rowspan="4"></td><td rowspan="4"></td><td rowspan="4"></td><td>3</td></tr>
<tr><td>4</td></tr>
<tr><td>5</td></tr>
<tr><td>6</td></tr>
</table>

1. 목 적

2. 사용기기 및 재료

3. 실험방법

4. 실험결과

현상시간의 변화에 의한 사진특성

현상시간	비감도	평균계조도	Fog

5. 결 론

제11장 정착 처리액의 특성에 대한 실험

Ⅰ. 목 적

정착액의 특성과 액의 피로도 판정을 위한 방법을 숙지한다.

Ⅱ. 이 론

정착액은 현상처리에 의해 환원작용을 받지 않은 유제중의 미감광된 할로겐화은을 가용성을 착영으로 변화시켜 유제막 밖으로 제거하여 고정된 사진상을 만드는 작용을 한다.

정착주약은 여러 가지 종류가 있으나 가장 안정성이 있고 효과적으로 구입하기 용이한 티오황산소오다(sodium thiosulfate) 및 티오황산 암모니아(ammonium thiosulfate)가 주로 사용된다.

티오황산소다의 정착에 대한 화학반응은 J. Herschel의 설이 가장 유력하나 여러 연구에서 정착반응 생성물로서 착염을 만드므로 티오황산소다가 할로겐화은을 용해하는 mechanism이다.

티오황산염에 의한 정착의 화학반응은 다음과 같다.

$$2AgBr + NaS_2O_3 \rightarrow Ag_2S_2O_3 + 2NaBr$$
$$Ag_2S_2O_3 + Na_2S_2O_3 \rightarrow Ag_2S_2O_3 \cdot Na_2S_2O_3 \qquad (1)$$
$$Ag_2S_2O_3 \cdot Na_2S_2O_3 + Na_2S_2O_3 \rightarrow Ag_2S_2O_3 \cdot 2Na_2S_2O_3$$

그러나 이 복염설에 의문이 있으며 Baines를 위시해서 많은 학자들의 연구로서 오늘날에는 일반적으로 다음과 같은 은착염이 생성한다는 설이 지지를 받고 있다.

$$AgBr + S_2O_3^{2} \rightarrow Ag(S_2O_3)^{-} + Br^{-}$$

(입자표면) (흡착착체) (2)

$$AgS_2O_3^{-} + S_2O_3^{2-} \rightarrow Ag(S_2O_3)_2^{3-} \rightarrow \text{흡착이탈}$$

티오황산염이 충분히 있는 일반 정착액에서는 〔$Ag(S_2O_3)_2$〕$^{3-}$은 다시 $S_2O_3^{2-}$와 반응해서 〔$Ag(S_2O_3)_4$〕$^{5-}$을 생성하여 할로겐화은은 이들 용해하기 쉬운 착체(착 ion)의 형태로 용출되는 것이라고 한다.

기타 다른 연구자들은 $Ag(S_2O_3)_3^{4-}$, $Ag(S_2O_3)_4^{5-}$ 되는데 대해 액중의 은 및 티오황산나트륨의 농도에 따라 여러 가지 형태의 가용성 착염이 되는 것으로 생각하고 있다. 정착작용은 티오황산나트륨 또는 티오황산암모니움 용액만으로도 정착작용이 있으나 정착처리전에 시행되는 현상처리, 그리고 정착후에 하는 수세처리에 대해서 화학적·물리적 성질을 고려해서 보조제를 첨가한 산성경막정착액이 실용화되고 있다.

1) 일반적으로 사용되는 정착주제

① 티오황산나트륨($Na_2S_2O_3 \cdot 5H_2O$) : 고온에 용해되고 수용액은 고온, 광에 불안정하여 산성물질이 존재하면 아황산 gas(SO_2)와 유황(S)를 분리시킨다. 이 현상의 방지를 위해서는 보호제(아황산나트륨)을 가한다.

② 티오황산암모늄($(NH_4)_2S_2O_3$) : 정착속도가 커지며 정착처리능력은 티오황산나트륨의 약 2배량을 처리할 수 있으며 신속정착액으로서 이용도가 높다.

2) 보조제

정착액의 주제를 안정하게 하기 위해서 보호제(무수아황산나트륨)와 산성제(빙초산), 경막제(칼리명반) 등을 사용한다.

① 무수아황산나트륨(Na_2SO_3) : 티오황산나트륨의 분해를 방지하기 위한 방지제로서 소량 첨가한다.

반응식 $Na_2S_2O_3 \rightarrow Na_2SO_3+S$

티오황산나트륨은 산과 작용하여 유황을 분리한다.

$$Na_2S_2O_3+S \rightarrow Na_2S_2O_3$$

아황산나트륨을 첨가하면 티오황산나트륨의 분해를 억제한다.

② 산제(CH_3COOH) : 현상액의 알카리를 중화시켜 현상작용을 급속히 정지시킨다. gelatine막 팽윤, 연화 및 현상액으로 인한 착색 오염을 방지하는 역할을 한다.

산제를 치오황산소다에 직접 가하면 S를 석출한다.

$$Na_2S_2O_3 + 2HCl \rightarrow NaCl + H_2O + SO_3 + S$$

반드시 아황산나트륨을 가한 후 산제를 가해 mix해야 한다.

pH가 높으면 명반이 분해되고, 너무 낮으면 티오황산소다가 분해된다.

③ 경막제($KAl(SO_4)$) : 현상액의 알카리성에 의한 팽윤 연화에 대하여 유제중의 gelatime막을 경화시키기 위해 사용한다.

아황산나트륨이 명반과 직접 혼합되면 Al_2SO_3 아황산알미늄의 백색 미립자 침전이 생긴다. 명반의 경막작용은 pH 4.8-5.2에서 잘 녹는다.

④ 완충제 : 정착액의 안정을 위해 H_3BO_3(붕산), $NaBO_2$(메타붕산소다) 침전을 방지, pH범위 확보작용

Ⅲ. 사용기기 및 재료

정착액(티오황산소오다 정착액, 티오황산암모니아 정착액)
시약(10% 요오드화칼륨액, 1% 황화나트륨액), pH미터, 사진농도계, 초시계

Ⅳ. 실험방법

1. 용액농도와 정착속도

농도 5, 10, 20, 30, 40, 50, 60%의 티오황산소오다 및 티오황산암모니아 용액을 만들고 액온을 일정하게 하여 현상되지 않는 film의 소절편을 담그고 투명해지는 시간을 측정한다.

2. 처리온도와 정착속도

농도 30%의 sodium thiosulphate 용액 및 농도 30% ammoniun thiousulphate 용액의 온도를 10, 15, 20, 25, 30, 35℃로 변화시키면서 현상되지 않은 film으 소절편(2×5㎝ 정도)을 담그고 투명시간을 측정한다.

3. 정착액의 피로도 측정

1) KI법(요오드화칼륨법)

① 정착액 시료 10㎖를 시험관에 넣고 여기에 KI 4%액 1㎖를 첨가한다. 이때 AgI의 담황색 침전물이 생겨, 흔들어도 쉽게 없어지지 않을 때 그 정착액은 이미 사용한계에 달한 것으로 간주한다.

② Sodium thiosulphate 및 ammonium thiosulphate를 주약으로 한 새로운 정착액에 미현상 film을 다음과 같이 처리한다. 처리매수는 sodium thiosulphate 정착액은 0, 4, 8, 12/ℓ ammonium thiosulphate 정착액은 0, 12, 24, 36, 48/착ℓ로 처리하고 각각의 매수마다 투명시간과 pH를 측정하고 KI의 반응을 관찰한다.

2) 잔류은염 시험법

처리된 film의 투명한 한끝을 시험액에 담그고 수세후에 그 변색정도를 관찰하여 판정한다.

불완전하면 갈색으로 변하고 약간 불완전하면 황색으로 변한다. 완전하면 전체가 blue base뿐이며 약간 황색이 지나간 정도이다. 농도계의 blue filter를 사용해서 측정했을 때 변색증가농도가 0.03 이하이면 완전정착이라고 할 수 있다.

시험용의 미현상 film을 0.5% sodium carbonate액에 2분간 담그고 각 정착액의 온도를 20℃로 하여 다음과 같이 정착시간을 변경해서 시료 film을 만들고 수세, 건조후 0.2% sodium sulphate액에 3분간 담근후, 수세 건조시켜 농도를 측정한다. 그리고 sodium sulphate에 담그지 않은 film과 비교한다. 정착시간의 변화는 sodium thiosulphate 정착액을 사용하여 20, 40, 60, 90, 120sec, ammonium thiosulphate 정착액을 사용하여 10, 20, 30, 40, 60sec로 변화시키면서 실험한다.

① 시험액 처방 물……100㎖
황산나트륨……2g
사용시 10배로 희석하여 0.2% 용액으로 한다.

② 처리과정 시험액 3분→수세→건조
이 시험액은 조제후 장시간 방치하면 감도가 저하된다. 밀봉한 병에 보존하고, 조제후 1개월 이내에 사용한다.

V. 검토

1) Sodium thiosulphate와 ammonium thiosulphate의 용액농도와 투명시간의 관계를 그림 11-1과 같이 나타내고 그 결과에 따라 용해농도에대한 정착속도의 변화, 최적농도를 검토한다.
2) 30% sodium thiosulphate 용액 및 30% ammonium thiosulphate 용액의 온도와 투명시간의 관계를 그림 11-2와 같이 나타내며 이 결과에서 처리온도에 대한 정착속도의 변화를 검토한다.
3) 처리매수의 증가에 대한 각 정착액의 투명시간 및 pH의 관계는 그림 11-3과 같으며 요오드화칼륨 반응이 (+)로 되는 처리매수를 기입한다. 또 새로운 액과 비교한다.
4) 착색된 각 시료, 필름의 측정농도값과 표준필름의 측정농도값과의 차이를 착색증가농도로서 그림 11-4와 같이 나타내고 그 결과에서 처리매수와 정착시간과의 관계를 검토한다.

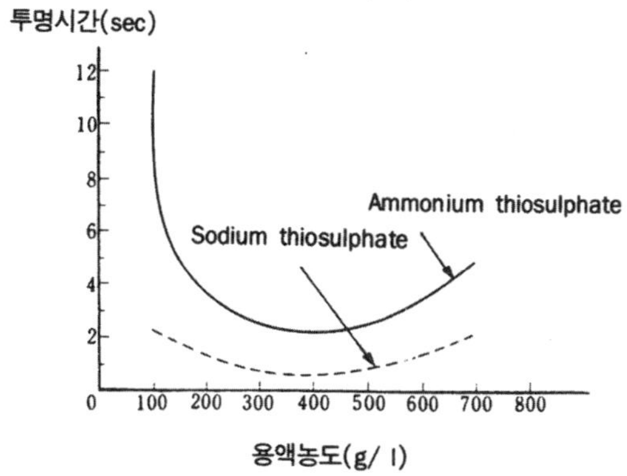

그림 11-1 Sodium thiosulphate와 Ammonium thiosulphate 용액 농도 및 투명시간의 관계

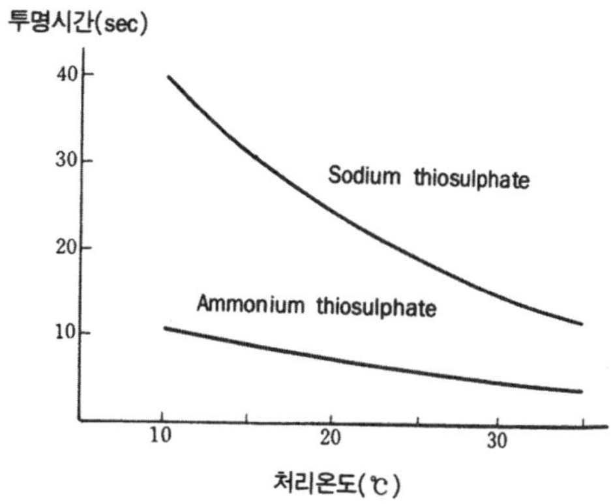

그림 11-2 Sodium thiosulphate 용액 및 Ammonium thiosulphate 용액의 온도와 투명시간의 관계

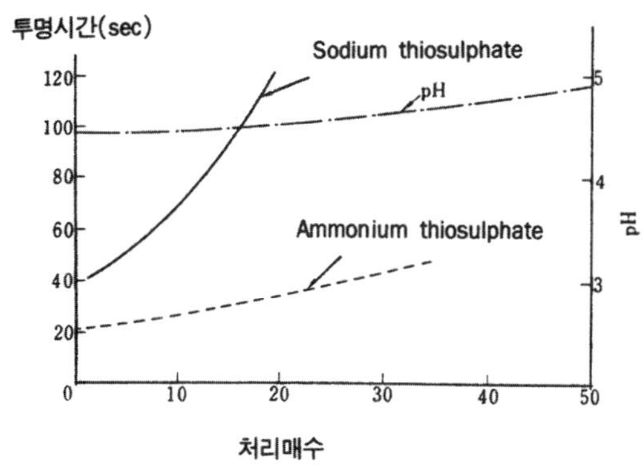

그림 11-3 투명시간의 pH

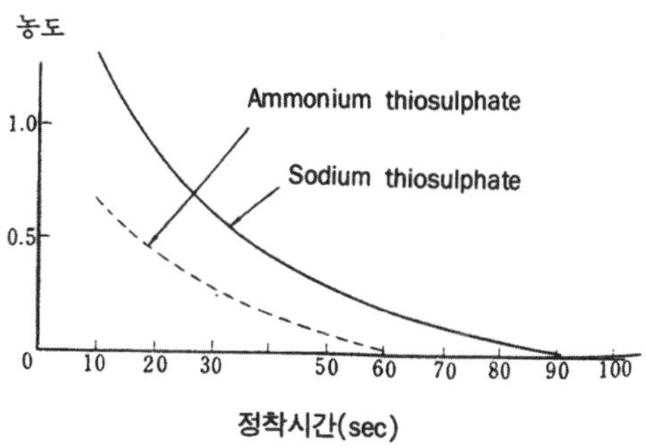

그림 11-4 잔류의 시험법에 의한 정착효과 곡선

20 년 월 일 교시

<table>
<tr><td colspan="5"></td><td rowspan="7">조
원</td><td>1</td></tr>
<tr><td>학 과</td><td>반</td><td>학 번</td><td>성 명</td><td>조</td><td>2</td></tr>
<tr><td rowspan="5"></td><td rowspan="5"></td><td rowspan="5"></td><td rowspan="5"></td><td rowspan="5"></td><td>3</td></tr>
<tr><td>4</td></tr>
<tr><td>5</td></tr>
<tr><td>6</td></tr>
</table>

1. 목 적

2. 사용기기 및 재료

3. 실험방법

4. 실험결과

표 1 정착액의 농도와 정착속도

(정착온도)

농도% / 투명시간	5	10	20	30	40	50	60	70
Sodium thiosulphate								
Ammonium thiosulphate								

표 2 필름처리매수와 투명시간의 pH 측정

(정착온도)

처리매수 / 투명시간	0		10		20		30		40		50	
	시간	pH	시간	pH	시간	pH	시간	pH	시간	pH	시간	pH
Sodium thiosulphate												
Ammonium thiosulphate												

표 3 티오황산소다 용액과 티오황산암모니아 용액의 온도와 투명시간의 관계

처리온도 / 투명시간	10	15	20	25	30	35
Sodium thiosulphate						
Ammonium thiosulphate						

표 4 잔류은 시험법에 의한 정착효과

(정착온도)

정착시간(초) / 증가농도	10	20	30	40	50	60	70	80
Sodium thiosulphate								
Ammonium thiosulphate								

5. 결 론

제12장 수세효과에 대한 실험

Ⅰ. 목적

정착완료 후, film에 부착되어 정착액 또는 사진 film상에 있는 현상산화생성물 등을 수중에 확산제거하는 수세조건과 수세효과에 대한 실험을 한다.

Ⅱ. 이론

수세처리의 목적은 정착완료 된 film의 유제 중에 포함되어 있는 티오황산은·복염이나 정착액을 완전히 제거하는 것이다. 수세처리가 불완전하면 film보존중에 공기중의 수분이나 탄산가스와 반응해서 티오황산과 탄산소다가 생기고, 불안정한 티오황산은 아황산과 유황으로 분해되어 흑화은을 황화은으로 변질시킨다. 그 결과 보관중의 film은 변색되며 변색되는 원인을 제거하기 위해서는 피로한 정착액은 사용하지 말고 완전한 정착을 해야 한다. 그리고 충분한 수세를 하지 않으면 안 된다.

효과적인 수세처리를 하는데는 film처리용 정착액의 조성에 따라 다소의 차이는 있으나 수세조건으로서 다음의 인자가 영향을 미친다.

1. 수질

수질은 시설에 따라서 결정되나 일반적으로 음료수로 적합하면 사용 가능하다. 따라서 착색이 되거나 불순물, 중금속 등이 포함된 것은 안 된다.

2. 수세시간

정착제 등은 수세시간에 따라 지수함수적으로 확산 제거되므로 지정된 수세시간 이상으로 시간을 연장하는 것은 무의미하다. 일반적으로 수온은 25℃이며 흐르는 물에서 약 30분 정도이다.

3. 물의 온도

온도가 높으면 수세효과가 크다. 단 막면의 팽윤을 일으키지 않는 범위(30℃)이내로 제한해야 한다. 반대로 수온이 낮으면 수세시간을 연장(17℃ 이하는 50% 이상 연장해야 한다).

4. 수량

급수량이 많으면 수세수중의 sodium thiosulphate의 농도가 낮아지며 수세효과가 커지게 된다.

5. 수세방법

수세중의 film 보존상태가 수세효과에 큰 영향을 미친다. 수세의 수량이 충분하여도 tray나 tank에 film이 겹쳐진 상태로 되어 film면에 항상 새로운 물이 흐르지 않으면 수세효과는 기대할 수 없다. 따라서 수량과 수세방법과는 밀접한 관계가 있다.

일정시간 동안 수세 tray에의 물을 교환하는 치환수세법과 film을 hanger에 세워서 나란히 연결해두고 물의 흐름을 이용하는 유수수세법이 있다. 단 자동현상기는 예외이다.

6. 수세촉진법

간단한 방법으로서 항시 신선한 산성경막정착액을 사용한다. 기타 hypo 제거액을 사용하는 방법이 있다.

이 방법은 정착후의 film을 물에 헹구고 다음의 처리 액에서 3분간 담그고 수세하면 수세시간을 1/2~1/3로 단축할 수 있다.

EK 처방 : sodium sulphate………20g
sodium acid sulphite………5g
sodium hexametaphosphate………0.5g
52℃의 온수 0.75ℓ에 녹이고 물을 가해서 전체량이 1.0ℓ가 되게 만든다.

7. 수세효과 시험법

수세효과는 수세조건에 의해 변화되므로 각각의 상태에서의 수세효과를 조사할 필요가 있다. 수세효과 시험은 film에 부착하여 변색이나 퇴색을 일으키는 물질의 잔량을 확인하는 방법으로서 다음과 같은 방법이 있다.

1) 과망간산칼륨법

water………………1000㎖
potassium permanganate($KMnO_4$)………………0.5g

potassium hydroxide(KOH)·················1.0g

2) 질산은법

water·················750㎖
silver nitrate($AgNO_3$)·················7.5g
acetic acid(CH_3COOH)·················125㎖
물을 가하여 전량이 1000㎖가 되게 만든다.

3) 질산은법(3액법)

A액 water·················100㎖
silver nitrate($AgNO_3$)·················1.0g
acetic acid(CH_3COOH)·················2.0㎖
B액 water·················100㎖
sodium chloride(NaCl)·················5.0g
C액 water·················100㎖
sodium thiosulphate·················5.0g
sodium sulphite(Na_2SO_3)·················2.0g

Ⅲ. 사용기기 및 재료

사진농도계, 수세탱크, 현상용 tray, 각종시약($KMnO_4$, KOH, $AgNO_3$, CH_3COOH, NaCl, Na_2SO_3, $Na_2S_2O_3 \cdot 5H_2O$), X선 film, 비색계(colorimetric meter).

Ⅳ. 실험방법

1. Tray 무교반 수세법

10×12 inch tray 4개를 준비하고 정착 완료된 film을 3~6매 정도 넣어서 수도관으로부터 급수를 한다(수온과 급수량의 측정 및 기록).

각 수세시간(그림 12-1, 2)을 경과한 tray에서 중앙부에 있는 film을 끄집어내서 film면에서 떨어지는 물방울 10㎖를 시험관에 받고 이것과 비교하기 위하여 별도의 시험관에 새로운 물 10㎖를 받아 potassium permanganate 법의 시약액을 한방울 떨어뜨린다. 이 경우 양쪽의 시험관 모두 1~2분이 지난 뒤 담홍색이 되면 수세가 완료된 것이나 퇴색이 되면 불완전 수세이다.

그 반응식은 $3Na_2S_2O_3 + 8KMnO_4 + H_2O = 3Na_2SO_4 + 3K_2SO_3 + 8MnO_2 + 2KOH$가 되고 sodium thiosulphate에 의해서 potassium permanganate가 화학반응을 일으키고 퇴색된다.

다음으로 질산은법은 각 시료 film을 건조시킨 후에 시험하지만 EK, HT-2의 용액을 사용하는 경우에는 각 시료 film상에 한방울 떨어뜨려서 2분정도 방치한 다음 흡수지로 용액을 흡수하고 변색정도를 사진농도계(color densitometer로 황색농도를 측정)로 측정한다. 그 측정값에서 base density를 minus한 값이 0.15 이하가 되면 5년간 보존이 가능하다. 이 방법에 의한 화학반응식은

$$2AgNO_3 + Na_2S_2O_3 = Ag_2S_2O_3 + 2NaNO_3$$

$$Ag_2S_2O_3 + H_2O = Ag_2S + H_2SO_4$$

질산은법(3액처방)은 각 시료 film을 건조시키고 A, B, C 각 액에 3분간 수세후 건조시켜 변색정도를 사진농도계로 측정하고 base density를 minus한 값을 확인한다.

이 3액법의 B액에 있어서의 반응식은

$$AgNO_3 + NaCl = AgCl + NaNO_3$$

또한 C용액에서는

$$AgCl + 2Na_2S_2O_3 = Na_3Ag(S_2O_3)_2 + NaCl$$

이와 같은 수세완료검사법은 film의 보관에 따른 경시적 변화를 방지하기 위하여 사용한다.

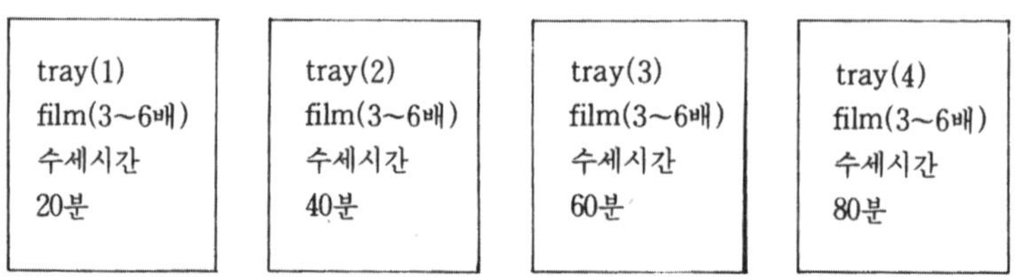

그림 12-1 무교반 수세법의 tray 배치

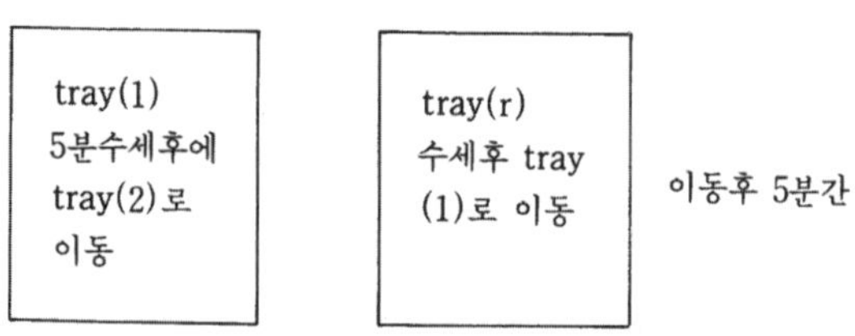

그림 12-2 치환수세법의 tray 배치

2. Tray 치환수세법

10×12 inch(4절)용 tray를 2개 준비하고 1개의 tray에 3~6매의 film을 넣어 수세를 시작한 후 5분이 경과하면 film을 다른 tray에 1매를 이동시킨다. 40분까지 이러한 조작을 반복하고 10분마다 실험 1과 같은 방법으로 시험한다.

3. 수세용 tank에 의한 수세

전술한 실험방법과 같이 수온, 급수량을 측정 기록하여야 하며, tank의 용량도 기록하고 12~24매의 film을 hanger에 걸어서 film을 수세 tank안에 등 간격으로 나열하여 10, 15, 20, 25, 30, 35, 40분간 흐르는 물에 수세를 하고 실험 1과 같은 방법으로 실험을 한다.

표 12-1 과망간산 칼륨법에 의한 수세효과

수세방법 \ 수세시간	10	15	20	25	30	35	40	60	80
Tray 수세(무교반)			+				+	+	+
Tray 수세(치화법)		+	+	±	±	−	−		
Tank 수세	+	+	±	−					

+ : 퇴색, ± : 1분정도에서 퇴색, − : 퇴색되지 않음

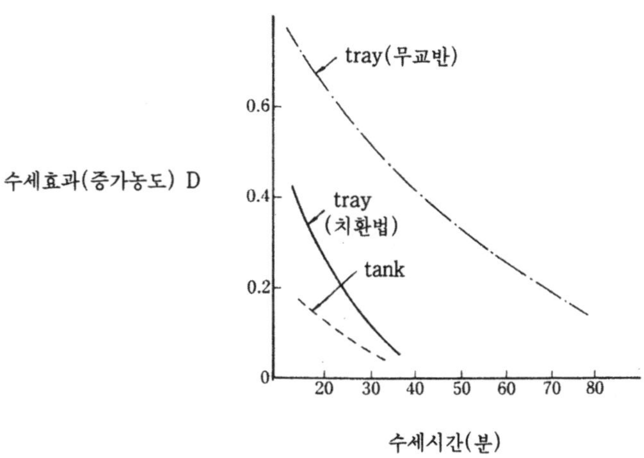

그림 12-3 수세시간의 효과곡선

V. 검 토

(1) 각 수세 방법에 따라 발생하는 수세효과의 차이점을 과망간산 칼륨 법으로 시험한 결과를 표 12-1에 정리하여 수세효과를 검토한다.

(2) 질산은 시험법의 시험결과를 그림 12-3에 나타내고 이 결과에서 수세시간과 수세효과를 검토한다.

(3) 실험항목에는 없으나 수세촉진법으로 수세처리를 시행한 film도 같은 방법으로 실험하고 평가한다.

20　　년　월　일　　교시

<table>
<tr><td colspan="5"></td><td rowspan="7">조
원</td><td>1</td></tr>
<tr><td>학 과</td><td>반</td><td>학 번</td><td>성 명</td><td>조</td><td>2</td></tr>
<tr><td rowspan="5"></td><td rowspan="5"></td><td rowspan="5"></td><td rowspan="5"></td><td rowspan="5"></td><td>3</td></tr>
<tr><td>4</td></tr>
<tr><td>5</td></tr>
<tr><td>6</td></tr>
</table>

1. 목 적

2. 사용기기 및 재료

3. 실험방법

4. 실험결과

Potassium permanganate법

수세시간(분) / 수세방법	10	15	20	25	30	35	40	60	80
Tray 수세(무교반)									
Tray 수세(치화법)									
Tank 수세									

Sliver nitrate 시험법

(증가농도)

수세시간(분) / 수세방법	10	15	20	25	30	35	40	60	80
무교반수세(Tray사용)									
치환수세(Tray사용)									
Tank 수세									

5. 결 론

제13장 자동현상기의 적정관리를 위한 실험

Ⅰ. 목적

방사선 사진에 대한 화질관리(image quality)는 필름현상처리장치(자동현상기)의 품질보증(quality assurance)에서 시작된다.

본 실험에서는 자동현상기의 성능을 적정하게 유지시키고 관리하기 위한 QA 프로그램을 수립하고 정기적, 일상적인 관리방법을 습득함으로써 film과 자동현상기_chemical system이 제조회사의 명세서에 따라 지속적으로 동작하는지를 확인한다.

Ⅱ. 이론

1. QA의 필요성

현상처리장치의 작업은 매우 짧은 시간 동안에도 변화되므로 매일 매일 일상적인 점검을 해야 한다. 자동현상기를 점검하는데 가장 적합한 시간은 전원을 켠 후 한시간 정도인 아침이다.

필름현상 처리장치의 동작을 monitoring하는 가장 효과적인 방법은 필름노광이 정확하게 되고 현상처리가 적정하게 된 film의 농도 측정이다.

필름의 노광은 11 또는 21단계를 가진 step wedge의 형태로 나타난다.

각 단계들의 일련번호는 H·D 곡선을 작성하는데 대단히 유용하다. film의 특성에 대한 측정치는 감도(speed), gamma, 평균계조도 및 fog density의 측정을 포함한다.

이 3가지 파라미터를 monitoring하는 것은 방사선 사진에 뚜렷한 변화가 생기기 전에 필름현상처리의 손상을 발견하게 된다. 현상처리된 sensitometric exposure의 광학농도는 표준농도와 시각적인 비교를 함으로써 측정할 수 있다.

2. 자동현상기의 구성

자동현상기는 그림 13-1과 같이 현상부, 정착부, 수세부, 건조부로 구성된다.

보충액은 film의 삽입과 연동하여 공급된다.

현상부는 현상액의 온도제어, 액을 재순환시키는 pump와 filter, 보충량 조정장치 등이 있다.

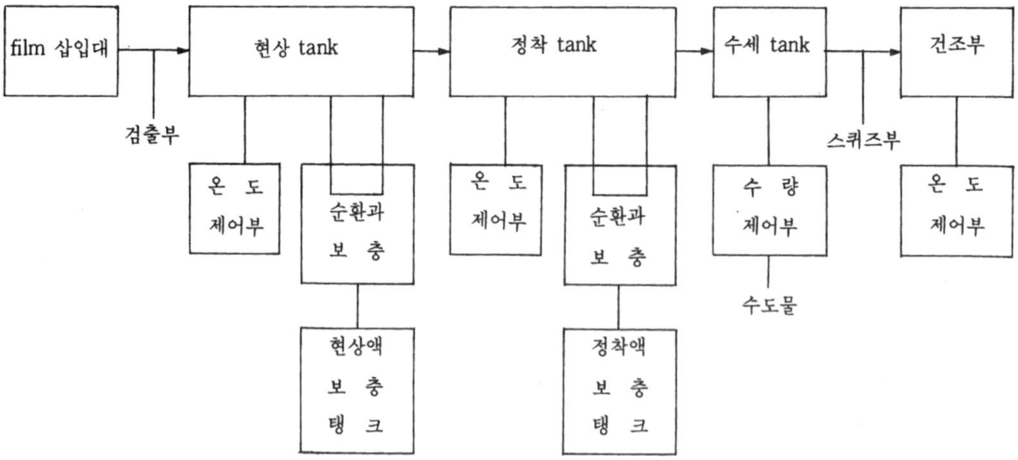

그림 13-1 자동현상기의 진행과정

표 13-1 자동현상기의 설정오차

형 식	현상탱크 온도의 안정성		현상액 및 정착액의 보충량의 안정성(%)	사진농도의 균일성(농도차)
	허용온도차	액조의 온도차		
등급 1	±0.5℃	±0.5℃	±5	±0.05
등급 2	±1.0℃	±1.0℃	±15	±0.10

등급이란 처리액 온도의 안정성 등의 등급을 1(전자동식)과 2(간이식)으로 표기한다.

표 13-2 자동현상기의 제반 특이성

형식		반입	현상	이송	정착	이송	수세	건조
90초 처리 장치	온도		35℃		34℃		20~25℃	60℃
	시간	2~4sec	18~22sec	3~4sec	13~17℃	3~4sec	11~13sec	24~26sec
	보충량		60~90ml		80~120ml		4~6ℓ/min	

정착부는 정착액의 온도제어, 액을 재순환시키는 pump, 보충량 조정장치 등이 있다.

수세부는 수세부를 정화시키는 filter, 유량계 등이 있다.

건조부는 heater와 열풍을 보내는 fan, 온도제어장치가 있으며 열풍은 일부 재순환시켜 사용한다.

특별히 자동현상기는 신속한 현상을 위해 고온현상, 고온정착, 강제수세, 강제건조가 된다. 90초 처리장치의 온도와 각 처리시간, 보충량의 예를 들면 표 13-2와 같다.

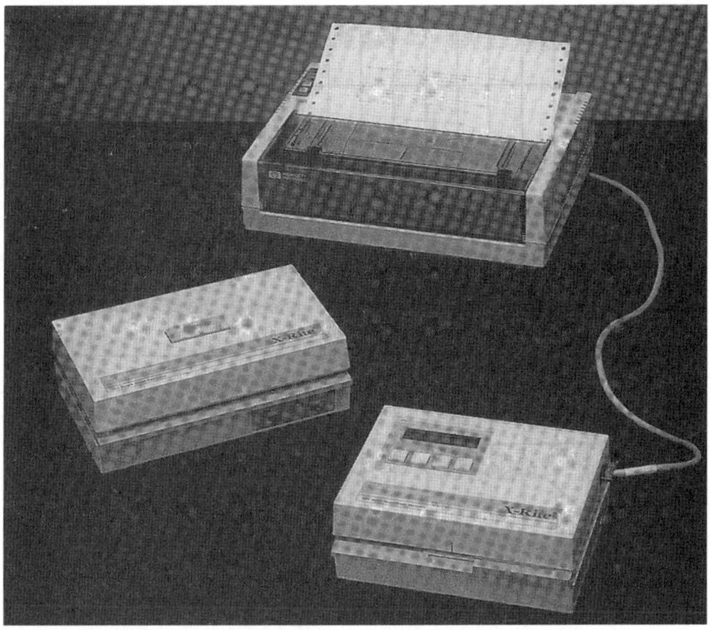

사진 13-1 자동현상기 관리용 sensitometer

3. 현상기 관리를 위한 sensitometer monitoring 방법

1) 노출에 대한 필름의 반응

Sensitometer는 21단계 광변조기(21 step light modulator)를 통해 측정된 광량으로 필름을 노광시킨다. 최대발광은 21단계가 된다. 각 step은 각 step에 인접한 step에서 발광된 빛의 70.7%를 방출한다(0.15 log exposure).

즉 노광된 필름은 D-LogE 곡선이라고 하는 가능한 방법으로 이러한 노출에 반응한다(농도-Log 노광곡선).

D-LogE 곡선(그림 13-2)에서 sensitometer로 노광시킨데 대한 전형적인 X선 film의 반응을 볼 수 있다. 자동현상 처리과정 중에서 가장 다양하게 변화되는 곡선 부위는 직선부(straight line portion)이다.

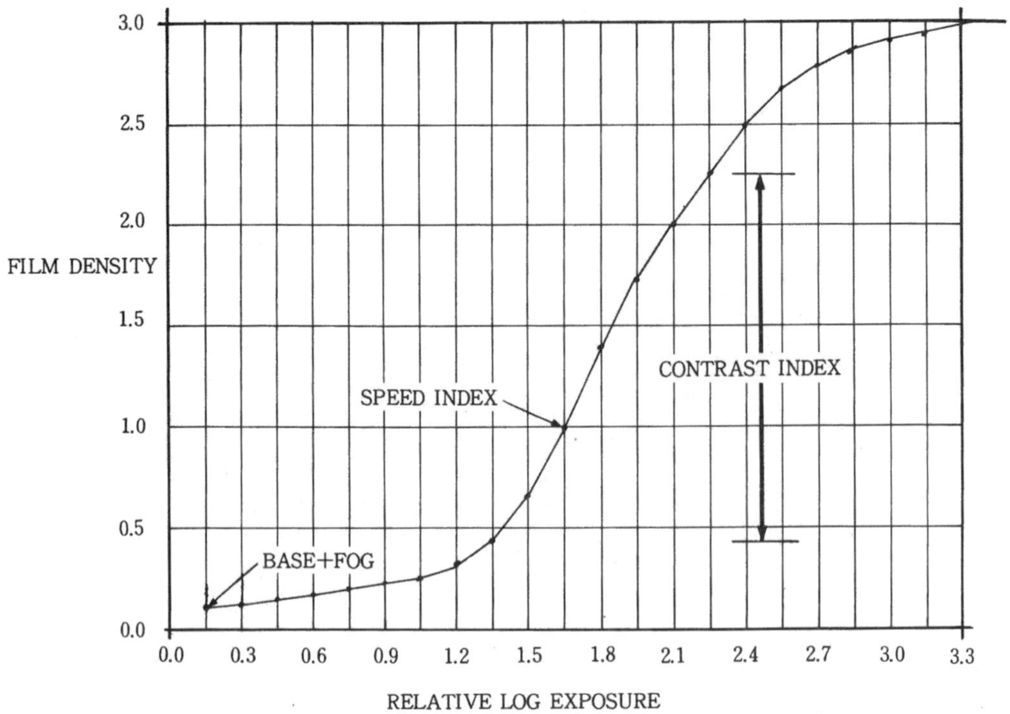

그림 13-2 D-Log E 곡선

D-LogE 곡선을 작성해서 정상적인 작업실 환경에서의 자동적인 처리를 monitoring할 필요는 없다. 보다 간단한 방법은 data의 대부분을 포함하고 있는 D-LogE 곡선상에서 3개의 점을 찍는 방법이다.

즉 곡선상의 다음 세개의 점들은 관련된 현상처리 자료를 제공하도록 monitoring 해야 한다.

① Base+Fog : D_LogE 곡선상의 단계 1은 Base+Fog라고 하며 이 부분은 필름에서 가장 적게 노광된 곳이다. 이것은 지지체농도(base density)와 현상된 미노광부의 사진농도(fog) 즉 은유제농도(silver emulsion density)이다.

② Speed Index : 1.0D+Base+Fog에 인접한 농도를 가진 노광필름상에서의 단계를 Speed Index(감도지표)라고 한다. 이 단계는 필름감도의 직접적인 지표이다. 현상처리상태의 다양한 변화가 이 단계에서 monitoring 되어진다.

③ Contrast Index : D_LogE 곡선의 직선부의 기울기를 contrast index라고 한다. 농도 2.20에 가장 근접하되 2.20D 이상이 되지 않는 단계를 선택한다. 이 단계에서 농도 0.45보다 낮지 않으면서 가장 근접한 단계를 공제한다. Speed index와의 관계에서 현상처리 다양성을 monitoring하는데 contrast index(대조도 지표)를 사용한다.

2) 필름의 선택 및 사용

자동현상기를 monitoring하도록 선택된 필름은 그 장치로 사용한 필름을 대신 할 수 있어야 한다.

3) Sensitometric control의 스케쥴

사용중인 모든 자동현상기는 그것의 수행상황을 monitoring 하도록 독립적인 관리 챠트를 가지고 있어야 한다.

자료점들이 더욱 빈번히 찍힐 때마다, 관리 피드백은 보다 우수해진다. 조절 필름은 자동현상기를 작동시킬때 사용해야 하며, 하루에 한번은 돌려야 한다. 문제가 발생했다고 의심될 때마다 sensitometry를 사용해야 한다. 그렇지 못할 경우 현상처리에 변화가 생기게 된다.

4. 현상처리과정

① 현상처리 필름을 사용하기 전에 즉 자동현상기의 사용 시에 현상온도와 처리액이 평형에 달하도록 한다.

② 사용 시작 시에 roller의 세척을 위해(이물질제거) 가장 폭이 넓은 필름을 전송시킨다.

③ 필름의 feeding은 일정한 방식으로 현상 처리기로 배향시킨다.

- emulsion side가 현상기 생산업체의 설명서에 첨부된다 -

③ 필름 현상처리가 완료된 후 날짜, 시간 및 현상기의 확인번호를 필름에 기록해둔다.

5. 일자의 기록과정

1) Speed Index, contrast Index 및 Base+Fog의 확인. normal speed index, contrast index 및 base+fog 값들은 현상처리장치가 최적상태로 기능을 발휘하고 있다고 생각될 때 대용필름(representative film) 상에서 알 수 있다.

film sample들을 몇 장 돌려보고 농도계를 사용하여 speed index, contrast index 및 base+fog에 대한 평균치를 결정한다.

step wedge 형태가 가장 일반적이나 step area에서 error가 발생할 수도 있다. 그러므로 언제나 각 단계의 중심부에서 농도를 측정해야 한다.

농도계는 2mm의 aperture를 사용하므로 재생성을 향상시키고 있다.

다음의 자료를 현상처리관리 챠트에 기록한다.

① 현상액온도 : 현상처리과정에 있는 현상기의 현상액 온도

② Normal speed index : 1.0D+base+fog에 가장 가까운 단계에서의 농도. 단계의 일련번호는 주어진 현상처리와 film type에 대해 일정하게 남겨져야 한다.

③ Normal contrast index : 2.20D보다 크지 않으면서 가장 근접한 단계를 선택한다. 이 단계에서 0.45D보다 작지 않으면서 가장 가까운 단계를 공제한다.

〔주의사항〕

Normal speed index와 normal contrast index를 위해 선택된 동일단계 일련번호를 가진 연속적인 필름을 monitoring한다.

Normal Base+Fog	Step No. 1 density, the least exposed step on the wedge.
Date	Month-Day-Year
Processor No	Processor ID
Emulsion No	Film batch ID
Developer Type	Developer vendor ID
Fixer Type	Fixer vendor ID
Film Type	Film vendor ID
Exposure Color	Exposure light(blue or green)
Developer Replenishment	The rate of developer replenishment
Fixer Replenishment	The rate of fixer replenishment
Processor Time	Film processor time, input-to-output

film box는 독립적인 sensitometer 사용을 위해 정상필름 보관상자에서 별도로 보관관리한다.

새로운 필름상자에서의 별도 보관관리는, 필름 batch들 사이에서 작은 농도의 변화가 일어날 수 있기 때문에 별도의 보관상자에다 보관하는 것이 이상적이다.

2) 현상처리 조절기록상의 데이터의 곡선작성

조절필름이 현상될 때마다 조절기록상의 결과를 곡선화 한다. 자료를 즉시 기록하여 자료를 분실하거나 바꾸는 일이 없도록 한다. 다음 현상 처리장치의 data는 곡선화

시키도록 한다.

* 주의 : Normal speed index 및 normal contrast index를 위해 선택된 것과 동일한 단계별 일련번호를 사용한다.

① Speed Index
② Contrast Index
③ Base+Fog
④ Developer Temperature

6. 자동현상기의 점검

자동현상기의 내구성이 의심될 경우 주된 지표로서 speed index를 사용한다. speed index는 모든 필름 type에 대하여 신뢰할만한 지표가 된다. Base+Fog 역시 예견능력이 있으나 감도는 가장 낮다. contrast index는 주어진 필름조건에 대해 예견능력이 있으나 필름에 따라 다르다.

다음 표는 speed index, Base+Fog의 보통 발생하는 현상처리기의 고장상태에 대한 반응도를 나타낸다.

관리조절기록이 주어진 필름에 대하여 보다 완벽해질때 contrast index와 현상처리장치의 상태 사이의 관계는 보다 명백하게 된다. 조절기록상의 현상처리장치의 내구성상태 악화에 대한 원인을 항상 주의깊게 관찰해야 한다.

* 주의 : 내구성 결여상태를 인식했을 때, 다른 시험 film으로 판독하여 검증한다.

표 13-3 Speed index와 Base+Fog 의 변화요인

Speed Index	Base+Fog	Possible Cause
High	High or Normal	Developer temp too hogh. Developer over replenished. Processor cycle time too slow. Improper safe lighting. Improper solution mix.
Low	Low or Normal	Developer temp too low. Developer under replenished. Contaminated developer. Inadequate developer circulation. Improper solution mix. Processor cycle time too fast.

7. 기타

1) 제한된 보증

Sensitometer, Densitometer 등의 QC 기기와 자동현상기 등은 12개월 동안 제품의 품질과 가공상태에 대한 보증을 하고 있다.

그러나 상품성과 적합성에 대한 보증은 없다.

이 보증은 공장수리의 조회의뢰에 의해 넘어온 제품에 한하며 battery는 제외하고 수송료는 보내는 측에서 부담하도록 하고 있다.

잘못된 사용 또는 비정상적인 작동조건으로 인한 파손으로 판명될 경우에는 규정된 가격을 부담해야 하고 부담자가 원할 시에는 수리하기 전에 수리비용 계산서를 보내 줄 수 있다. Victoreen, RMI 등 QC관련제품 생산업체들은 상기와 같은 조건에 의해 제한된 품질보증을 하고 있다. 특히 QA-QC 장비들을 대량 생산하고 있는 RMI는 고객서비스센터를 두고 있으며 수리 의뢰시에는 제품에 대한 일련번호를 기입하여 동봉해 줄 것을 요청하고 있다. 일련번호는 제품의 아래 바닥에 있다.

2) 명세서

Design conformance	A.N.S.I. PH2.9_1974*
Unit to Unit Repeatability	± .04 Log Exposure
Exposure stability :	± .02 Log Exposure per year
Temperature Sensitivity :	± .02 Log Exposure from 59℉(15℃ to 86℉ (30℃))
Electrical Requirement :	9V Alkaline Battery
Light Modulation :	21-Step Wedge, 0.15D per step
Blue color Peak Wavelength :	460nm±10nm
Green color peak wavelength :	510nm±10nm
Warm-up Time :	Instantaneous
Size :	3.0″W×7.0″D×1.5″H
Weight :	1.25 lbs.(.57kg)

이 명세서는 A.N.S.I. (American National Standard Institute : 미국표준연구소)의 기준이다.

Ⅲ. 사용기기 및 재료

자동현상기, X선필름, Thermometer, Sensitometer, Densitometer, 자동현상처리제, Control Chart.

Ⅳ. 실험방법

1. 현상처리관리도의 작성

1) Film을 현상하기 전에 즉 일 과 시작시간에 매일 수행하여야 한다.
2) 같은 종류의 새 film 한 box를 선택하고 이 box는 QC 목적만을 위해 사용한다. (control chart상에 film box의 emulsion 번호를 명기)
3) 현상기에서 모든 약품을 제거하고 rack와 tank를 물로 잘 세척한다.
4) 현상액 tank에 현상액을 채우고 starter를 첨가한다.
5) 정착액 tank에 정착액을 채운다.
6) 현상기의 온도를 제조업체가 제시한 온도로 조정한다.
7) 그 온도에 이르면 온도계로 check하고 제조사가 명시한 온도에서의 현상기 동작상태를 확인한다(수은온도계는 사용 불가).
8) Sensitometer에 의해 test film을 노광시키고 전술한 4의 방법과 같이 현상처리한다.
9) 농도계를 사용하여 현상처리된 test film의 농도를 측정하고 기록한다.
10) 5의 1과 2의 방식에 의한 speed index, contrast index, Base+Fog 곡선을 작성한다.

〔주의사항〕

Test film(sensitometric strip)을 현상하기전에 다음의 사항을 확인하여야 한다.

① 현상기의 동일측에서 현상되고 있는가, 즉 매번 현상기 feed tray의 같은 측에 넣는가.

② 유제를 동일 방향으로 현상하고 있는가(예로서 편면유제필름의 경우 유제측을 아래로 한다.)

③ 잠상의 변화를 피하기 위하여 노광과 현상사이의 지연시간을 매일 동일하게 한다.

V. 실험결과 및 정리

1. 자동현상기 관리 data의 sample 표와 같이 측정된 농도를 기록한다.
2. Speed index, Contrast index 및 Base+Fog를 산출하여 그림 13-3과 같이 graph를 작성한다.
3. 측정일시의 speed index, contrast index, Base+Fog 농도값이 각각 허용 오차 이내에 있는지를 검토한다.
4. graph상에서의 3개의 parameter 즉 speed, 평균계조도, fog농도값 등의 합리적인 변화량이 있어야 한다. 한계선 외부의 점들은 현상기의 점검이 필요함을 알려준다.
5. 현상액의 온도, stainless steel stem(금속봉), digital thermometer(수은유리온도계는 사용불가)로 측정된 온도를 매일 기록하고 검토한다.
6. 현상처리제의 보충율, 수세수의 온도 및 유속(flow rate) 등은 간헐적으로 측정해도 무관하나 화학적인 변화, 수세 및 다른 관리에 대한 날짜 기입은 물론 이들의 check를 반드시 기록하고 검토한다.

표 13-4 자동현상기 관리 기록표

Day and Time	MON		TUES		WED		THURS		FRI		SAT		SUN	
	AM	PM	AM	PM	AM	PM	AM	PM	AM	PM	AM	PM	AM	PM
Medium Density(Speed)	1.10	1.26	1.24	1.20	1.20	1.23	1.19	1.21	1.25	1.24	1.42	1.38	1.38	1.38
High Density	2.13	2.05	2.00	2.21	2.22	2.10	2.23	2.18	2.12	2.20	2.78	2.69	2.48	2.40
Low Density	0.50	0.45	0.52	0.53	0.56	0.49	0.63	0.55	0.48	0.56	0.82	0.92	0.74	0.67
Average Gradient	1.63	1.60	1.48	1.68	1.66	1.61	1.60	1.63	1.64	1.64	1.80	1.77	1.74	1.73
Base Plus Fog	0.20	0.22	0.21	0.21	0.21	0.21	0.20	0.22	0.20	0.18	0.19	0.19	0.18	0.20
Devloper Temperature	88	91	90	89	90	90	89	91	90	91	89	91	90	90

WEEKLY DATE :

Developer Replenishment Rate 48cc　　Water Temp. Internal 95

Fixer Replenishment Rate 91cc　　Water Flow Rate 2gpm

Developer Temp. Internal 82　　Other :

Date :	Service :
3-14	Mixed new chemicals
3-15	Diluted developer which was too strong.

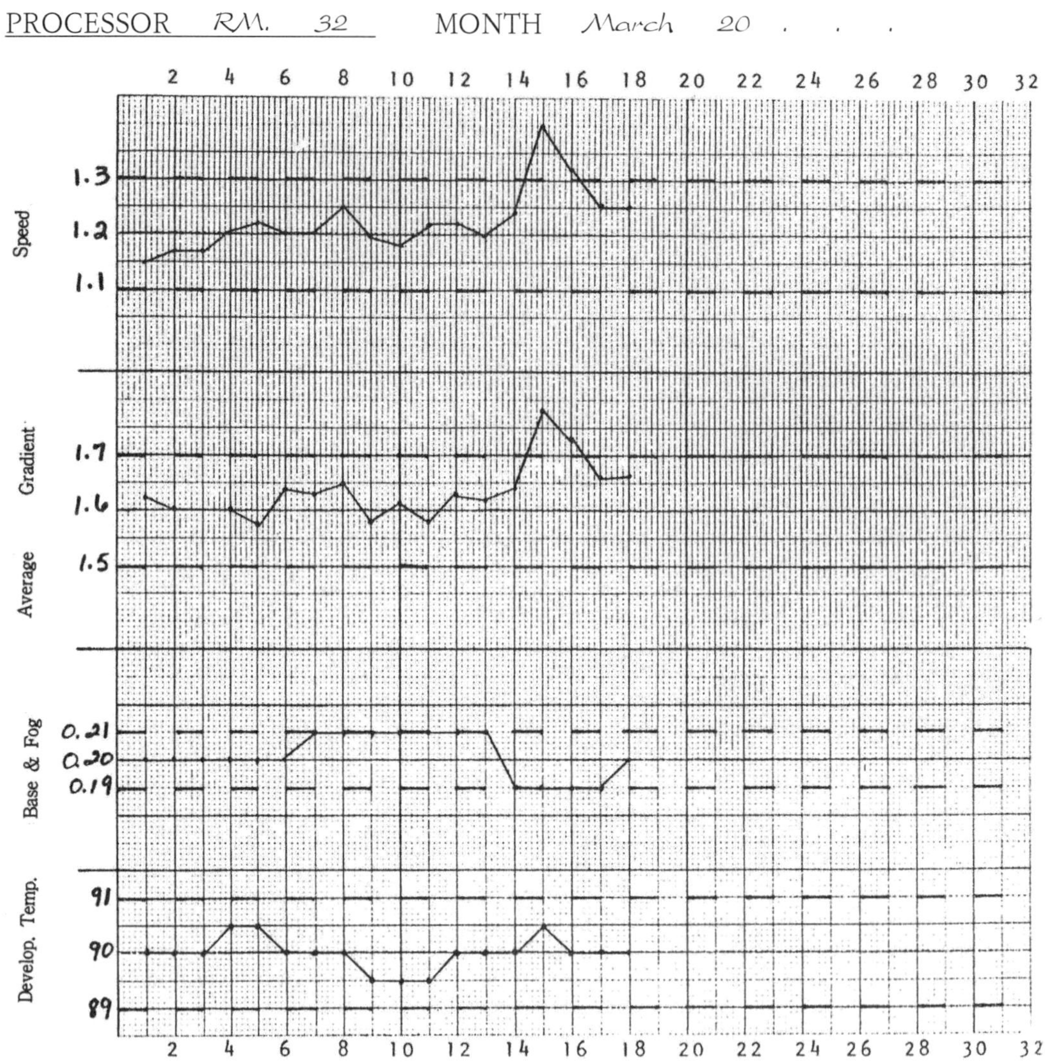

그림 13-3 자동현상기의 성능관리 QA 그래프

MONTHILY SERVICE AND INFORMATION RECORD

: (cleaning, chemical change, adjustments)

Date	Replenishment		Date	Service
	Developer	Fixer		
5	45cc	90cc	14	Mixed new chemicals
12	48cc	91cc	15	Found developer mixed too strong-dilute with water.

20 년 월 일 교시

<table>
<tr><td colspan="5"></td><td rowspan="6">조
원</td><td>1</td></tr>
<tr><td>학 과</td><td>반</td><td>학 번</td><td>성 명</td><td>조</td><td>2</td></tr>
<tr><td rowspan="4"></td><td rowspan="4"></td><td rowspan="4"></td><td rowspan="4"></td><td rowspan="4"></td><td>3</td></tr>
<tr><td>4</td></tr>
<tr><td>5</td></tr>
<tr><td>6</td></tr>
</table>

1. 목 적

2. 사용기기 및 재료

3. 실험방법

4. 실험결과

Processor QA Work Sheet

Processor # **Week Beginning :** **Surveyor :**

Day and Time	MON		TUES		WED		THURS		FRI		SAT		SUN	
	AM	PM	AM	PM	AM	PM	AM	PM	AM	PM	AM	PM	AM	PM
Medium Density(Speed)														
High Density														
Low Density														
Average Gradient														
Base Plus Fog														
Devloper Temperature														

* Subtract low density from high density for average gradient.

WEEKLY DATE :

Developer Replenishment Rate ______ Water Temp. Internal ______

Fixer Replenishment Rate ______ Water Flow Rate ______

Developer Temp. Internal ______ Other : ______

Date :	Service :

RMI from #194(4/81)

5. 결 론

현상액 및 정착액의 보충량에 대한 안정성실험 II

I. 사용기기 및 재료

자동현상기, 비커, sampling tube, mass실린더

II. 실험방법

현상액의 보충액을 film 1매 삽입하는데 30초 소요되므로 여기에 sampling관으로부터 비커의 직접 채취하여서 mass 실린더로서 5회 측정하여 평균치를 구한다.

III. 결과 및 정리

보충액의 측정치와 평균치와 평균치를 다음 그림과 같이 기록한다.

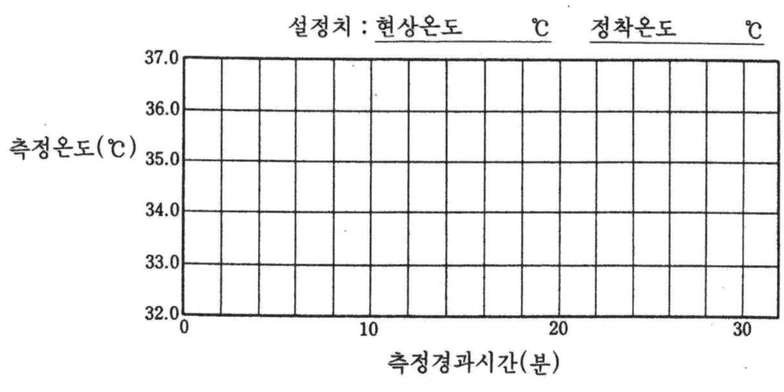

그림 13-4 현상액 및 정착액의 온도변화

현상액 및 정착액의 보충량에 대한 안정성실험 III

Ⅰ. 사용기기 및 재료

자동현상기, 비커, sampling tube, mass실린더

Ⅱ. 실험방법

현상액의 보충액을 film 1매 삽입하는데 30초 소요되므로 여기에 sampling관으로부터 비커의 직접 채취하여서 mass 실린더로서 5회 측정하여 평균치를 구한다.

Ⅲ. 결과 및 정리

보충액의 측정치와 평균치와 평균치를 다음표와 같이 기록한다.

보충액량 측정치(film 1매마다 30초 간격)

단위 ml

	1회	2회	3회	4회	5회	평 균
현 상 액						
정 착 액						

Ⅳ. 검토사항

보충액량의 오차의 정도를 검토한다.

현상처리시간 측정에 관한 실험 Ⅳ

Ⅰ. 목 적

Ⅱ. 사용기기 및 재료

Ⅲ. 실험방법

10"×12" size의 film을 현상하여 처리시간을 측정한다.

처리시간은 1매의 24cm×30cm(10"×12") film을 삽입하여 반송을 개시한 시점에서 X선 film 의 맨 끝이 출구로 나오기까지의 시간으로 한다. 처리시간은 45, 90, 150sec가 있다. 측정은 10회 처리시간을 stop watch로 한다.

Ⅳ. 결과 및 정리

처리시간을 표에서는 평균치로 한다.

표 1 처리시간의 측정(사용하는 film은 10"×12" size)

측정회수	1	2	3	4	5	6	7	78	9	10	평균
시간(sec)											

Ⅴ. 검 토

1) 최근에는 90초 이하로 전 처리를 하는 자동현상기가 있으므로 처리시간과 현상온도를 비교 검토한다.]
2) 10"×12" size X선 film 환산으로 1시간마다의 처리매수가 어느 정도가 되는지 개략적인 매수와 메이커의 성능표를 함께 검토한다.

사진농도의 균일성에 대한 실험 V

Ⅰ. 목 적

Ⅱ. 사용기기 및 재료

Ⅲ. 실험방법

1) 자동현상기의 현상온도, 정착온도, 건조온도 및 보충액량이 적절히 설정되어 있는지를 확인한다.
2) X선 film은 non-screen film을 사용한다.
노광은 X선관 초점 … film간거리를 2m이상으로 하여 또는 이것에 준하는 방법으로 사진농도가 1.0에서 1.2가 되도록 균이 하게 3매 노광한다. 현상은 자동현상기의 중앙 및 양단에 삽입한다.
3) X선 film 각 점의 농도를 측정한다.

Ⅳ. 결과 및 정리

각 X선 film에 5점(그림) 이상을 측정하여 다음표에 기록한다.

사진농도의 균일성 실험(X선 필름의 측정점과 농도)

측 정 점	a	b	c	d	e	평 균
농 도						

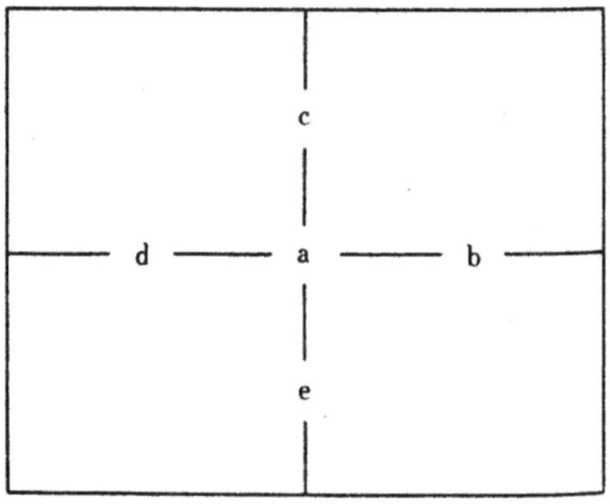

그림 13-5 사진농도의 균일성실험(X선 film의 농도측정)

V. 검토 및 고찰

사진농도차는 ±0.05의 범위 이내로 되는지 검토한다.

정착액의 피로도 실험 Ⅵ

Ⅰ. 목 적

Ⅱ. 사용기기 및 재료

densitometer, EK-HT-2액(순수물 750ml, 질은산 7.5g, 초산 125ml에 순수한 물을 가하여서 1000ml로 만든다)

Ⅲ. 실험방법

1) EK-HT-2액을 dry한 test film에 떨어뜨려서 2분간 방치한 후 흡지로 흡수한다. 현상일이 같은 복수의 film을 가지고 한다.
2) 칼라 densitometer를 사용하여 황색농도를 측정한다.

Ⅳ. 결과 및 정리

측정 농도값과 fog 농도값의 차를 graph에 기입한다.

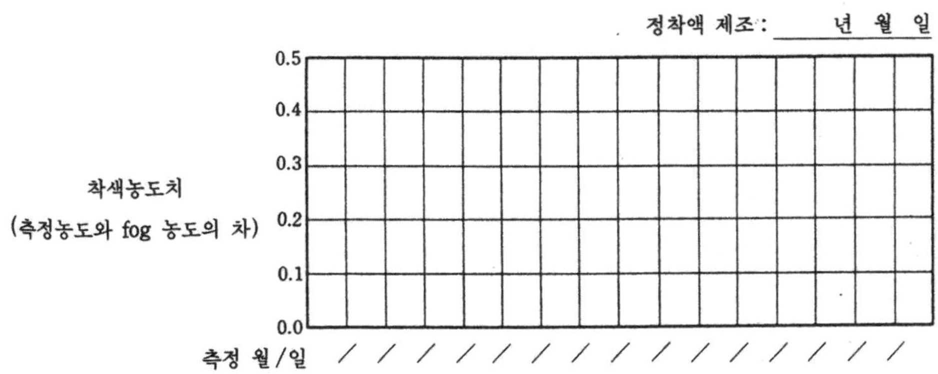

그림 13-6 정착액의 피로도 실험

Ⅴ. 검토 및 고찰

1) 측정 농도 값과 fog 농도 값의 차가 0.15 이내로 되면 정착액의 성능은 인정된다.
2) 정착액의 조합일수에서부터 어느 정도로 황색농도의 상승이 되는지를 검토한다.
3) 정착액의 보충량의 처리매수의 관계를 조정한다.
4) 정착액의 피로가 없으면 잔류 티오황산염이 많으나, 특히 수세의 불완전이 의심되면 수세부의 기능을 조정한다.

Ⅵ. 평 가

제14장 감력과 보력에 관한 실험

Ⅰ. 목적

감력과 보력법을 이해하고 본 실험을 시행함으로써 사진농도와 contrast를 조절하여 사진특성을 재현할 수 있는 특성을 검토한다.

Ⅱ. 이론

1. 감력(reduction)

노광과도 또는 현상 과도한 사진을 위해, 사진농도나 contrast가 과도하거나 fog가 과도했을 경우, 이것을 낮추기 위한 후처리를 말한다. 그 방법으로서는 fog나 영상은을 적당량만큼 가용성의 은화합물로 해서, 용해제거하고, 농도를 감소시키는 것이다. 감력법은 그 특성이나 강약 등에 의해 다음과 같이 분류할 수가 있으나, 명확한 구분은 될 수 없다. 표 14-1은 특성에 의한 분류와 감력법을 나타낸다.

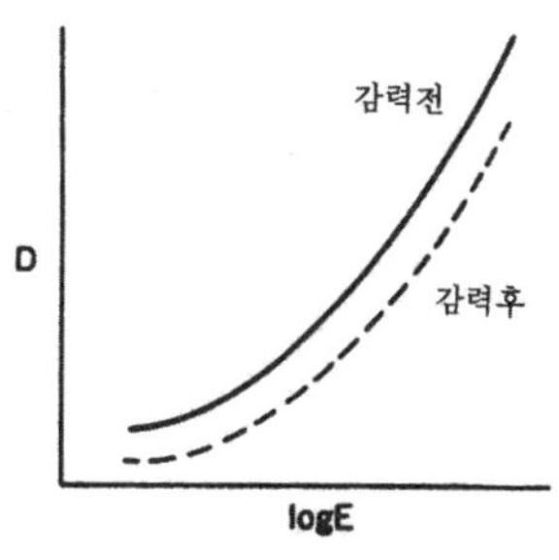

(a) 등감감력(그림 14-1)

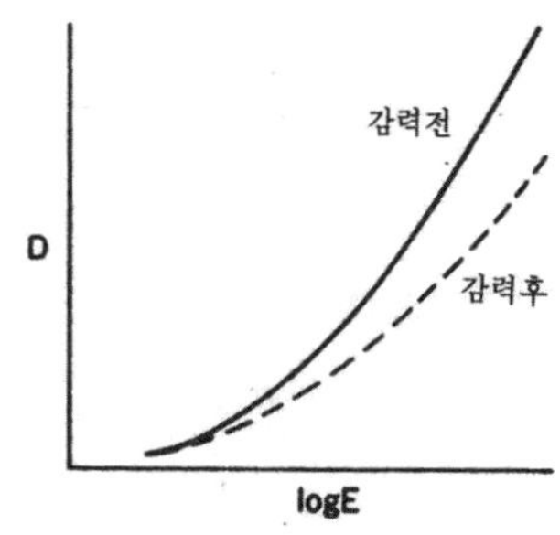

(b) 비례감력(그림 14-2)

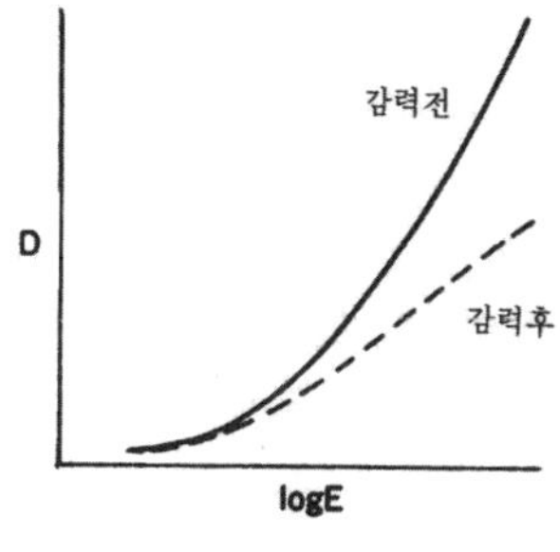

(c) 과비례감력(그림 14-3)

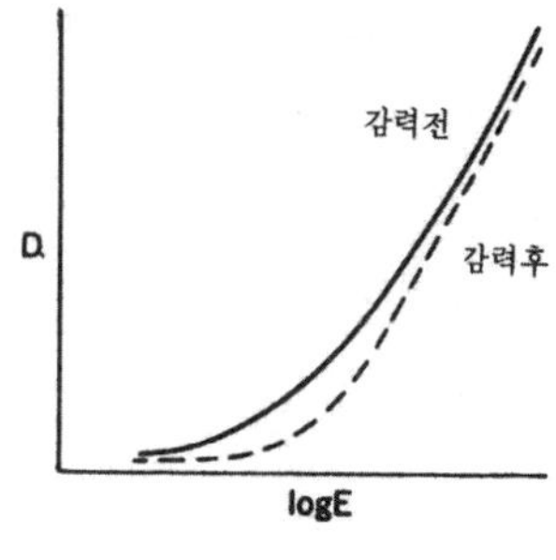

(d) 역비례감력(그림 14-4)

표 14-1 특성곡선에 의한 분류와 감력법

분 류	감 력 법	비고
등감감력	(가) Farmer씨 감력 (적혈염·티오황산나트륨법) (나) 허시든씨 감력 (적혈염·티오시안산 암모늄법) (다) 벨스키씨 감력 (주석산제2철 칼륨, 아황산나트륨법) (라) 과망간산칼륨·황산감력 (마) 중크롬산칼륨·황산감력 (바) 황산제2철 세륨 감력	
비례감력	(가) 과망간산칼륨·과황산암모늄 감력 (나) 티오황산암모늄·구연산 감력 (다) 철암모늄미오반·황산감력 (라) 구연산제2철 암모늄 감력 (마) 적혈염, 하이포 2용액처리 감력	
과비례감력	(가) 과황산 암모늄감력(황산첨가) (나) 중크롬산칼리, 취화칼리표백(불완전재현상, 정착) (다) 적혈염, 취화칼리표백→불완전 재현상, 정착	
역비례감력	(가) 티논, 황산감력	

1) 등감감력(subtractive reduction)

사진농도가 각 농도역에서 거의 대등하게 감력되기 때문에 contrast는 감력전과 거의 변하지 않는다. 노광과도에 의한 과잉 농도사진이나, fog가 많은 사진의 수정에 적합하다.

몇가지의 등감감력법 중에서 잘 알려지고 있는 farmer 감력법에 대해서 설명한다.

① 팔마씨 감력법(Farmer´s reduction)

(가) 경막액…크롬처리와 같다.

(나) 청정액…크롬처리와 같다.

(다) 감력액 A액 : 적혈염[$K_3Fe(CN)_6$]·········5% 용액 20~100㎖

B액 : 티오황산나트륨($Na_2S_2O_3 \cdot 5H_2O$)······10% 용액 1000㎖

(라) 처리 경막→수세→청정→감력→수세→청정(정착)→수세→건조

② 팔마감력의 화학

$$4Ag + 4K_3Fe(CN)_6 \rightarrow Ag_4Fe(CN)_6 + 3K_4FeCN_6$$

$$3Ag_4Fe(CN)_6 + 16Na_2S_2O_3 \rightarrow 4Na_5Ag_3(S_2O_3)_4 + 3Na_4Fe(CN)_6$$

여기서 생성된 티오황산은착염의 $Na_5Ag_3(S_2O_3)_4$는 수용성이기 때문에 과잉은이 용해 제거되는 것이 된다. 적혈염(red prussiate)은 공해상 배수 규제가 있기 때문에 취급에는 주의하지 않으면 안된다.

2) 비례감력(proportional reduction)

영상농도를 각 농도역에 비례해서 감소시키는 감력으로 고농부가 저농도부보다 강하게 감력되기 때문에 contrast는 낮게 된다. 노광은 적당하나 현상과도에 의한 contrast가 너무 높은 사진의 수정에 적당하다. 비례감력법중에 대체적으로 잘 사용되는 과망간산 칼륨·과황산 암모늄 감력법에 대하여 설명한다.

① 과망간산 칼륨·과황산 암모늄 감력법

(가) 경막액 … 팔-마 감력과 같다.

(나) 청정액 … 팔-마 감력과 같다.

(다) 감력액 물 … 700㎖

과망간산카리($KMnO_4$)…0.1g

과황산암모늄[$(NH_4)_2S_2O_8$]…22.5g

황산(H_2SO_4) 10%…4㎖/물을 가하여 upto 1000㎖

(라) 처리 팔-마 법과 같다.

② 과망간산 칼륨(Potassium permanganate)·과황산암모늄(Ammonium per-sulfuric acid) 감력의 화학

$$10Ag + 2KMnO_4 + 8H_2SO_4 \rightarrow 5Ag_2SO_4 + 2MnSO_4 + 8H_2O$$

$$2Ag + (NH_4)_2S_2O_8 \rightarrow Ag_2SO_4 + (NH_4)_2SO_4$$

이와같이 해서 과잉의 Ag는 수용성의 황산은(Ag_2SO_4)로 되어 용해된다.

3) 과비례감력(superproportional reduction)

비례감력의 특성이 한층 더 강하게 나타난 type으로 사진의 고농도역이 한층 높은 비율로 감력된다. 현상과도에 의한 저농도부의 농도가 비교적 낮고, 고 농도부의 농도가 과대해 contrast가 특히 높은 사진의 감력에 이용된다.

4) 역비례감력(subproportional reduction)

사진의 저농도역이 높은 비율로 감력되는 type로 shadow부의 감감효과가 있다. fog가 많으며, 연조의 사진이 된다. 이상 열거한 보력, 감력의 방법은 한결같이 그 type이나 효과, 처리후의 보존성 등 이외에, 사용약품의 공해방지조치에 대해서도 충분히 고려한 후에 주의깊에 행하는 것이 중요하다. 처리할 때에는 너무 지나치게 하지

말고, 약간 빠르게 끝내는 것이 무난하다.

2. 보력(intensification)

노광 부족이나 현상부족에 의한 사진농도가 낮을 때에 농도를 증가시키기 위해서 후처리를 한다. 그 방법으로서는 사진은상의 다른 금속이나 금속화합물을 침착 시키거나 또는 다른 화합물에 치환시켜 사진농도를 증가시키는 방법이다. 보력법은 그 특성이나 정도의 강약 등으로 분류하면, 실용상 다음 3가지 type으로 분류할 수가 있으나, 명백한 구분은 안 된다.

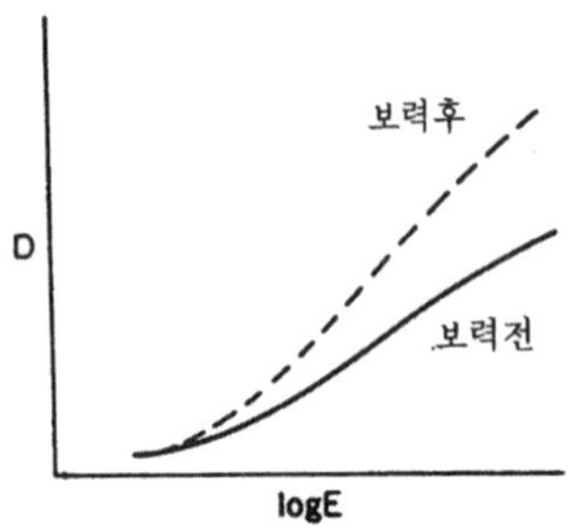

(a) 비례보력(그림 14-5)

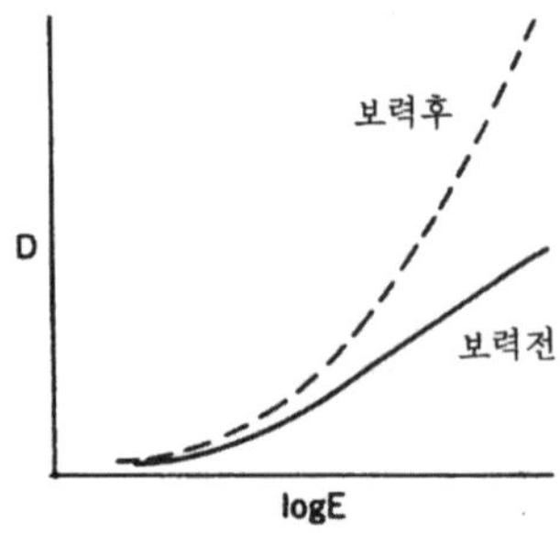

(b) 과비례보력(그림 14-6)

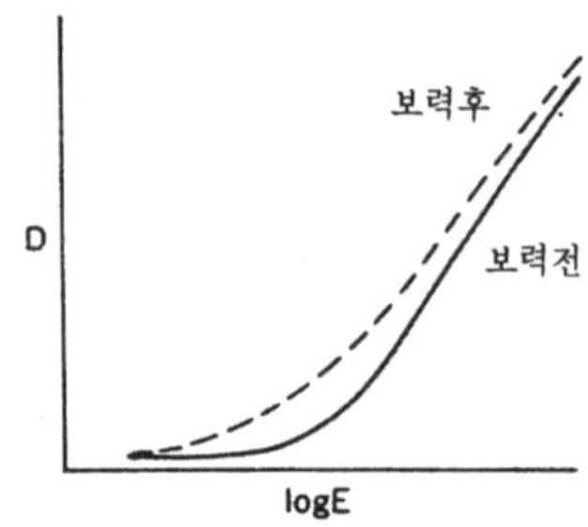

(c) 역비례보력(그림 14-7)

표 14-2 특성에 의한 분류와 보력법

분 류	보 력 법	비 고
비례보력	크롬보력 은보력 승홍보력 수은, 은, 시안산 칼륨보력	염산칼륨 · 염산표백 → 현상 승홍표백 → 주석산철현상
과비례보력 (Highlight 보력)	(수은, 은, 시안산, 칼륨보력) 수은·취화칼륨보력	시안산소칼륨이 조금 과한 경우 아황산나트륨현상
역비례보력 (Shadow보력)	우라늄보력 퀴논티오황산염 보력 크롬보력 적혈염·취화칼륨보력	표백 또는 현상을 도중에 중단하는 경우 적혈염 → 취화칼륨 표백 → 현상 (표백 또는 재현상을 불충분하게 했을 때)

1) 비례보력(proportional intensification)

사진농도를 농도역에 비례해서 증가시키는 보력으로 고농도부가 저농도부보다 강하게 보력되며 contrast가 증가한다. 현상부족한 저농도연조사진의 수정에 적합하다.

비례보력중에 비교적 잘 이용되는 크롬 보력에 대해서 설명한다.

① 크롬보력액

(가) 경막액	물	…70㎖
	37% formalin	… 10㎖
염산나트륨		… 6g/물을 가해서 upto 1000㎖
(나) 청정액	1%산성 아황산나트륨 액 또는 신선한 산성정착액	
(다) 표백액	물	… 700㎖
	중크롬산칼륨	… 9g
	진한염산	6㎖/물을 가해서 upto 1000㎖

(라) 재현상액 최초에 사용한 현상액처방의 신액을 2배로 묽게 한 것을 사용

(마) 처리 경막→수세→청정→수세→표백→수세→재현상→정착→수세→건조

② 크롬보력의 화학반응

(가) 표백 $K_2Cr_2O_7 + 2HCl \rightarrow 2(CrO_2 \cdot OK \cdot Cl) + H_2O$

$2Ag + CrO_2 \cdot OK \cdot Cl \rightarrow CrO_2 \cdot OK \cdot Ag + AgCl$

(나) 재현상 $AgCl \xrightarrow{\text{환원}} Ag$

결국 Ag 이외에 Cr을 가해서 농도가 증가하게 되는 것이다. 그러나 크롬염은 공해상 배수규제가 있기 때문에 취급에는 주의하지 않으면 안된다.

2) 과비례보력(super proportional intensification)

사진농도의 고농도부를 특히 많이 흑화시켜, contrast를 크게 하는 보력으로, 비례보력이 한층 강조되어진 type이다. highlight 보력 이외에, 초비례보력, 경조보력이라고도 불리며, 노출이 적정으로 현상이 특히 부족했을 경우나, 선화의 보력에 적합하다.

3) 역비례보력(subproportional intensification)

사진농도의 저농도부에서 높은 비율로 보력하고, 고농도부일수록 낮은 비율로 하는 보력의 type으로 shadow부의 증감효과가 있다. 대체로 노출부족이며, 현상과도의 저농도경조사진의 경우에 적합하다.

4) 등가보력

사진농도의 증가는 각 농도 영역에 걸쳐서 같은 것으로 비교적 저농도까지 보력되어 노출부족의 사진에 응용되고 있으나 실제처방에서 이 type에 속하는 것으로는 착색효과에 의한 것이 많다.

Ⅲ. 사용기자재

Sensitometer, 사진농도계, 현상용구, 감력 및 보력액(크롬보력액, 적혈염·과망간산칼륨·과황산암모늄 감력액, 정지액, X선필름현상액·정착액 등)

Ⅳ. 실험방법

1) 계단노광을 시켜 현상 처리한 film을 각종 보력법에 따라 보력시키며 처리시간은 경막 3분, 수세 30초, 청정 3분, 수세 5분, 표백 2분~3분, 수세 2분, 재현상 5분, 정착 5분, 수세 10분, 건조의 순서로 한다.
2) 건조된 film을 농도계로 농도를 측정한다.
3) 계단노광을 시켜 현상처리한 film을 각종 감력법에 따라 감력시키며 처리시간은 경막 3분, 수세 30초, 청정 3~5분, 감력 1~3분, 수세 2분, 정착 2분, 수세 10분, 건조의 순서로 한다.
4) 건조된 film을 농도계로 농도를 측정한다.

Ⅴ. 검토 및 평가

(1) 각각의 특성을 작성하여 보력과 감력의 특성을 파악하고 그 효과를 검토한다.
(2) 보력과 감력의 전후 특성을 비교하여 각각의 방법에 따른 효과의 차이점을 파악한다.

20　　년　월　일　　　교시

<table>
<tr><td colspan="5"></td><td rowspan="6">조
원</td><td>1</td></tr>
<tr><td>학 과</td><td>반</td><td>학 번</td><td>성 명</td><td>조</td><td>2</td></tr>
<tr><td rowspan="4"></td><td rowspan="4"></td><td rowspan="4"></td><td rowspan="4"></td><td rowspan="4"></td><td>3</td></tr>
<tr><td>4</td></tr>
<tr><td>5</td></tr>
<tr><td>6</td></tr>
</table>

1. 목 적

2. 사용기기 및 재료

3. 실험방법

4. 실험결과

5. 결 론

제15장 X선 사진의 복제에 관한 실험

Ⅰ. 목 적

X선 사진의 복제에 대한 여러 가지 방법과 기술을 습득하고 각종의 복제법을 비교 검토하여 그 특성을 파악한다.

Ⅱ. 이 론

X선 사진의 원판(orginal 사진)(일반은 nega상)으로부터 복제사진을 만드는 방법은 인화지에 인화하는 방법, 축소복제법(micro 또는 slide화), 원판의 크기와 같은 복제법이 있다.

사용하는 감광재료는 halation 방지층을 갖고 초미립자로서 고해상력(150~200개/mm)의 micro film(원판→촬영→현상처리-복제 nega)와 직접반전유제의 direct dup film(원판→노광→현상처리→복제 posi)이 있다.

그리고 복제와는 다르나 subtration이라고 하는 혈관조영사진의 혈관상을 나타내게 하는 기법도 함께 습득한다.

이와 같은 X선 사진의 복제는 학술발표, 연구, 교육, 임상진단에 많이 이용되고 film의 보관관리에도 편리한 수단이다.

특히 축소복사를 하는 경우에는 35mm microfilm에 촬영하고 사용목적에 따라서 posi film 또는 인화지에 인화하는 방법 등이 있다.

1) Dup film법(직접반전방식)

Solarization 효과를 이용해서 비교적 원판사진에 가까운 복제사진이 간단하게 만들어진다. 농도특성은 일반필름과는 반대로 미노광부의 농도가 높고 노광량을 증가한 부분은 농도가 저하된다(그림 15-1).

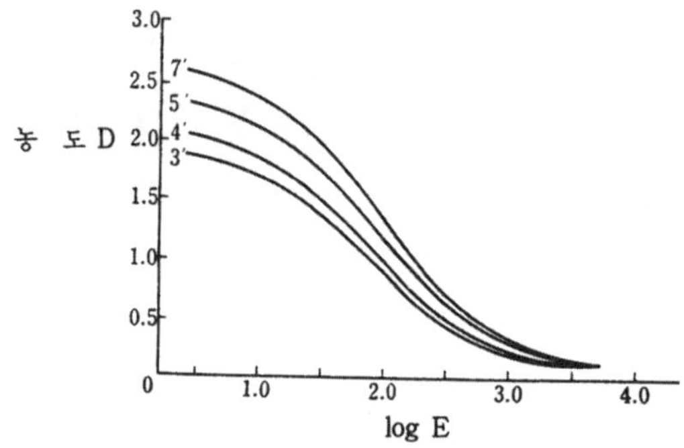

그림 15-1 Dup film의 특성곡선

이 특성을 이용해서 원판사진과 밀착시켜 duplicator로 노광하고 X선 필름 현상용 자동현상기로 처리한다.

toe part(족부)와 shoulder part(견부)에서 다소의 어려운 점이 있으나 원판과 같은 계조의 복제사진을 만들 수가 있다.

사용되는 film은 dup film이라고 하는 필름제조회사에서 별도로 제조하여 시판되고 있어 손쉽게 구입할 수 있다. 이 film은 일종의 solarization emulsion을 도포하고 있어 원판과 잘 밀착시켜 노광하면 원판사진과 같은 quality의 사진을 작성할 수 있다.

Solarization emulsion은 숙성단계에서 AgBr 결정의 중심부에 다른 금속 ion을 주입(doping)하고, 한편 그 결정표면에 환원제를 작용시켜 fog speck을 주게 된다.

이와 같은 film을 미노광 상태로 현상하면 흑화되나 노광시키면 다음과 같은 변화가 일어난다.

$$Br^- + h\nu \rightarrow Br(\text{정공}) + e^-(\text{전자})$$

정공은 fog speck을 공격하여 노광량에 따라서 소멸된다.

$$Br + Agn \rightarrow AgBr + Ag_{n-1},\ Br + Ag_{n-1} \rightarrow AgBr + Ag_{n-2}$$

이와 같이 되어 speck(핵)을 구성하는 은원자의 수가 몇 개 이하가 되면 현상액에서는 흑화 되지 않는다.

한편 노광에 의해서 생기는 전자는 결정내부에 확산되고 doping된 금속 이온과 결합해서 그기에 고정된다.

$$e^- + M^{m+} \rightarrow M^{(m-1)+}$$

일반 flim은 노광량의 증가에 따라 사진농도가 증가하지만 이 film은 노광량이 증가하면 반대로 사진농도는 감소되는 특성이 있다.

따라서 이 film에 인화하면 원판사진의 고농도부는 투과정량이 작아져, 복제사진에

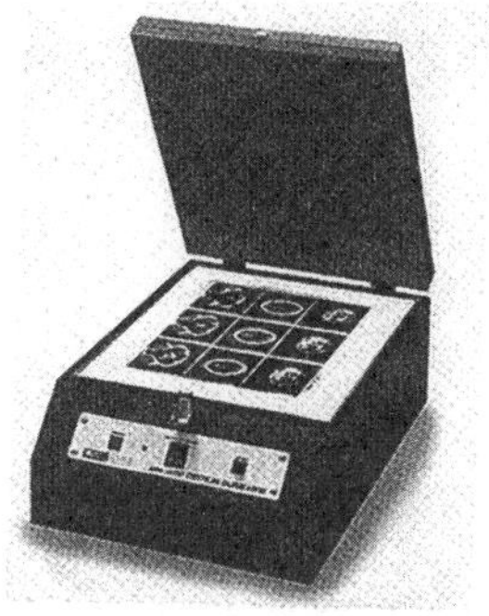

그림 15-2 직접반전 Dup film용 인화기

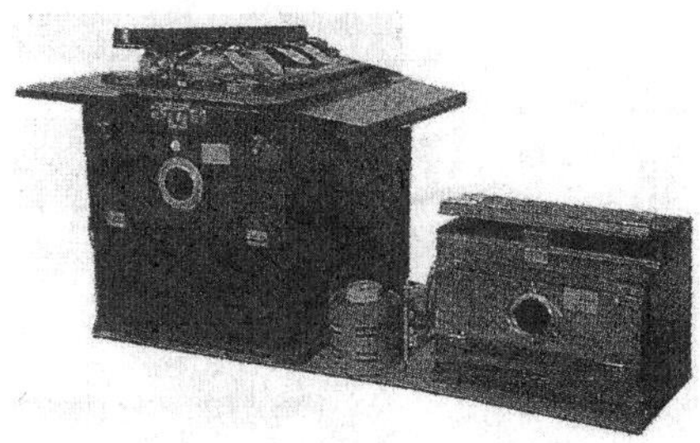

그림 15-3 일반사진용 밀착 printer(35mm 판용)

서도 고농도로 되고 원판사진의 저농두부는 투과광량이 많아지게 되어 저농도로 재현되므로 1회의 printing 으로서 posi-posi 방식의 복제사진이 작성된다.

또한 이 film은 X선용 film과 같이 film base를 지지체로 하고 있으나 X선 film과는 달리 유제는 편면도포(single emulsion)이며 반대측은 halation 방지층으로 구성되어 있다.

그러므로 사용 시에는 앞면과 뒷면을 잘 구별하영랴 하며 유제면과 원판사진과 잘 밀착시켜 원판사진측으로부터 노광한다. 감색성은 X선 film과 같으나 감도는 저감도이며 취급이 용이하다. γ치는 1.0정도이며 현상시간에 의해 다소 조절된다.

취급 및 현상처리는 X선 필름과 같으나 printing 할 때 밀착에 주의하고 균등한 printing(소부)이 될 수 광원을 사용한다(전문인화(소부)기, 그림 15-2). 그리고 전용 duplicator가 없는 경우는 일반적으로 사용되는 밀착 printer(그림 15-3) 또는 확대기를 사용한다.

2) Inter Nega · Dup, Posi법

원판사진을 printing하여 역농도상을 만들고, 그 역도상을 다시 printing하여 원판사진과 같은 posi상을 만드는 방법이 있으나 X선 film을 사용하면 경조가 되기 쉬우며 원판사진이 갖고 있는 풍부한 계조를 얻지 못한다.

따라서 inter nega에 사용되는 연조의 film을 쓰게 된다. inter nega film(grabia film)에는 극면조, 연조, 중간계조, 경조의 4종류가 있으나 X선 필름의 복제에는 연조가 적합하다.

원판사진의 inter nega film(grabia film)의 유제면을 밀착 printing시키고 중간

nega(nega상)를 만든다. 이어서 그 nega상과 X선 film을 밀착 printing하면 원판사진과 같은 계조의 posi상이 만들어진다. X선 필름은 contrast가 높은 film이므로 inter-nega의 contrast는 다소 작게 만든다.

3) 인화지법

원판사진과 인화지를 밀착 printing하는 방법, 즉 역농도상이 나타나도록 하는 것과 2)에서 작성한 inter nega film과 인화지를 밀착 printing하는 방법, 4)에서 작성한 microfilm을 사용하고 인화지에 확대인화하는 방법이 있다.

이러한 경우도 인화지에 인화하면 원판사진의 계조를 재현하기 어려우나 연조인화지(1호 정도)를 쓰고 반전노광법에 의해 원판사진과 비슷한 사진을 만들 수가 있다.

반전노광법은 노광전이나 노광후라도 관계없이 좋으며 printing 이외에 인화지 전면에 약간의 노광을 주어서 fog가 오게 한다. 이리하여 영상형성이 안된 부분이 나타나게 된다. 현상액은 일반 인화지용을 2배로 희석한 것이 좋다.

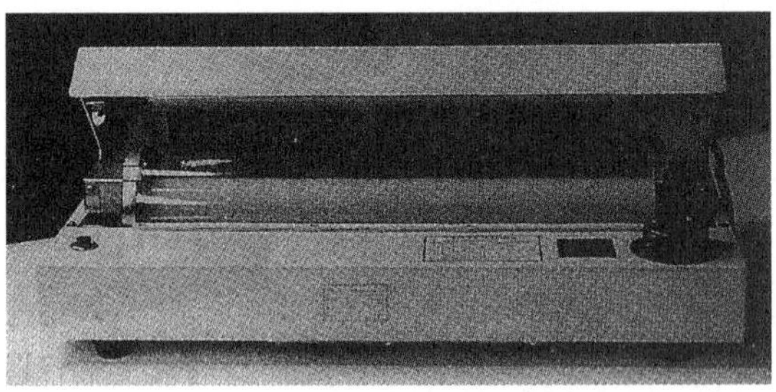

그림 15-4 슬라이드 제작전용 printer

4) Micro법

Micro법은 문헌, 사진의 정리, 보간을 쉽게 하기 위하여 micro film에 축소복사하고 필요에 따라서 확대영사 또는 확대 printing에 의해 재생시킨다.

X선 사진에도 이 방법을 응용하지만, X선 사진의 축소복사는 이 목적외에 slide 제작, 인쇄원고의 인화 printing하는 원판으로도 사용된다(그림 15-4).

일반적으로 micro 사진은 선화, 문자를 대상으로 하는 경우가 많은데 비해서 X선 사진은 복잡한 계조를 갖고 있으므로 이것을 재현할 수 있는 film의 선택이 필요하다.

사진 detail의 묘사를 위해서 특성곡선의 직선부가 길고 유제는 극미립자의 것이 좋다. 일반적인 nega film에서는 저감도, 고해상력(F급)의 것이 적합하며, X선사진복사 전용의 35mm film이 시판되고 있다.

대량의 복사에는 전용의 복사장치를 사용하지만 소량일때는 illuminator를 이용하고 35mm camera로 촬영할 수 있다. 복사된 X선 사진은 확대 영사해서 판독하든가, 원판사진 크기로 재현하려면 inter nega film에 확대 printing한다. 그리고 slide 제작은 posifilm에 밀착 printing을 하고 인쇄원고의 인화상을 만들기 위해서 인화지에 확대인화를 한다.

5) Subtraction 법

Subtraction법은 1935년에 소개된 이래 가장 오래된 사진기법이지만 혈관조영사진의 응용은 그다지 없었으나 최근에 이르러 응용되고 있다. subtraction법이란 X선 사진상에서 원하지 않는 음영을 제거하기 위한 사진 기술이다. 예를 들면 뇌혈관 X선 조영사진의 중복된 상에서 두개골의 음영을 제거하면 뼈의 음영과 중복된 혈관만을 선명하게 그려낼 수 있다.

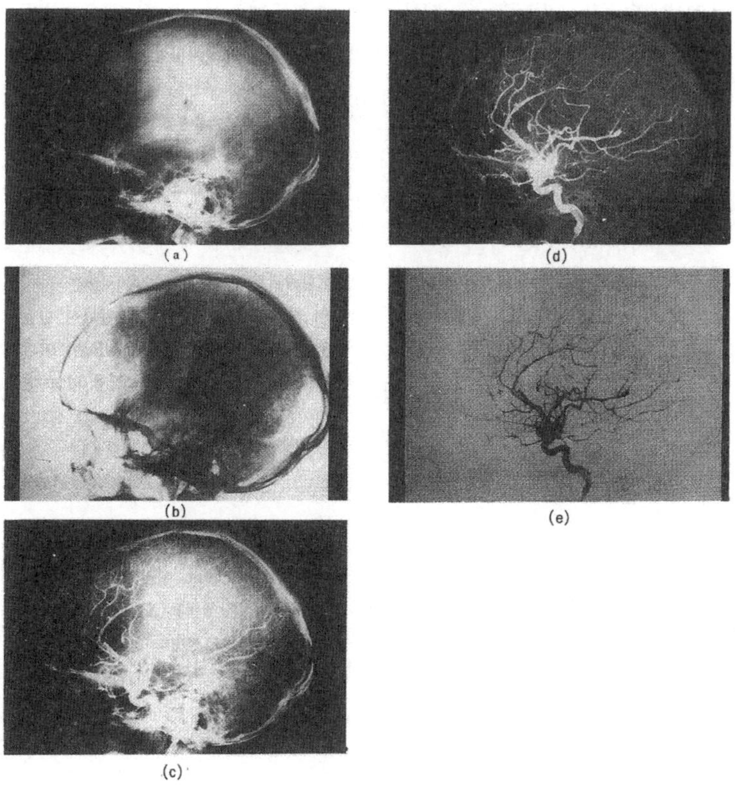

그림 15-5 Subtraction법

원리는 간단하여 혈관조영 연속촬영에서 조영 직전에 또는 조영 종료후의 단순사진(그림 15-5(a))를 복사용 film에 밀착 printing해서 반전영상(그림 15-5(b))를 만든다. 다음으로 조영사진(그림 15-5(c))과 반전영상(그림 15-5(b))를 겹치면 nega상과 posI 상이 겹치는 관계로 전면이 검게되며 조영사진에 그려진 혈관상만이 백색의 선음영으로 남게 된다(그림 15-5(d)). 다음으로 중복된 혈관상만 흰 음영으로 남는 film을 원판으로해서 밀착 printing시키면 혈관상만이 검은 선으로서 나타나게 된다(그림 15-5(e)).

이상의 각 복제법은 모두 목적은 임상진단에 가장 필요한 부분을 재현시켜야 하므로 진단의 대상이 부분적이고, 그 부분을 명확하게 재현(또는 강조)시키면 다른 부분은 제거되는 단점이 있다.

이 subtraction 방법을 이용하면 (1) 단순사진(scout film), (2) 혈관에 조영제가 주입된 혈관조영상이 있어야 하며 (3) 뇌혈관조영 검사시 환자의 움직임이 없어야 한다. 즉 검사중에 환자의 호흡이나 다른 조건에 의해서 움직임이 있을 수 있으므로 완전한 subtraction상을 얻기란 쉬운 일이 아니다. 사용되는 film은 목적 농도를 부가하는 또다른 film이 필요하다. 이 film을 subtraction mask라고 하며 기본 film의 nega로 하여 단순사진과 밀착하여 노광한 다음 nega로 하므로 단순사진에서 흰부분은 mask에서 검은 부분이 된다.

Subtraction mask로 사용되는 필름은 γ치가 대략 1이다. γ=1이란 기본 film의 반대농도를 옮길 때 contrast는 반대이나 농도차를 크게 변화시키지 않는 film을 의미한다.

mask용 미노광필름은 일반 X선 film을 사용하여 반전현상을 하였으므로 불편이 있으나 현재는 mask용 film(Dupont coronex subtraction, Kodak X-Omat SUB)이 시판되고 있으며 이 film들은 어떤 X선 자동현상기와도 사용가능한 넓은 현상조건을 갖고 있다. 편면에만 유제가 도포된 γ=1이다.

III. 사용기기 및 재료

X선사진(복제용원판), duplicator (직접 반전용 전용 duplicator)(그림 15-2), 밀착 duplicator(그림 15-3), slide 전용 printer(그림 15-4), 확대기, 35mm camera, 접사장치, 삼각, illuminator, 사진농도계, 현상용구(항온현상 vat, 현상 tank), 감광재료(X선용 직접 반전film, 직업용 X선 film, grabia film, 일반용 미립자 film, posi film, 35mm판 diazo film, 인화지, 처리액(D-76, D-72, X선 film용)

IV. 실험방법

(1) 각 film의 특성곡선작도 : 각 film에 확대리를 광으로서 계단노광을 하여 현상, 특성곡선을 작도한다.

(2) Dup법(직접반전방식) : 전용 printer 또는 밀착 printer로 printing 시간을 변화시켜 원판사진을 밀착 printing하고 X선 film용 현상액에 처리한다.

(3) Inter nega·Dup·posi법 : 밀착 printer로 원판사진을 grabia film에 노출시간을 변경하여 밀착 pringing하고 X선 film용 현상액에서 처리한다. 다음에 grabia film을 nega로 하여 직접용 X선 film에 밀착 printing하고 X선 film용 현상액에서 처리한다.

(4) 인화지법(3종류)

① 원판사진과 인화지를 밀착 printer로서 printing한다.

② (3)의 inter-nega를 사용하여 인화징 밀착 printing한다.

③ 다음의 micro법에서 작성하는 35mm판 film을 확대기를 사용하여 확대 인화시킨다. 이상의 3종류에도 부노광법을 사용하여 D-72의 2배 희석액에서 현상처리한다.

(5) Micro법

검사장치 또는 3각(illuminator 이용)을 사용하고 원판사진을 35mm camera로 촬영한다. 이 경우는 원판사진 주변에서부터 여분의 빛이 들어올 수 있는 원판사진 주위를 흑지로서 가리고 사용 film은 일반용 미립자 film 또는 X선 사진 복사용 35mm film을 사용한다. 현상은 미립자 현상으로 D-76을 사용하고, 완성된 35mm판의 원판을 사용하여 다음 실험을 한다.

① posi film을 사용하여 밀착 printer 또는 slide 전용 printer(그림 15-4)에서 printing하고 X선용 현상액에 현상처리를 한다.

② 35mm판 diazo film에 slide 전용 printer로 printing시키고 ammonia gas 현상을 이용한다. diazo film은 종류에 따라 현상후의 색이 청색, 적색, 갈색 등으로 된다(color foil법).

③ 확대기를 이용해서 grabia film 및 인화지에 확대 printing하고 D-72에서 현상처리한다.

①②의 film은 건조 시키고 slide용에 mount한다.

(6) subtraction 기법(그림 15-6) : subtraction 실시의 주의는

① 반전상 film과 조영사진을 완전히 일치시키기 위해서는 단순사진(그림 15-5(a))와

조영사진(그림 15-5(c))를 촬영할 때 촬영부위가 바뀌지 않도록 완전히 고정시켜야 한다.

② 반전상 film과 조영사진을 중복시킬 때 골음영이 흑화되게 잘 중복시켜야 하며 동시에 이와 같은 농도의 반전상 film을 만든다.

③ 2매의 film을 중복시켜 밀착 printing할 때 film 지지체의 두께가 fog 요인이 되지 않도록 반전 상 film의 유체면을 위로하고 그 위에 조영된 X선 사진(양면 유제)을 중복하여 밀착 printing시킨다.

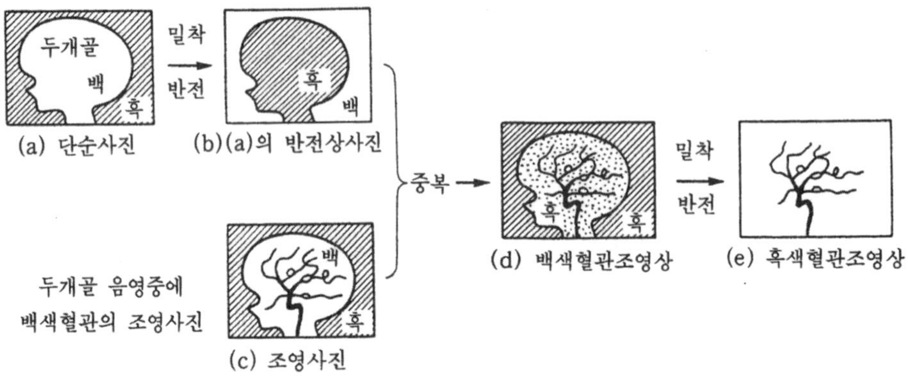

그림 15-6 Subtraction의 원리

V. 결과 및 평가

(1) 최대계조도와 평균계조도를 특성곡선상에서 산출하고 각 감광재료를 비교 검토한다.

(2) 원판사진과 복제사진을 비교하고 원판사진의 재현도를 검토한다.

(3) Inter-nega의 농도에 의한 복제사진을 검토하고 (2)의 dup film 및 원판사진과 비교 검토한다.

(4) 인화지법(3종류)를 비교하고, posi상, nega상과의 차이를 검토한다.

(5) mount한 film을 projector로 투영하여 비교 검토한다.

(6) 조영사진과 subtraction의 혈관상을 비교한다.

20 년 월 일 교시

<table>
<tr><td colspan="5"></td><td rowspan="6">조원</td><td>1</td></tr>
<tr><td>학 과</td><td>반</td><td>학 번</td><td>성 명</td><td>조</td><td>2</td></tr>
<tr><td rowspan="4"></td><td rowspan="4"></td><td rowspan="4"></td><td rowspan="4"></td><td rowspan="4"></td><td>3</td></tr>
<tr><td>4</td></tr>
<tr><td>5</td></tr>
<tr><td>6</td></tr>
</table>

1. 목 적

2. 사용기기 및 재료

3. 실험방법

4. 실험결과

5. 결 론

제16장 X선영상의 화질관리를 위한 선예도 평가 실험

Ⅰ. 목적

사진상에 fog가 발생할 경우에는 그 피사체의 미세상이나 윤곽을 뚜렷하게 잘 볼 수 있다. 즉 피사체가 가지고 있는 형상(정보)가 충실히 전달되지 않았기 때문이다. 사진이 그 피사체의 상태를 충실히 재현해야 하는 것은 기본의 사명이나 전달되는 영상정보가 거의 없는 경우, 각종 결상계의 영향에 의한 fog로 인해 결국 기록능력이 저하된 사진, fog image가 되고 만다. 이 사진상의 quality는 fog에 의해서 좌우되므로 화질 관리의 측면에서 평가하는 것은 선예도이며 선예도가 어느 정도 되는가를 평가하는 수단으로서 일반적으로 response함수(MTF)를 측정하고 있다. 따라서 영상의 선예도 지표가 되는 MTF의 측정으로서 작성된 영상의 평가를 위한 실험을 한다.

Ⅱ. 이론

1. 선예도의 평가법

① Response함수(MTF) … Chart(Contrast)법, Flurier 변환법

② 해상력법 … 해상력 Chart를 촬영해서 식별한계 주파수를 판정한다.

③ Acutance … Knife edge image를 촬영하고 그 농도곡선의 모양에 따라 평가한다.

④ 기타

MTF(Modulation Transfer Function)는 통신계통에서 발달하였으며, 그것을 영상 system에서 이용하였다. 통신에서 송신측의 파형의 변화가 각종 장해물 때문에 외곡되고, 수신측에서는 변화가 적게 되면서 변화되지 않는 현상이 영상정보가 결상계에 따라 fog로서 전달되는 과정이 거의 같다고 볼 수 있다(그림 16-1).

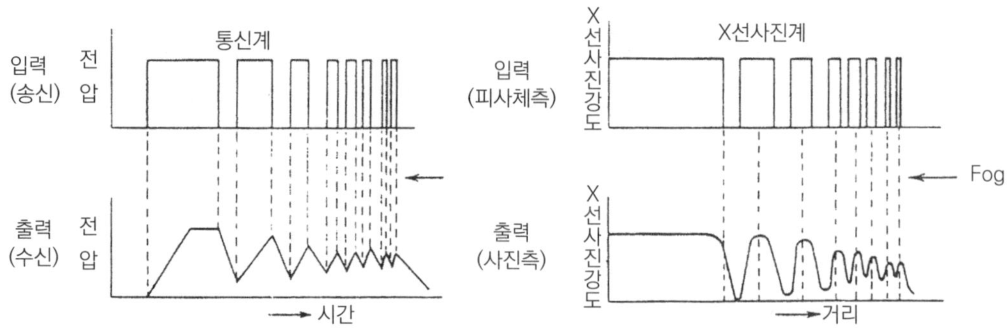

그림 16-1 MTF(Modulation Transfer Function)

2. 공간 주파수

통신계에서 MTF를 구하는 것은 강도(진폭)가 같고 주파수가 다른 파형을 입력하였을 때 각 주파수에서의 출력 진폭이 어느 정도 되는가에 따라서 정해진다.

이 주파수로는 1초간 몇 회의 진동(cycle/sec)이 반복하게 디는가이지만 영상계에서는 1mm의 폭이 가운데 몇 개의 선이 있는가 하는 단위를 이용하여 이것을 공간주파수(Spatial Frequency)라고 한다(그림 16-2). 선을 몇 개와 수가 되는 것은 그림과 같이 흑백의 선이 교차하게 되므로 가능하다. 그러므로 공간주파수의 단위로는 LP/mm(Line pair)나 개수/mm 등이 이용된다. 예를 들면 공간주파수 5개라고 하는 것은 백 5개, 흑 5개의 합 10개. 결국 백·흑 5pair가 1mm의 폭 가운데 있는 것이 된다. 그리고 백·흑의 각각 선의 굵기는 1mm의 1/10이며, 0.1mm(100μ)이 된다.

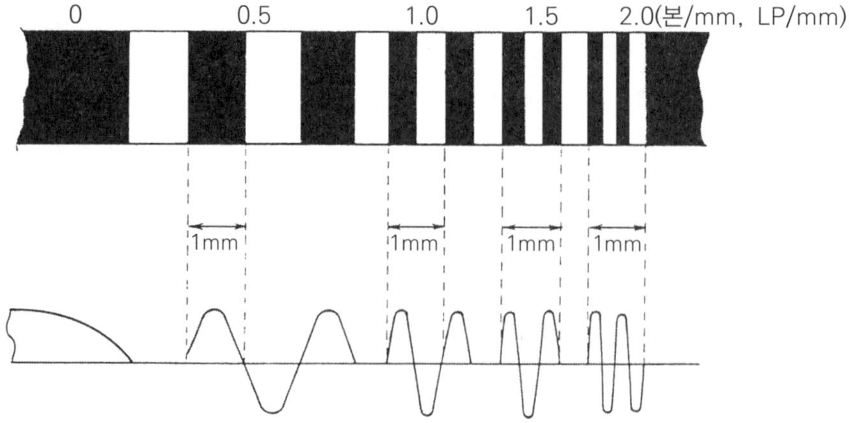

그림 16-2 공간주파수

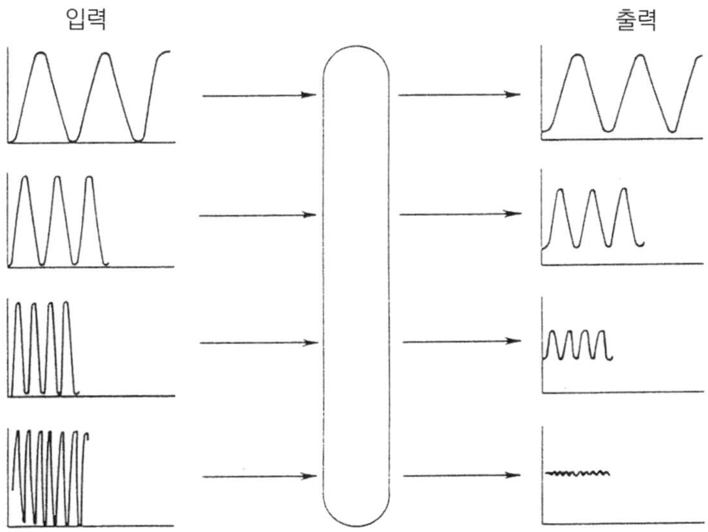

그림 16-3 정현파의 입력과 출력

3. MTF

MFT는 입력강도가 정현파형일 때만 정의된다. 정현파 입력이면 전달 후에 정현파로서 출력되므로 진폭만 바뀌어 이론적으로 취급하기 쉽다(그림 16-4).

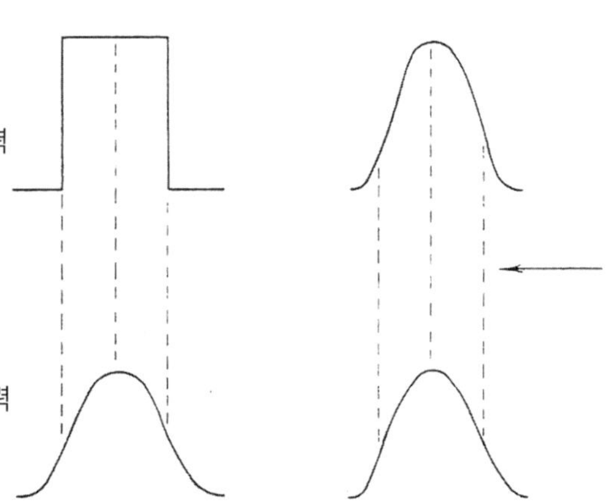

그림 16-4

전달계에 정현파의 강도분포를 가진 입력을 주었을 때 출력측에서 Contrast(진폭)dml 변화 및 위상의 변화를 일으킨다(그림 16-5). 따라서 입력과 출력과의 Contrast(진폭)의 비를 공간주파수의 함수로서 나타내는 것이 MTF이다. MTF는 Contrast(진폭)의 변화를 나타내는 것이나 위상성분의 변화를 나타내는 경우는 PTF를 이용한다. 그러나 일반저긍로 필름계에서의 PTF는 0으로 된다. 이 진폭성분과 위상성분을 종합해서 Response 함수 또는 OTF라고 한다.

MTF(Modulation Transfer Function) 변조전달함수

PTF(Phase Transfer Function) 위상전달함수

OTF(Optical Transfer Function)

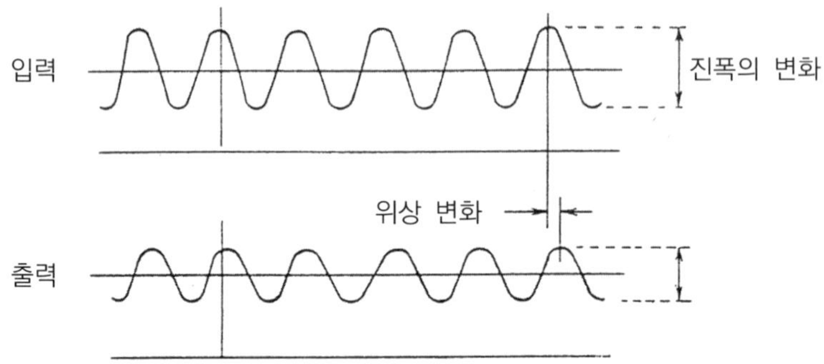

그림 16-5

1) 정현파 입력에 대해서

입력파형의 강도분포로서 정현파를 쓰는 이유는 수학적으로 취급하기 쉬운 것과 모든 파형을 주파수가 다른 정현파로부터 만들어 낼 수 있다는 것 등이다.

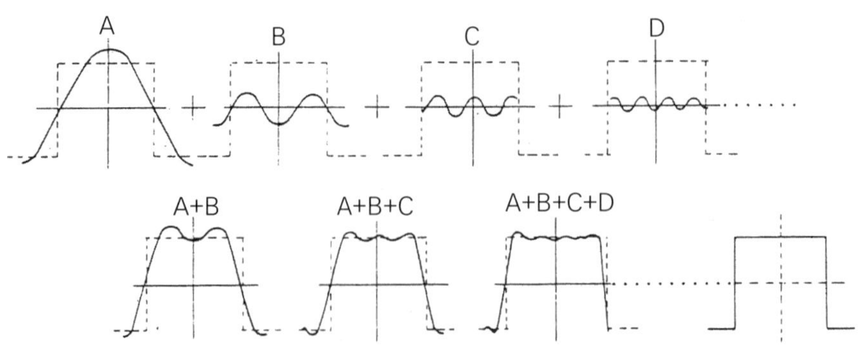

그림 16-6 정현파에 의한 구형파의 합성

2) Contrast의 정의

입출력의 비교로 이용디는 Contrast는 각 주파수에 따라 다음과 같이 정의된다(그림 16-7).

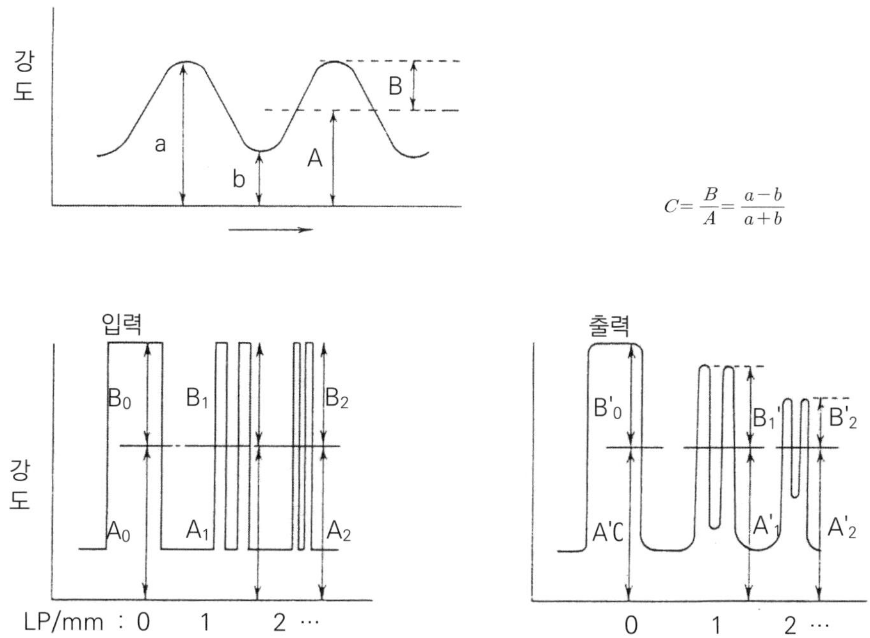

$$C = \frac{B}{A} = \frac{a-b}{a+b}$$

$$C_o = \frac{B_o}{A_o}, C_1 = \frac{B_1}{A_1}, C_2 = \frac{B_2}{A_2} \cdots$$

$$C'_o = \frac{B'_o}{A'_o}, C'_1 = \frac{B'_1}{A'_1}, C'_2 = \frac{B'_2}{A'_2} \cdots$$

$$\left[C_0 = \frac{B_o}{A_0} = \frac{\frac{a_0 - b_0}{2}}{\frac{a_0 + b_0}{2}} = \frac{a-b}{a+b} \right]$$

그림 16-7

각 주파수의입력 Contrast에 대한 출력 Contrast의 비가 MTF 이다.

$$\mathrm{MTF(u)} = \frac{\text{출력Contrast(C'u)}}{\text{입력Contrast(Cu)}} \quad \text{u : 공간주파수}$$

$$\mathrm{MTF_0} = \frac{C'_0}{C_0}$$

$$\mathrm{MTF_1} = \frac{C'_1}{C_1}$$

$$\mathrm{MTF_2} = \frac{C'_2}{C_2}$$

4. 입력강도와 출력강도의 관계

MTF는 어디까지 입력강도와 출력강도의 비, 결국 입력파의 진폭과 출력파의 진폭의 비에 따라 구해진다. 이 정의가 성립되기 위해서는 입력과 출력과이 사이에 직진성(비례관계)이 되어야 한다(그림 16-8(a)).

X선 사진의 경우 입력강도는 피사체를 투과한 X선의 량(X선 강도)이며, 출력강도는 일반적으로 사진 농도가 되는 것이다. X선량과 사진 농도의 사이에는 직선성이 아니다. 결국 입력의 X선량은 일정량이 아니고 변하는 경우, 출력의 사진 농도가 비례적으로 변하는 것은 아니기 때문이다(그림 16-8(b)).

여기서 노광조건이 변하므로 MTF는 바뀌고 상태가 나빠진다. 그리고 여기에 대응해서 출력측은 농도가 아니고 그 농도를 얻기에 필요한 노광량(X선량)을 출력강도로서 이용하는 방법이 있다. 이 노광량을 유효노광량이라는 하는 특성곡선을 이용해서 농도의 노광량 변화를 일으키지 않는다(그림 16-8(c)).

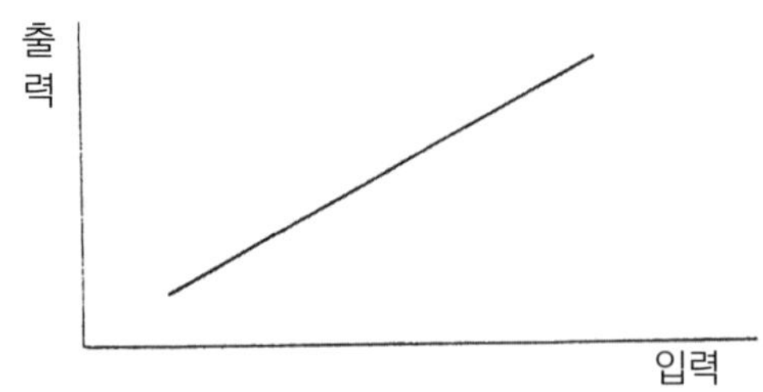

그림 16-8 a. 입력과 출력에 직선성이 있는 경우

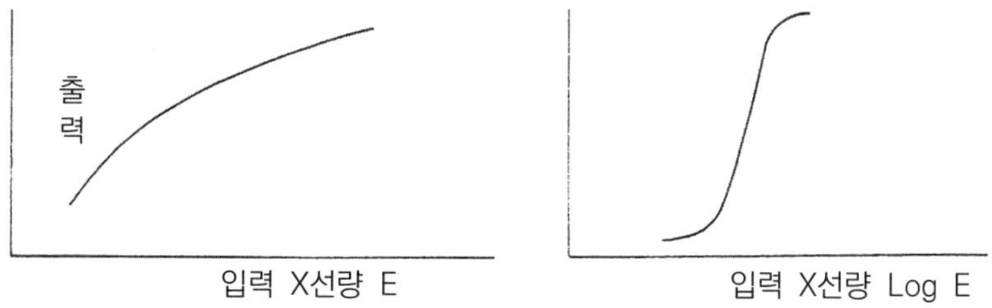

그림 16-8 b. X선 사진계의 입력과 출력

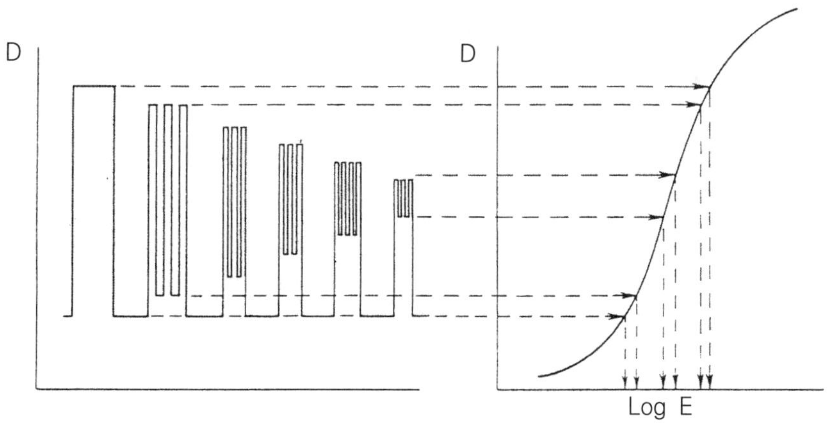

그림 16-8 c. D-E

5. MTF의 측정

X선 사진촬영계에 있어서 MTF의 측정에 실제로 이용하는 방법으로서 구형파 chart법과 slit법이 있다. 여기서는 screen/film계의 MTF의 측정에 있어서 구형파 chart법에 대해 설명한다.

1) MTF의 측정방법

① chart법(Contrast)법 … 구형파 chart법/정현파 chart법
② Furier 변환법 … slid법/edge법

2) 구형파 chart법

X선의 흡수체를 재료로 해서 그 흡수체의 판이나 박에 각 주파수마다 slit를 오려내는 chart를 촬영해서 측정하는 방법이다. MTF를 정의하면 정현파의 chart를 사용할 필요가 있으나 실기에서 제작이 어려우므로 구형파 chart에 의해 MTF를 구하고, 그 후에 Cottman의 관계식에 따라 정현파의 MTF로 환산하는 방법이다.

3) MTF의 .측정순서

① Chart의 선정

MTF를 측정할 목적에 맞추어 측정용 chart를 준비해야 한다. 사용할 전압이나 필요 주파수 영역 등을 고려해서 선택해야 한다. X선 MTF 측정용 chart에는 다음과 같이 규격화 되어 있다(표 16-1)

② Chart의 촬영

Chart를 cassette에 밀착해서 붙이고 FFD : 200cm 위치에서 촬영한다. 이때 X선속의 중심을 chart의 중앙에 맞추어야 한다. chart 사진의 농도를 공간주파수 0개/mm에 상당하는 창의 고농도부(Dmax)와 저농도부(Dmin)가 film의 특성곡선 직선부에 들어가도록 농도를 맞추어야 한다.

표 16-1

용도	종류	주파수 범위 단위 LP/mm
일반용	M-IW 50R, M-IPb 50R M-IW 50D, M-IPb 50D	0.5 ~ 5.0
고압용	M-IW 100R, M-IPb 100R M-IW 100D, M-IPb 100D	
저압용	M-2SUS 45R, M-2SUS 45D	1.0 ~ 8.0
	M-2Sn 40R, M-2Sn 40D	0.5 ~ 10.0
I.I용	M-3W 100R, M-3Pb 100R M-3W 100D, M-3Pb 100D	0.5 ~ 6.3 0.5 ~ 6.0
확대용	M-4Au 30R	2.0 ~ 20

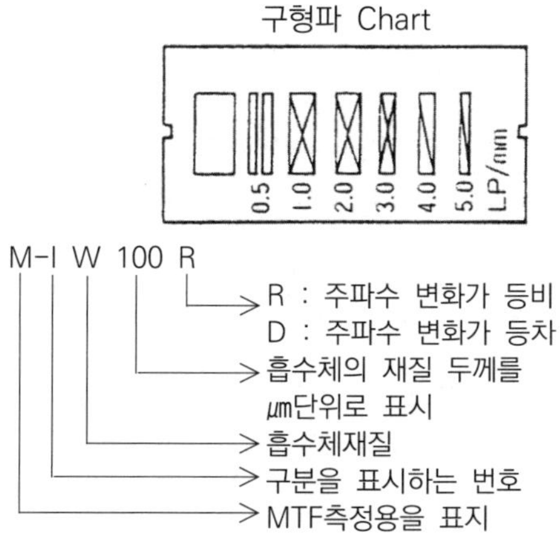

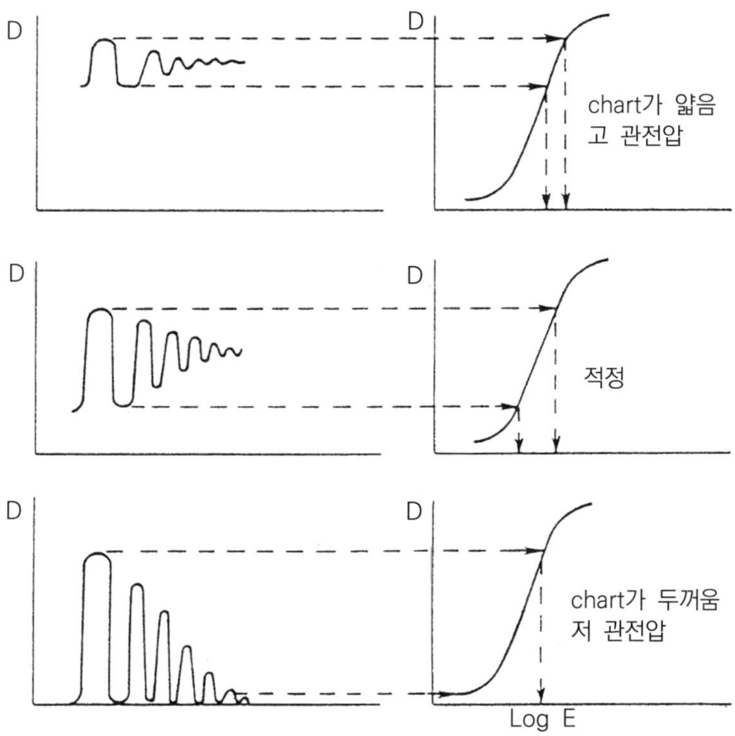

그림 16-9 관전압과 chart 두께

일반적으로 X선 필름에서는 0개/mm의 Dmax를 D=1.6~1.9정도의 농도로 하고, Dmin이 특성곡선의 직선부에 들어가도록 촬영하지 않는다. chart의 마이크로 트레-스의 해독의 정밀도 등을 올리기 위하여 Contrast(진폭)를 직선부내에서 될 수 있는한 크게 할 필요가 있다. 이를 위해서는 촬영 전압에 맞추어 chart를 선택, 또는 chart에 맞춘 전압의 설정이 필요하다(그림 16-9).

MTF는 각종 인자에 따른 영향이 있으며, MTF를 비교할 때는 비교하고자 하는 요인이 될 인자를 모두 통일할 필요가 있다. 예로서 Screen의 평가시에는 film, cassette, 밀착도, X선관 등 모두를 동일 조건에서 비교하는 것이 중요하다.

③ 특성곡선(농도-노광량 곡선)의 작성

농도를 유효 노광량으로 바꾸기 위하여 특성곡선을 작성한다. chart 촬영은 가급적 같은 조건에서 X선 sensitometry를 한다. sensitometry법은 거리 변경법으로서 mAs scale법이 바람직하다. 또한 chart 사진과 sensitometry 사진은 되도록 동시에 현상 처리해야 한다.

④ 농도측정

Microdensitometer를 이용해서 chart 사진 및 sensitometry 사진의 농도측정을 한다.

· 측정조건(Microdensitometer)의 설정

Microdensitometer … PDM-5B / PDS-15

Aperture … 25 × 300μ

Film 이송속도 … Chart 사진 : 100μ/sec·Sensitometry 사진 : 50μ/sec

기록지 이송속도 … 1mm/secc(6cm/min)

· Microdensitometer의 "0"점은 film fog부분 또는 측정 시료가 없는 상태에서 조정한다(기록지의 최저점).

* Microdensitometer의 주사는 각 공간 주파수의 line group에 대해 직각으로 실시한다.

⑤ 농도-노광곡선 작성

Sensitometry 사진의 microtrace의 reading을 한다. 기록지의 파형중에는 입상성 등의 noise가 포함되어 있으므로 noise 폭이 평균(중심치)을 잘 읽어내야 한다. 다음으로 횡축에 Log E, 또는 E로 해서 농도-노광량 곡선을 작성한다(그림 16-10).

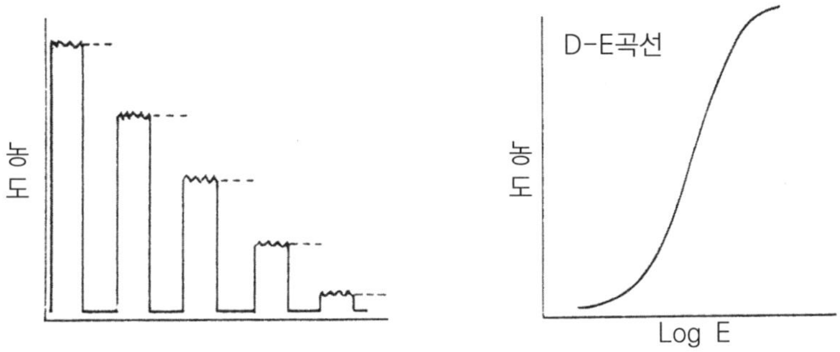

그림 16-10 농도-노광량 곡선 농도의 해독

⑥ Chart 사진의 mic개 trace에서 각 공간 주파수의 고농도(Dmax)와 저농도(Dmin)를 읽어낸다. Chart 농도의 reading은 고주파수가 되는 만큼 noise나 Chart 작성 정밀도의 영향을 받게된다. 그러므로 Chart의 고주파수 영역에서는 선수도 많게된다. 또한 reading시에는 각선의 고농도와 저농도폭을 중시해서 reading할 필요가 있다.

⑦ **농도를 유효노광량으로 변환(그림 16-11)**

D(u)max → E(u)max D(u)max → E(u)min

u : 공간주파수

$$\text{출력contrast} = \frac{E(u)max - E(u)min}{E(u)max + E(u)min}$$

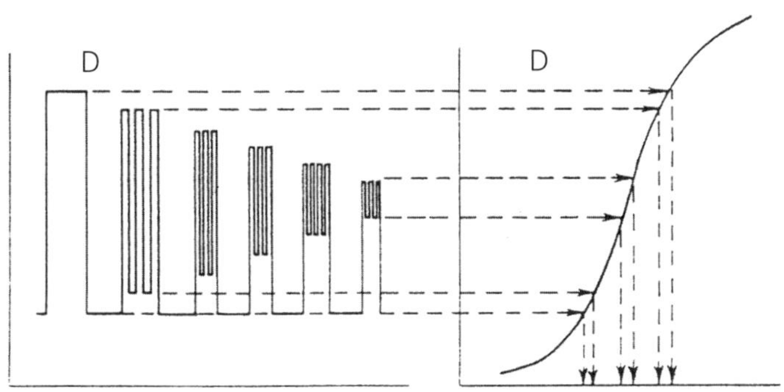

그림 16-11 D-E 변환

⑧ **MTF의 계산(구형파 MTF)**

공간주파수 0개/mm의 출력 Contrast로서 규격화한다.

0개/mm　　$MTF_0 = \frac{C'(0)}{C'(0)} = 1.0$

0.5개/mim　　$MTF_{0.5} = \frac{C'(0.5)}{C'(0)}$

1.0개/mim　　$MTF_{1.0} = \frac{C'(1.0)}{C'(0)}$

* MTF는 입력강도와 출력강도의 비교가 되지만 실제의 계산 가운데 출력 Contrast만을 사용하고 입력 Contrast를 사용하지 않는 것은 다음과 같은 이유이다.

$$MTF(u) = \frac{\text{출력}Contrast(u)}{\text{입력}Contrast(u)}$$

$$MTF(0) = \frac{C'(0)}{C(0)} \qquad MTF(1) = \frac{C'(1)}{C(1)}$$

* MTF는 규격화에 의해 (0개/mm)=1.0으로 하므로 공간 주파수 0개/mm의 MTF= C'(0)/C(0)에서 각 주파수 값을 나누게 된다.

$$MTF = \frac{\frac{C'(0)}{C(0)}}{\frac{C'(0)}{C(0)}} = 0 \quad MTF(1) = \frac{\frac{C'(1)}{C(1)}}{\frac{C'(0)}{C(0)}} = 0 \quad MTF(2) = \frac{\frac{C'(2)}{C(2)}}{\frac{C'(0)}{C(0)}} = 0 \cdots$$

이때 Chart를 투과한 각 주파수의 입력 Contrast는 C(0)=C(1)=C(2)=C(3)= … 로 되므로 계산 가운데에서 입력 Contrast는 소거된 것이 된다.

⑨ **MTF곡선 작성**

황축을 공간주파수, 종축을 MTF값으로 한 Graph를 작성한다. 횡축을 대수 눈금 또는 직선눈금으로서 표시되지만 X선 사진계에서는 직선눈금이 일반적이다(그림 16-12).

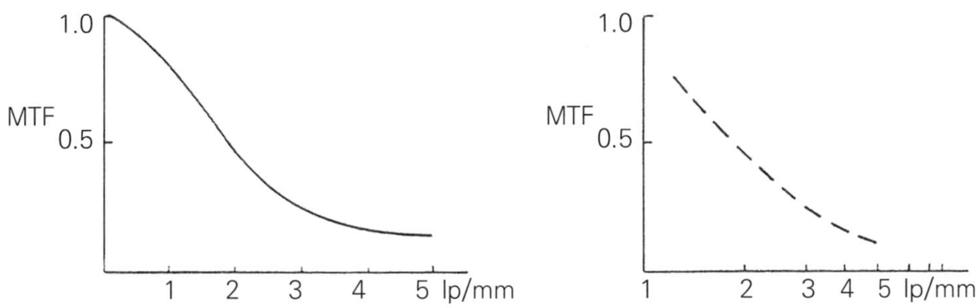

그림 16-12

⑩ **Coltman의 관계식을 이용한 구형파 MTF를 정현파 MTF로 변환**

구형파가 각종의 정현파에 의해서 합성할 수 있는 것은 앞에서 설명했으나 구형파에서 구하는 MTF를 수학적으로 정현파의 MTF로 변환하는 식을 Coltman의 관계식이라고 한다.

· 구형파 MTF를 정현파 MTF로 변환

Coltman의 관계식

(정현파) (구형파)

$$MTFu = \frac{\pi}{4}\left[MTFu + \frac{MTF_3u}{3} - \frac{MTF_5u}{5} + \frac{MTF_7u}{7} ...\right]$$

u = 0

$$MTF_0 = \frac{\pi}{4}\left[MTF_0 + \frac{MTF_0}{3} - \frac{MTF_0}{5} + \frac{MTF_0}{7}\right]$$

$$= \frac{\pi}{4}\left[1 + \frac{1}{3} - \frac{1}{5} + \frac{1}{7}\right] \fallingdotseq 1$$

제4항까지 계산, 이하는 생략

u=1 ~

기타 공간주파수에도 제4항까지 구해지는 함수로 계산

* 구형파의 MTF만으로서도 선예도의 비교 등은 실용적으로 가능하다. 그러므로 경우에 따라서는 Coltman의 관계식에서 정현파로 변환하지 않고 이용할 수 있다 (그림 16-13).

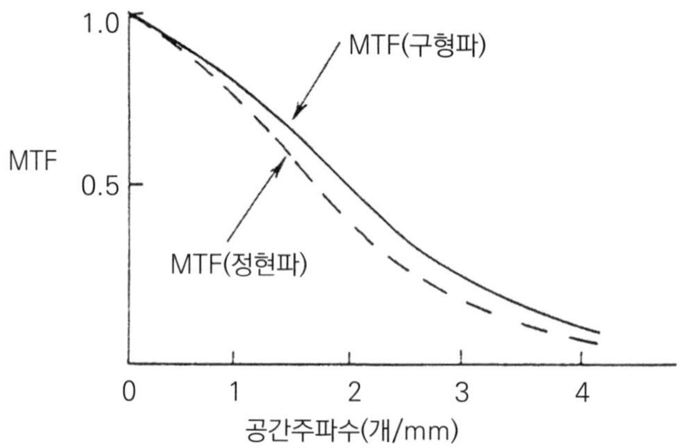

그림 16-13

6. 구형파 Chart법의 측정 개요

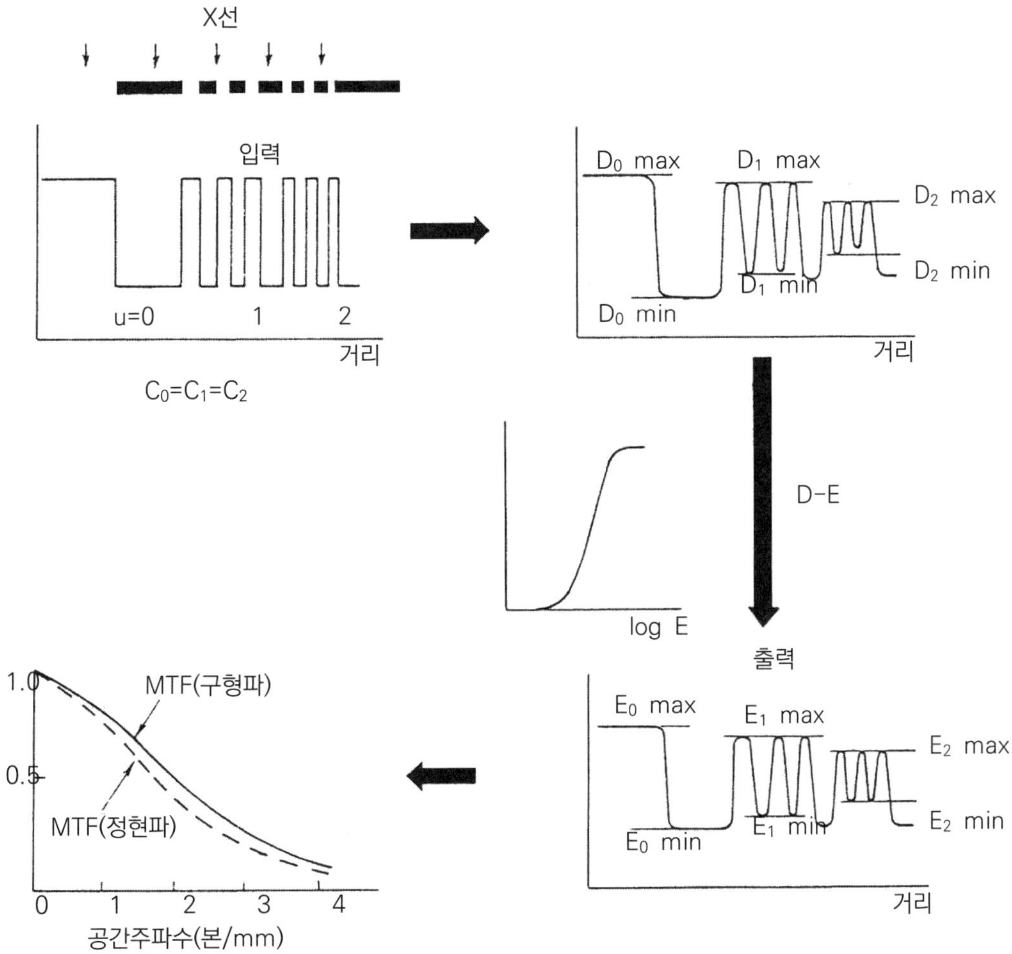

$$C'u = \frac{Eumax - Eumin}{Eumax + Eumin}$$

LP/mm	D max	E max	D min	E min	$\frac{E(max-min)}{E(max+min)}$	구형파 MTF	정현파 MTF
0							
0.5							
1.0							
1.5							
2.0							
2.5							
3.0							
4.0							
5.0							

그림 16-14

제17장 X선 영상 관찰기의 성능관리에 관한 실험

I. 목 적

X선 영상관찰기의 채광조도와 전체 명도의 균일성에 관한 특성과 성능관리의 유지를 위한 기법을 습득한다.

II. 이 론

X선 진단장치를 사용하는 검사의 최종과정은 촬영, 현상을 거쳐 완성된 X선 사진의 판독이다.

Illuminator는 사진을 관찰하기 편리한 기기로서 X선 사진상의 정보를 명확히 찾아낼 수 있어야 한다.

Illuminator는 중심부의 명도와 전체의 밝기를 좌우하는 명도의 균일성에 따라 X선 사진 필름의 판독에 zero defect라는 정확도를 판독자로 하여금 정보를 획득함으로써 진단에 기여하는 척도가 된다는 점에서 의미가 크다.

본 실험에서는 의료기관 등에서 사용되고 있는 illuminator 123대를 대상으로 조도계를 사용하여 명도와 균일성에 대한 실험을 하였던 결과와 외국의 실험례를 비교한 data를 중심으로 한다.

1. Illuminator의 구성

① 형광 lamp로 쓰이는 광원

② 광원을 수납하는 housing

③ 관찰면

④ Film clip

illuminator의 휘도와 색조는 열화되기 때문에 정기적으로 조명측정이 필요하며 illuminator를 사용하는 필름 판독실의 밝기 등의 환경조건은 중요한 인자가 된다.

2. 주요 용어의 의미

1) 관찰면

촬영되어진 X선 필름을 관찰하는 면

2) 관찰면의 밝기

광원을 점등시켜 20분간 이상 경과시킨 후 조도계를 관찰 면에 밀착시켜 측정한다. 밝기는 고정형에서는 관찰 면의 중심점 또는 그 점에서 상하 좌우에 5cm 거리의 지점에서 측정한 조도의 평균치가 7,000lx 이상이 되어야 한다.

밝기가 가변형에서는 관찰면의 중심점 또는 그 점에서 상하 좌우 5cm 거리에서 측정된 조도의 평균치가 적어도 10,000 ~ 5,000lx에서 조절하여야 한다.

3) 관찰 면의 밝기와 얼룩

관찰 면의 주점의 밝기는 관찰 면의 중심점 및 그 점에서 상, 하, 좌우로 5cm 거리가 되는 점의 평균치에 대해 +5%, -15% 이내가 되어야 한다. 단 형광 lamp를 가로 방향으로 사용하는 것은 주변에서 상, 하, 3cm, 좌우 10cm, 세로 방향으로 사용하는 것은 주변에서 상하 6cm, 좌우 3cm 범위를 뺀다.

4) 광원색도

광원에 쓰이는 형광램프의 색은 주광색 또는 백색광이다.

5) Flicker

광원의 가물거림 현상

6) Film clip

X선 필름을 관찰면에 고정시킨다.

7) 반복점

전원에 접촉시켜 10초 이상의 간격을 두고 5회 이상 점멸을 반복시켜서 현저하게 점등이 지연되거나 기타 이상이 발견되어서는 안된다.

3. 종류

일반적으로 11″×14″(대륙판) 길이, 14″×17″(반절판) 길이의 명칭으로 부르고 있으나 설치방식, 관찰면의 치수 또는 밝기의 조절에 따라 다음과 같이 분류하고 있다.

1) 설치방식에 의한 분류

설치방식	비 고
탁 상 형 벽 괘 형 가 대 형 매 립 형	탁상위에 설치하여 사용하는 것 벽면에 설치하여 사용하는 것 이동 또는 가대에 설치하여 사용하는 것 벽면에서 매몰시켜 사용하는 것

2) 관찰면의 치수에 의한 분류

치 수	세로치수	가로치수	참 고
356×432 356×356	432+10 356+10	356의 정수배+10 356의 정수배+10	35×43 35×43

3) 밝기의 조절에 의한 분류

밝기의 조절	비 고
고 정 형 가 변 형	일반조명 안정기를 사용한다. 형광등 안정기를 사용한다.

4. 관련 data

여러 가지 조건을 control하여 어떤 적정농도의 사진을 보기 위해서는 그의 관찰기기, 즉 illuminator의 밝기 및 관찰조건에 따라 식별능력이 크게 달라진다는 사실을 주목해야한다.

일반적으로 X선 사진의 관찰에서는

① Illuminator 의 밝기

② 밝기의 균일성

③ 관찰실의 밝기

④ X선 사진의 masking(색조)등이 중요하다.

III. 측정기기 및 조건

측정기 : 광전식 조도계 SP-5형

측정일시 :

일 기 :

측정 illuminator : 123대

IV. 실험방법

채광조도 및 밝기의 균일성, 관찰실의 밝기에 대한 측정은 2의 2), 3) 및 측정결과를 참조한다.

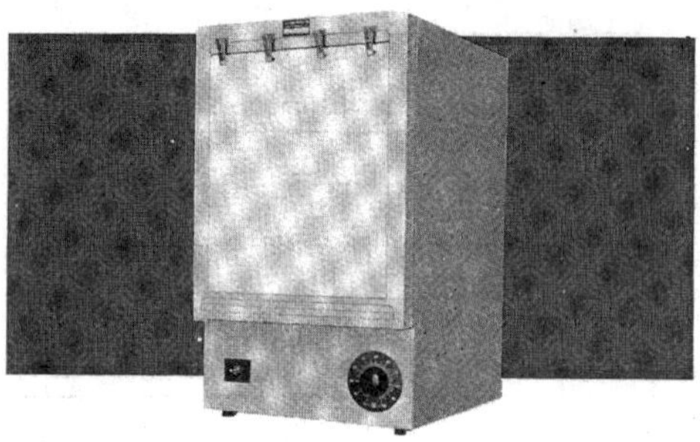

1 Illuminator

Illuminator

V. 측정결과

1. 채광조도

고정형 illuminator의 밝기는 앞의 기술한 바와 같이 관찰면의 중심점 또는 그 점에서 상하 좌우에 5cm의 거리에서 측정한 조도의 평균치가 7,000lx 이상이 되어야 한다.

본 실험에서는 총 123대의 illuminator 가운데 38대로 전체의 30.9%가 나왔고 4,000~5,000lx되는 보통 밝기인 illuminator가 27대로 47% 1,000~3,000lx의 어두운 illuminator가 17대로 29%를 차지하고 있다. 이 결과로 보아 6,000lx 이상이 30% 정도에 미치고 있어 정확한 사진판독에 문제점을 던져 주고 있다.

표 17-1 Illuminator의 조도와 백분율의 실험예

900 lux			
8000	5	0.4	밝다(38대)-30.9%
7000	14	11.4	
6000	19	15.4	
5000	21	17.0	보통(47대)-38.2%
4000	26	21.1	
3000	19	15.4	어둡다(38대)-30.9%
2000	15	12.2	
1000	4	0.3	
합계	123		

표 17-2 밝기의 균일성에 대한 백분율의 실험예

100%이상	7	5.7	103대-83.7%
90%이상	36	29.3	
80%이상	32	26.0	
70%이상	28	22.8	
60%이상	8	6.5	103대-83.7%
50%이상	5	4.1	
40%이상	5	4.1	
30%이상	2	1.6	
합 계	123		

2. 밝기의 균일성

(모서리에서 10cm의 장소/최고의 장소×100)

밝기의 균일성에 관한 측정값은 총 123대의 illuminator 중에서 70~100에 해당하는 것이 103개로 전체의 83.7%에 달하고 나머지 20개는 30~60%에 해당하는 것으로 전체 측정 대수에 16.3%이다.

측정한 illuminator의 균일성은 위의 수치로 보아 아주 양호한 것으로 나타났다.

3. 국산과 외국산 illuminator의 채광조도 및 밝기의 균일성 비교

국산과 외국산 illuminator의 성능 비교 측정결과는 표 17-3, 표 17-4와 같다.

표 17-3 국산과 외국산 illuminator의 채광조도 비교

	국내	%	비고	국외	%	비고
9000lx			7대 (14.4%)			31대 (41.3%)
8000	1	2		4	5.3	
7000	1	2		13	17.3	
6000	5	10.4		14	18.7	
5000	6	16.6	14대 (29.2%)	13	17.3	33대 (44%)
4000	6	12.5		20	26.7	
3000	10	21	27대 (96.3%)	9	12	11대 (14.7%)
2000	15	31		0	0	
1000	2	4		2	2.7	
	48					

표 17-4 밝기의 균일성(모서리 10cm 장소/최고의 장소×100)

	국내	%	비고	국외	%	비고
100%	2	4	29대 (60.4%)	5	6.7	74대 (98.7%)
90	8	16.4		28	37.3	
80	9	18.7		23	30.7	
70	10	21		18	24	
60	7	14.6	19대 (39.6%)	1	1.3	1대 (1.3%)
50	5	10.4		0		
40	5	10.4				
30	2	4				

채광 조도에서는 국산 48대 가운데 6,000lx 이상이 7대로 14.4% 4,000~5,000lx가 14대로 29.2%, 3,000lx미만이 27대로 96.3%로서 매우 불량하게 나타나고 있다.

외국산 illuminator 가운데 6,000lx 이상이 31대로 41.3%, 4,000~5,000lx가 33대로 44%, 3,000lx 미만이 11대로 14.7%로서 국산보다 우수한 성능을 나타내고 있다. 성능관리상 문제점이 노출되고 있으며 각 의료기관별로 정기적 조도 측정이 요구된다.

밝기의 균일성 비교에서는 국산품이 70% 이상되는 곳이 29대로 약 60%를 차지하며 균일성 60% 미만이 19대로 39.6%이며 외국산은 균일성 70%이상이 74대로 98.7%로 균일성 측정에서도 국산품에 비해 외국산이 우수함을 입증하고 있다.

4. 관찰실의 밝기

100 lux 미만 10개소
100 lux 16개소
200 lux 20개소
300 lux 8 개소
400 lux 4 개소

VI. Illuminator의 성능관리

Illuminator의 명도의 특성은 판독실의 조명의 밝기에 따라서도 많이 좌우되기 때문에 적정한 조도의 유지가 필요하며 습도, 먼지 등의 영향이 크므로 일상의 관리에 충분한 주의를 기울여야 한다.

1. 형광등의 수명

일반적으로 형광등의 수명은 7,500~10,000시간 정도로 보기 때문에 사용방법에 따라서 수명이 크게 좌우된다.

형광등의 조도의 저하를 종류 및 사용상태에 따라서 3시간 점등(10분 이내의 휴지시간)의 사용빈도로서 100시간 사용에서는 4~5% 저하, 500시간 사용에서는 10% 저하, 7,500시간 사용에서는 3% 저하의 data가 보고되고 있다. 이 data를 이용하면 연간 2,000시간 사용의 경우에 약 18% 조도의 저하가 초래된다.

2. 형광등과 필름의 색조

일반적으로 illuminator는 백색 또는 주광색의 형광등을 사용하고 있으며 많은 필름의 base는 완전히 무색투명 하므로 gray(회색계) 또는 blue(청색계) 색조를 가지는 gray bass, blue base로 호칭되고 있다. X선 사진은 판독에 있어서 눈의 자극을 적게 하고 음영의 발견이 용이하게 되기 위해서 base가 착색되어 있다.

Illuminator의 색조와 film base의 착색으로 인해서 관찰면에서의 색조는 미소한 변화를 나타내고 있다.

3. Illuminator의 점검항목

1) 밝기의 측정(조도측정)

Illuminator의 구입시 조도계로서 측정하든지, 또는 제조회사에서 출하시에 data를 참고하여야 한다. 일본에서는 JIS 규격에 의하여 7,000lx 이상이 되어야 한다고 규정하였다. 구입 후는 자연히 사용상태가 되므로서 조도의 저하를 야기시킬 수 있어 6개월 정도되면 Illuminator를 정기적으로 측정하는 것이 바람직하다. 최초의 조도에 대해서 20% 감소가 발견되면 형광들을 교환해야 한다. Illuminator를 사용할 때는 실내의 밝기를 동시에 측정할 필요가 있다. 이것은 외부의 밝기에 따라 illuminator의 밝기에 대해 영향을 미칠 수 있기 때문이다.

2) 얼룩, 오손 등의 check

관찰면의 밝기와 얼룩에 대해서는 주요 용어의 의미 설명에서 기술된 검사방법에 의해서 실시한다. 얼룩, 오염, 상처 등은 육안으로 관찰되므로 이 경우에는 원인을 제거하는 방법을 강구해야 한다.

3) Flicker, noise, 점등시간의 check

Illuminator 본체의 구조에 원인이 있는 경우와 외부의 잡음에 영향이 있는 경우로서 분리하여 대책을 세워야 한다. 점등시간이 지연되는 경우에는 주로 점등관에 원인이 있는 경우가 많기 때문에 교환해야 한다.

4. 병원전체의 illuminator의 밝기의 통일

의료용 영상의 품질관리의 최종점은 완성된 image의 관찰조건을 동일하게 하는 것이 중요하다. 특히 필름 상에 그려진 image의 최종 checkdp 사용되는 illuminator의 밝기와 각 판독 현장에서 사용되어지는 illuminator의 밝기는 관찰환경 즉 동일조건이 이루어지지 않으면 안 된다.

제18장 X선 영상의 화질관리를 위한 입상성 평가실험

Ⅰ. 목 적

컬러 사진 등에서 거칠게 보이는 요인은 프린터를 사용한 인화지의 은입자 크기에 따라 nega film의 입상성의 영향이 크기 때문이다. Nega가 가지고 있는 입상성이 확대기를 통해서 인화지에 확대 전달되기 때문이다. 이때 전달시의 조건은 예로서 인화시의 핀트, 인화지의 contrast 등의 영향에 의해 거칠은 모양이 fog와 같이 보이지 않고 반대로 뚜렷하게 사진으로 나와서 입상성이 나쁜 사진이 된다.

이와 같이 사진의 입상성은 여러가지 요인에 의해 영향이 미치게 된다. 특히 X선 영상(screen / film 시스템)의 입상성은 다수의 인자가 복잡하게 작용하며, X선 영상의 입성성 평가는 기타의 영상에 비해서 어렵고, 각종 평가법이 검토되고 있는 것이다(그림 18-1).

1. 양자 Mottle

screen에 입사되는 X선 양자수가 적을때에, screen의 발광하는 장소에 얼룩이 일어나므로 발생하는 입상성이 있다. system 감도 높을수록 양자 mottle 발생하기 쉽다.

2. 구조 Mottle

screen의 형광체의 입상성으로서 표준감도 이하의 system에서는 입상성이 큰 요인이 된다.

3. Film 입상성

은입자의 크기에 따르며, 양자 mottle에 비해 대단히 적다.

4. Film Contrast

contrast가 높을수록 위의 요인이 더욱 더 뚜렷하게 작용한다.

표 18-1 입상성 인자

Screen / Film system 감도 (X선 양자수)	Screen의 선예성
Screen 형광체의 크기	Screen / Film의 밀착
Halogen화 은입자의 크기	Contrast
현상성능(현상액, Roller의 거칠음)	농도
관찰조건	기타

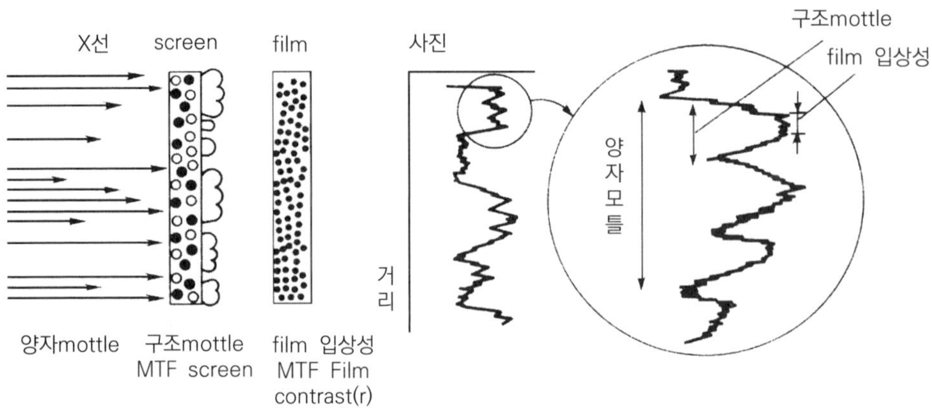

그림 18-1 입상성 인자

Ⅱ. X선 사진의 입상성 평가

X선 사진영상은 육안으로 관찰하므로, 그 입상성은 심리적 지각에 의한 평가법으로서 육안적으로 관찰한 결과를 평가하는 것이 바람직하다. 그러나 심리적 평가법에는 개인차나 재현성에 문제가 있으므로 육안적인 관찰 평가에 가까운 물리적(수치적) 평가법이 필요하다.

1. 심리적 입상성(Grainess)

독영 진단을 고려하면 가장 적합하지만 신속성이나 정확도, 개인차 등에 문제가 있다. 앞으로 정량화수치화가 필요하다.

2. 물리적 입상도(Grainess)

연구, 해석용에 우수한 평가법으로서 일반적으로는 RMS 입상도 평가법이 유용하다.

① RMS 입상도(표준편차 : σ Standard Deviation) Root Mean Square

② 자기 상관 함수(ACF) Auto Correlation Function

③ Wiener Spectrum (WS)

3. RMS

RMS는 품질관리 통계학에서 분산의 크기를 나타내는데 쓰이는 표준편차와 같다. 불규칙하게 발생하는 사물의 그 불규칙성의 척도를 표준편차로서 나타낸다. 표준편차(σ)의 의미는 발생하는 사물의 평균에 대해서 $\pm\sigma$ 의 범위에서 전체의 68.27%를 차지하는 값을 의미한다. 그러므로 변동폭이 크면, 즉 정규분포의 넓이가 크게되어 68.27%를 차지하므로 σ 값이 크게 된다.

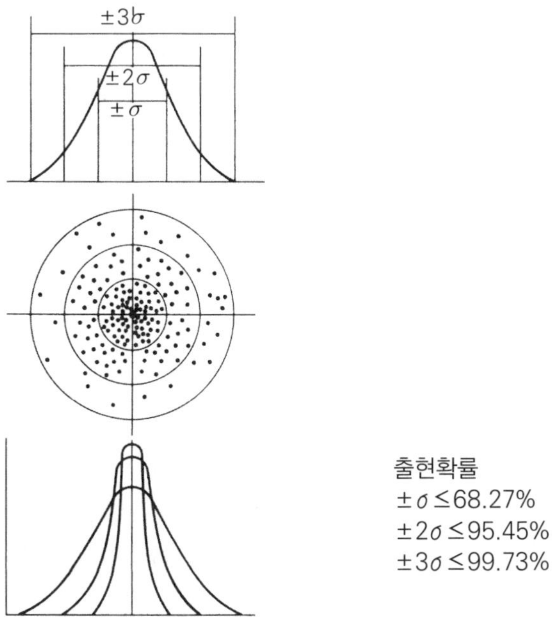

그림 18-2 표준편차 σ의 의미

입상성의 평가에서는 사진농도나 투과율의 척도를 σ(d), σ(t)로서 나타낸다. 일반의 농도계로 측정할 때 균일농도인 사진을 microdensitometer를 사용해서 대단히 작은 Aperture(측정면적)에서 측정하면, 측정면적내에 들어가는 은입자 수의 변화(농도변화)를 측정할 수 있다.

입상성은 이 농도변화를 감지하고, 입상성이 양호할수록 농도변화가 적게 일어난다. RMS 입상도는 이 농도변화의 통계적인 성질을 나타내는 것이다.

4. 표준편차의 계산

표준편차는 전체의 평균에 대해 각각의 data와의 편차의 표준적인 값을 의미한다. 표준편차는 다음식과 같이 구한다.

① n개 값의 group

$$x_1, x_2, x_3 \cdots\cdots x_n$$

② 평균

$$\frac{x_1 + x_2 + x_3 + \cdots\cdots + x_n}{n} = \overline{\chi}$$

③ 각각의 값에서 평균을 내서 2승하고 그 평균을 구한다.

$$\frac{(x_1 - \overline{\chi}\ )^2 + (x_2 - \overline{\chi}\ )^2 + \cdots\cdots + (x_n - \overline{\chi}\ )^2}{n}$$

$$\left[\frac{\sum (x_1 - \overline{\chi}\ )^2}{n} \right]$$

④ 2승 하므로 평방근에 의한 표준편차 (σ) 공식을 적용한다.

$$\sigma = \sqrt{\frac{\sum (x_i - \overline{\chi}\ )^2}{n}}$$

표준편차는 전체 data를 사용해서 계산하므로 group이 가진 전체정보가 활용되고, 또한 data 수에 따른다. 분산척도의 영향을 받지 않고, 분산의 크기를 평가하기 위해서는 가장 적당한 방법이다. 표준편차는 다음 식에 의해서 구할 수 있다.

$$\sigma = \sqrt{\frac{\sum x_{\in}^2 - \overline{\chi}^2}{n}}$$

표준편차의 계산(예)

(예) 10인의 스튜어디스와 일반 OL의 신장비교

스튜어디스 신장		OL의 신장	
A	165㎝	K	165㎝
B	168㎝	L	165㎝
C	170㎝	M	155㎝
D	168㎝	N	158㎝
E	165㎝	O	156㎝
F	170㎝	P	153㎝
G	167㎝	Q	163㎝
H	163㎝	R	170㎝
I	165㎝	S	162㎝
J	164㎝	T	159㎝

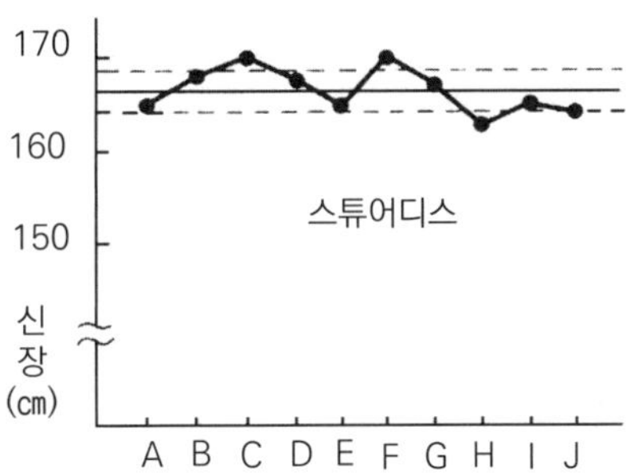

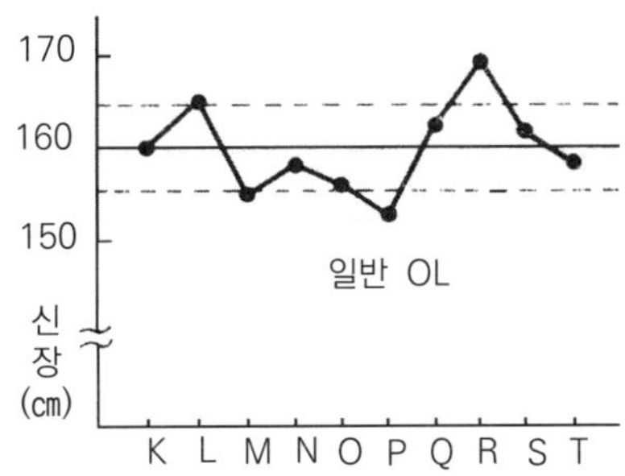

① 평균신장의 계산

$$\text{평균}(\bar{\chi}) = \frac{\sum_{i=0}^{10} x_i}{10}$$

(스튜어디스)

$$\bar{\chi} = \frac{165 + 168 + \cdots\cdots + 164}{10} = 166.5$$

(일반)

$$\bar{\chi} = \frac{160 + 165 + \cdots\cdots + 159}{10} = 160.1$$

② RMS(σ)의 계산

RMS

$$(\sigma\ ) = \sqrt{\frac{(\text{개인신장}-\text{평균})^2+(\text{개인신장}-\text{평균})^2+\cdots\cdots+(\text{개인신장}-\text{평균})^2}{10}}$$

(스튜어디스)

RMS

$$(\sigma\ ) = \sqrt{\frac{(165-166.5)^2+(168-166.5)^2+\cdots\cdots+(164-166.5)^2}{10}} = 2.33$$

(일반 OL)

RMS

$$(\sigma\ ) = \sqrt{\frac{(160-160.1)^2+(165-160.1)^2+\cdots\cdots+(159-160.1)^2}{10}} = 4.83$$

이상의 결과에서 다음과 같은 정보를 알 수 있다.

▶ 평균신장은 OL보다 스튜어디스가 크다.

▶ 스튜어디스는 RMS가 작아 상하의 신장의 분산크기가 작고 어느 범위의 신장의 사람이 채용되는지 알 수 있다.

※ 기타의 식에 의한 RMS계산

$$\text{RMS}(\sigma\ ) = \sqrt{\frac{\sum_{i=1}^{10} x_i^2}{10} - \bar{x}^2}$$

(스튜어디스)

$$\text{RMS}(\sigma\ ) = \sqrt{\frac{165^2+168^2+\cdots\cdots+164^2}{10} - 166.5^2}$$

$$= \sqrt{\frac{277277}{10} - 27722.25} = 2.33$$

(일반 OL)

$$\text{RMS}(\sigma\ ) = \sqrt{\frac{160^2+165^2+\cdots\cdots+159^2}{10} - 160.1^2}$$

$$= \sqrt{\frac{256553}{10} - 25632.01} = 4.83$$

5. 사진의 RMS 측정

일정농도의 의료를 microdensitometer로 측정하고 측정 위치의 이동에 대해서 농도가 변화된다. 입상이 나쁘면 이 농도변화가 크게 된다. 이 불규칙한 농도변화의 통계적인 분산의 크기를 표준편차에 의해서 평가한다. Microden sitometer 측정 data에서 농도값별로 발생하는 빈도를 충분한 개수의 data로 했을 때, 그림 18-3과 같이 정규분포곡선이 된다. 입상성이 나쁘면 이 곡선이 넓어지고 표준편차(σ)도 크게된다.

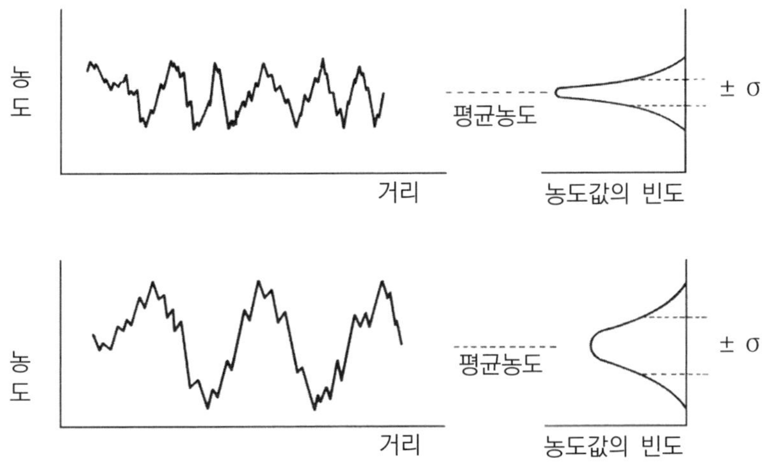

그림 18-3 입상성의 양호, 나쁨

* RMS의 계산

Microdensitometer로 측정하고 data를 다음과 같이 sampling하고 RMS를 계산한다.

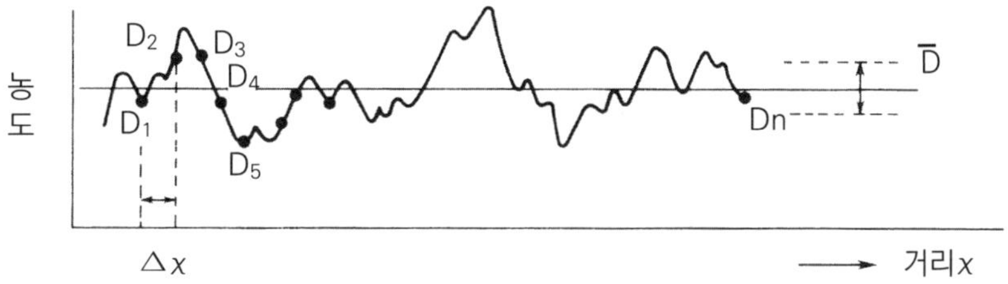

① 농도의 측정값 $D_1, D_2, D_3 \cdots\cdots D_n$(sampling 간격 : $\triangle\chi$)

② sampling 수 : n개

③ 평균값

$$\overline{D} = \frac{D_1 + D_2 + D_3 + \cdots\cdots + D_n}{n} = \frac{\sum_{i=1}^{n} D_i}{n}$$

④ 분산

$$S^2 = \frac{(D_1 - \overline{D})^2 + (D_2 - \overline{D})^2 + \cdots\cdots}{n}$$

$$= \frac{\sum_{i=1}^{n} (D_1 - \overline{D})^2}{n}$$

⑤ $\mathrm{RMS}(\sigma) = \sqrt{s^2} = \sqrt{\frac{\sum_{i=1}^{n} (D_i - \overline{D})^2}{n}}$

6. RMS값

① 입상분포와 RMS값

동일농도의 사진에서 입자의 직경이 다른 경우에 microdensitometer 측정 data는 다음과 같은 농도 변동의 차이가 나타난다.

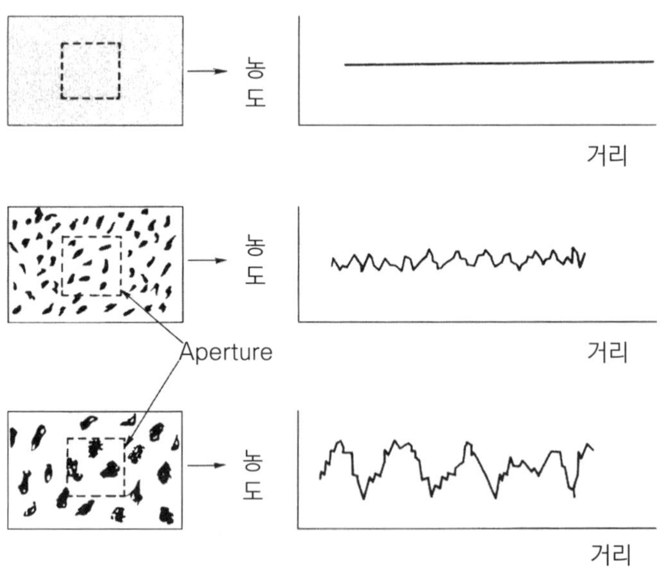

그림 18-4

② Aperture size와 RMS값

Aperture size (측정부면적)이 클수록 세밀한 진폭이 아니고 RMS값이 적어진다.(그림18-5)

Aperture size가 클수록 세밀한 진폭은 smooth하므로 RMS값이 적게 된다. 그러므로 RMS 입상도 값을 기록할 때는 반드시 Aperture size를 기록해야한다.

Aperture size와 RMS값에는 다음과 같은 관계가 있다. 이때 Aperture size가 입자보다 클 필요가 있기 때문에 양자 Mottle등을 포함하는 X선 사진에서는 어려운 점이 있다.

$G(\text{일정}) = \text{RMS} \times \sqrt{\text{Aperture의 면적}}$ (Selwyn의 입상도)

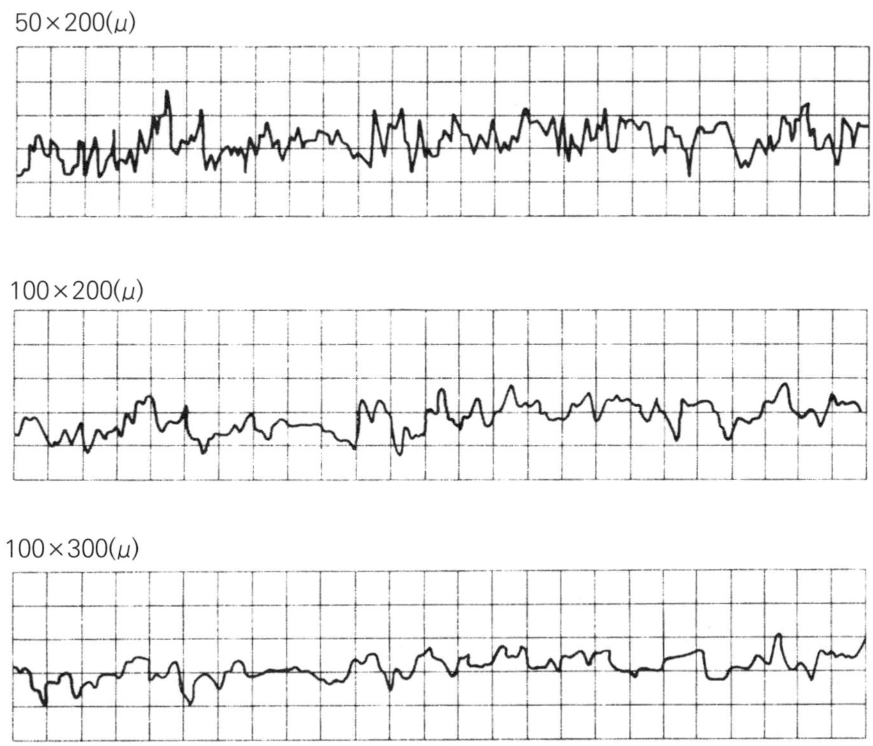

그림 18-5 동일시료의 주사곡선

7. RMS입상도의 측정순서

1) 측정시료 작성

RMS값은 시료 농도에 따라 다르며 동일농도에서 비교할 필요가 있다. 그러므로 측정시료는 농도를 같게하거나 단수의 농도변화를 시킨 시료를 작성해야 한다.

① 시료농도

- 동일농도 : D=1.0 전후
- D=0.5~1.5의 농도 범위에서 7~10 step의 농도변화를 시킨다.

② 시료 size

- 각 농도 step에서 10㎜~20㎜의 주사거리가 필요하다.
- 측정부분의 농도 얼룩이나 오염, 긁힘, 농도경사에 주의한다.

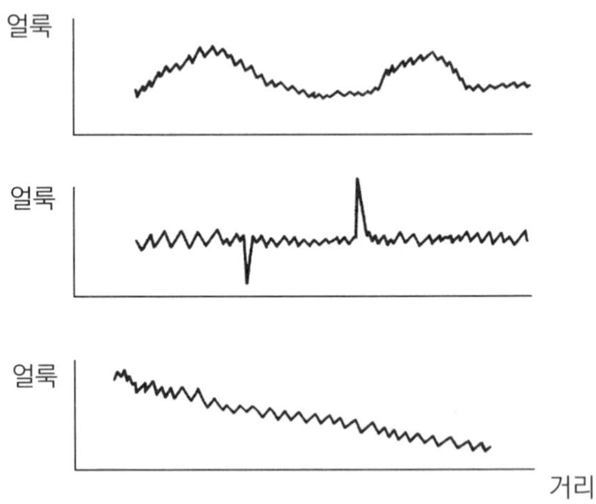

그림 18-6

2) 측정조건

① Microdensitometer PDS-15, PDM-5B

② Aperture size : 측정값의 차를 명확히 하기 위해서는 측정시료의 입상 pattern이나 size에 의해서 검토한다. 양자 mottle이나 구조 mottle의 모양이 비교적 큰 pattern을 가진 한 시료에서는 Aperture size를 크게 함에 따라 시각적으로 가까운 서열을 만들어 낼 수 있다.

일반 X선 사진 : 50×200μ~100×300μ

③ Sampling 간격 : 10×20μ

④ Sampling 점수 : 측정거리를 10㎜~20㎜로 하기 위해서는 상기의 간격으로 다음 점수가 필요하다. 1000~2000점

3) Microdensitometer의 측정 data,에서 RMS 계산을 한다.

① 측정 정확도를 얻기 위해서는 동일 시료에서 3~5회 측정한다.

② 일반적으로 Microdensitometer와 Computer를 접속해서 한다.

4) RMS 측정값의 group화

동일 film에서도 측정 농도에 따라서 농도변동이 다르게 된다. 고동도가 될수록 농도의 변동이 크고 RMS입상도가 크므로 RMS 값을 비교하기 위해서는 동일 농도에서 비교할 필요가 있다.

① RMS의 비교

- 횡축이 농도, 종축이 RMS 값의 group화(그림 18-7)
- 동일 농도의 RMS 값을 감도와 비교한다(그림 18-8).
  (PDM-5B, 50×200μ, 200점)

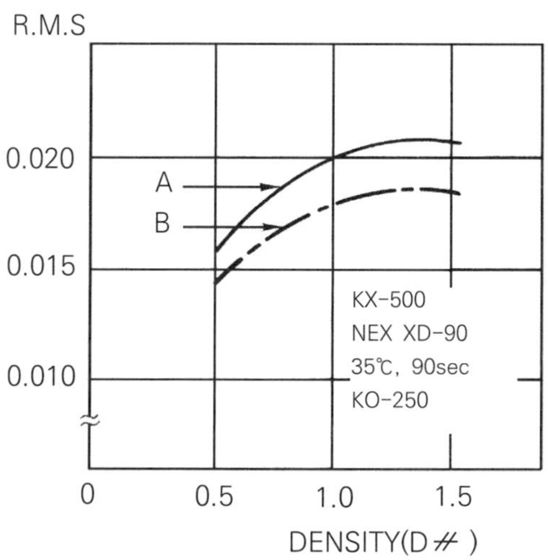

그림 18-7

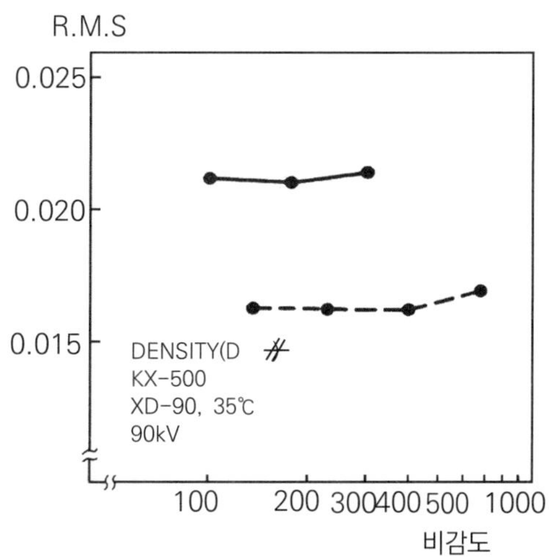

그림 18-8

8. RMS 입상도의 결점

RMS입상도는 농도의 상하 척도이며, 주사곡선의 진폭성분만을 그려서 입상 pattern의 크기, 그러나 파장성분(주파수)의 차는 구별할 수 없다. 그러므로 아래의 여러가지 pattern은 (A)와 (B)의 진폭이 같으므로 RMS값이 같다(그림 18-9).

물리적 입상도와 심리적 입상도를 상관하기 위해서는 입상 pattern의 진폭과 파장의 양쪽을 평가할 필요가 있다. 그러므로 최근 Wiener spectrum에 의한 입상성 평가법도 검토되고 있다.

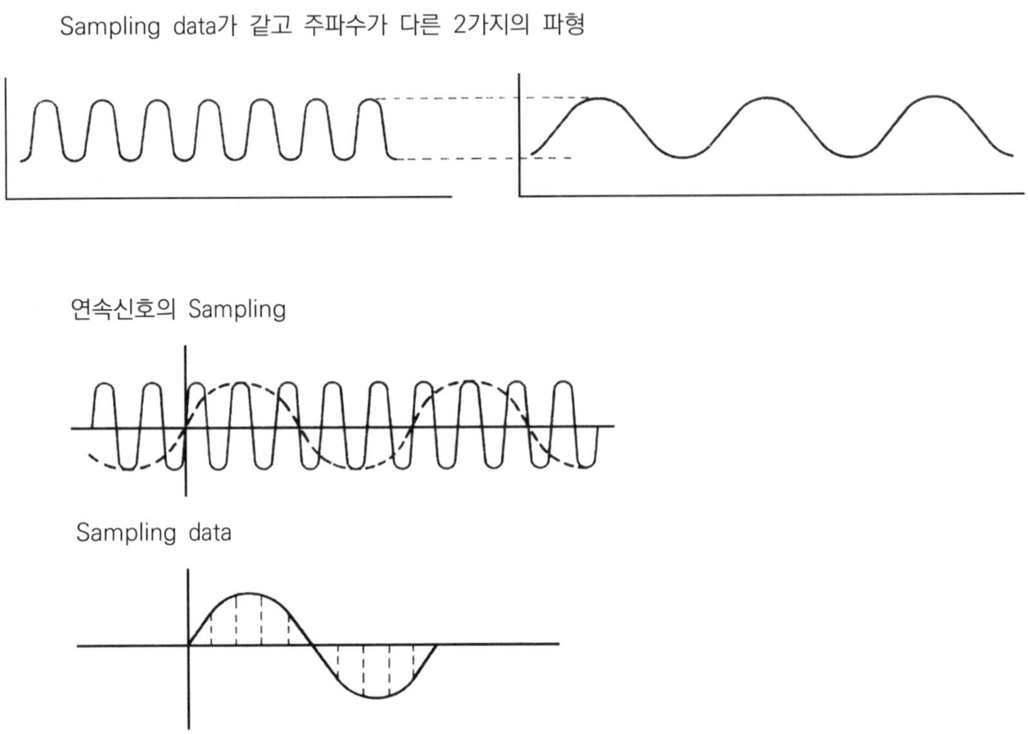

그림 18-9

제19장 현상처리폐액에 관한 실험

I. 목적

자동현상기에서 배출되는 폐액(현상액의 over flow액+수세수)중에는 대단히 높은 BOD, COD를 나타내는 오염물질이 포함되어 있으며 이것은 하수도나 공공수역으로 배출하게 되므로 공해방지, 환경보전의 측면에서 고려되어야 한다. 그러므로 현상폐액, 정착폐액의 COD를 측정하고 오염물질의 양 등을 명확하게 인식하도록 한다.

II. 이론

현상처리 폐액에서 가장 문제가 되는 것은 BOD, COD이다.

1. BOD (생물화학적 산소요구량)

물 속의 세균이나 프랑크톤 등 호기성 미생물에 의해서 오염물질이 생물화학적으로 산화시키는 것을 이용, 그때에 소비하는 용존 산소의 양을 ppm 또는 mg/ℓ로 나타내는 것으로서 그 값을 BOD(Biological Oxygen Demand)라고 한다.

2. COD(화학적 산소요구량)

폐액 중에는 미생물에 의해서 분해되지 않은 물질도 포함되어 있으며, 이들 물질에 대해서는 화학적인 산화제를 사용하고, 폐액 중의 피산화물질을 산화시킬 대 소비하는 산화제의 양에 따른 산소량으로서 ppm또는 mg/ℓ로 나타내며, 이 값을 COD(Chemical Oxygen Demand)라고 한다.

이 값이 높으면 물 속의 용존산소를 많이 소비하게 되므로 어패류 등의 생물이 사망하고 부패의 원인이 된다.

수질오염을 일으키는 배출기준은 BOD, COD가 160mg/ℓ이나 공해방지상 각 수역에 따라 그 기준은 달라질 수 있다.

종말처리장에서도 공공하수도에 방류하는 경우는 하수도법에 의한 배출기준을 지켜야한다. 하수도의 배출기준은 600mg/ℓ이다.

III. COD의 측정법

시료를 황산 산성으로 하여 산화제로서 과망간산 칼륨을 사용, 끓는 물 속에서 30분간 반응시키고 그때에 소비된 과망간산의 양을 구하여 이에 상당한 산소의 양(mg/ℓ)으로 나타낸다.

1. 시약

1) 과망간산 칼륨처리 황산액
   물 2용량에 황산 1용량을 가하고 1/40N 과망간산 칼륨용액을 엷은 홍색이 될 때까지 가한다.
2) 황산은의 분말
3) 1/40N sodium oxalate sol : $Na_2C_2O_4$(옥살산나트륨 : sodium oxalate)를 준비, 150~200℃에서 약1시간 가열해서 decicator로 방냉(放冷)한다. $Na_2C_2O_4$ 100%에 대해 1.675g를 정확히 저울로 재고 물에 녹여서 전량을 1000㎖가 되게 한다. 이 용액 1㎖는 0.2mg에 상당한다.
4) 1/40N 과망간산 칼륨용액 : 과망간산 칼륨($KMnO_4$) 0.8g을 저울로 재고 물에 녹여서 전량을 1000㎖로 하고 갈색의 착색된 병에 보관한다. 본 용액은 사용시에 역가를 정한다. 1/40N 과망간산 칼륨용액의 역가 결정 : 물 100㎖를 정확히 넣고 60~80℃로 유지하면서 이것의 1/40N 과망간산 칼륨용액으로 미홍색이 사라질 때까지 떨어뜨린다.

여기에 필요한 1/40N 과망간산 칼륨용액의 ㎖수를 a로 한다. 별도의 물 100㎖에 황산(1+2)10㎖를 가해서 만들고 시험한다. 이것에 필요한 1/40N 과망간산 칼륨용액의 ㎖수를 b로 한다. 다음 식에 의해서 역가를 산정한다.

$$역가(F)=10(a-b)$$

Ⅳ. 시험조작법

1) 시료물은 적당량(ν㎖)을 삼각 frasco에 넣고 물을 가해 100㎖로 한다.
2) 이것에 과망간산 칼륨처리 황산용액 10㎖와 황산은의 분말 1g을 가하고, 잘 흔들어 혼합하고 수분간 방치한다.
3) 1/40N 과망간산 칼륨용액 10㎖를 정확히 넣고, 끓는 물속에서 30분간 가열한다.
4) 뜨거운 frasco를 물속에서 끄집어내서, 1/40N sodium oxalate 용액 10㎖fmf 정확히 넣고 또한 1/40N 과망간산 칼륨용액으로 미홍색이 사라질 때까지 떨어뜨린다. 떨어뜨린 전체량 즉 1/40N 과망간산칼륨용액의 총량 ㎖수를 a로 한다.
5) 별도로 같은 방법으로 시험을 한다. 떨어뜨릴 전체량 즉 1/40N 과망간산 칼륨용액의 ㎖수를 b로 한다.

이상의 시험조작을 다음 식에 의해서 COD(mg O/ ℓ)을 산출한다.

〈주의사항〉

시료의 양은 30분간 가열 반응후의 잔량 1/40N 과망간산 칼륨이 첨가량(10㎖)의 1/2양 이상 남겨 놓고 채취한다. 현상폐액, 정착폐액의 원액은 대단히 COD가 높으므로 0.01㎖ 정도로서 좋다(물을 100배 또는 1000배로 희석하고 그것을 1㎖또는 10㎖를 시료로 한다).

Ⅴ. 결과 및 검토

현상폐액, 정착폐액의 COD를 측정하여 수질오염 방지법이나 하수도법에 의한 배출기준과 비교하고 기준값 이하로 되려면 몇배의 물로 희석해야 하는가(자동현상기의 수세수의 수량과 관계) 등을 검토한다. 또한 현상액이나 정착액에 포함되어 있는 약제의 단일액을 만들고 COD를 구하여 어느 약제가 COD가 높은가를 비교 검토한다.

제20장 X선 영상의 화질관리를 위한 ROC 곡선작성법

I. X선 사진의 종합영상평가

X선 사진 영상의 평가법은 선예성(MTF), 입상성(RMS, WS), contrast 등의 분석적 평가법(물리적평가법)과 인간의 지각이나 심리적 판단에 의해 평가하는 종합적 평가법으로 나눈다(표 20-1). X선 사진은 인간이 독영하는 것이므로 물리적 평가를 실시해도 진단상 등을 평가하는 것은 어렵다.

그러므로 물리적인 화질요인을 전부 포함해서 종합화질을 객관적, 정량적으로 평가하는 방법이 바람직하다. 이와같은 종합영상평가법(심리적, 지각적 평가법)으로서 다음과 같은 방법이 이용되고 있다.

X선 사진에서의 평가대상은 촬영시스템의 차이에 따른 촬영조건이나 screen, film의 평가와 육안적 평가를 하는 관찰자의 검출능력이나 진단능력을 평가하는 것이 있다.

표 20-1 X선 사진의 평가

분석적 평가(물리적 평가)		종합적 평가(물리적평가+심리적 평가(인간의 지각))	
선예성	MTF - 초점크기·피사체의 움직임 - screen - screen과 film의 밀착	영상평가	CT phantom Burger's phantom Hawlet chart PC(perceptibility curve) ROC(receiveroperating characteristic)
입상성	RMS·Wiener spectrum - 양자 Mottle - screen 구조 Mottle - Film 입상성		
contrast	Sensitometry		
	임상사진을 이용한 평가 인간의 진단능력의 평가 측정 data와 진단과의 관련평가 영상처리법의 평가	⇒ ROC · 정보용량	

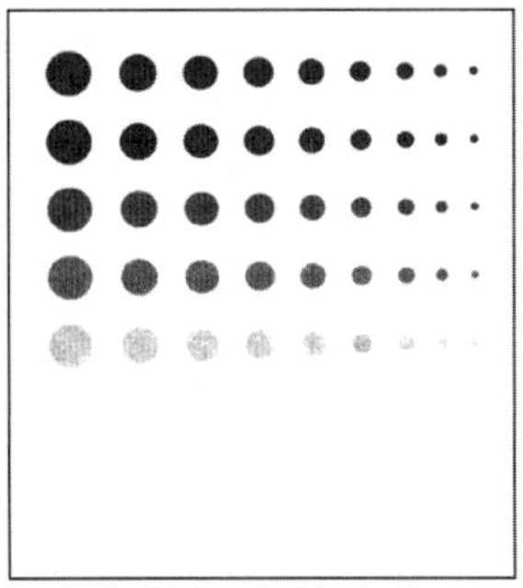

그림 20-1 Burger's phantom

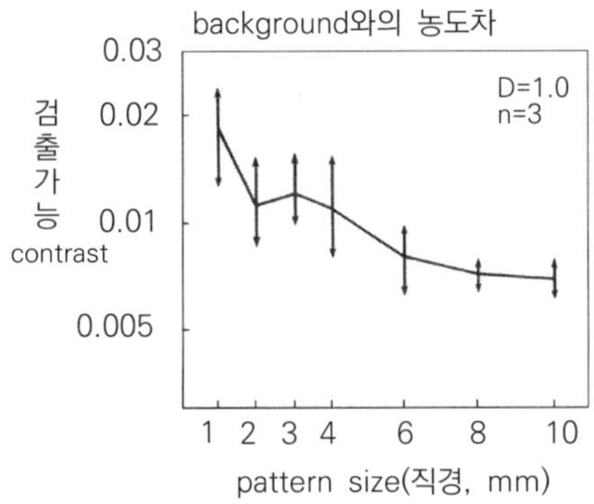

그림 20-2 Burger's phantom 에 의한 평가

II. 종합적 영상평가법

1. 촬영시스템의 평가

대용 test pattern(신호당 phantom)을 촬영하여 사진으로 그리는 신호의 검출능력을 평가한다. 신호의 크기나 contrast를 변화시키고, 육안적으로 검출가능한 최소신호(공간분해능)나 검출가능한 최소 contrast(contrast 분해능)를 측정한다.

1) CT phantom

CT값이나 artifact의 check등과 CT영상의 주파수 분해능이나 contrast 분해능의 측정에 이용된다.

2) Burger's phantom

凹형이나 凸형의 원주 pattern의 직경의 변화에 의해 주파수의 분해능을 깊이 또는 높이에 따라 contrast 분해능을 평가할 수 있다(그림 20-1). Burger's phantom에 의한 평가결과는 각종방법에 따라 표현되고 있으나 검출가능한 최소 contrast와 pattern의 크기(공간주파수)와의 관계를 나타낼 필요가 있다. 그림 20-2는 횡축에 pattern size 종축에 최소 검출 contrast(background와의 농도차)를 나타낸다.

3) Hawlet chart

바깥원이 안쪽원의 3배직경을 갖는 도너츠형의 pattern을 동판에 에칭한 것으로 공간주파수와 같이 13개의 pattern이 새겨져있다(그림 20-3). contrast는 동판두께에 따라 저 contrast용과 고 contrast용의 2 종류가 있으나 주로 주파수 분해능의 측정에 이용된다.

Hawlet chart에 의한 평가결과는 일반적으로 화질값으로 나타낸다. 13단계의 공간주파수가 다른 pattern을, 고주파수 pattern 순서대로 1-13의 화질값으로 하고 시각에서의 식별한계 pattern은 화질값에 따라 수치화한다(그림 20-4).

4) ROC

Screen/ Film system에서는 사진으로 그리는 신호의 보기 쉬운 우열을 통계적으로 평가하는 방법이다. 병변이나 사진의 입상성(noise) 등에 비슷한 미소신호를 이용, 화질이나 관찰자의 적성 등을 평가한다.

5) PC

X선 contrast가 변화할 수 있는 test 물질을 이용, 촬영선량을 바꾸어 촬영하고, 육안적으로 검출가능한 최소 contrast를 각 선량(농도)마다 판정하는 방법이다(그림 20-5).

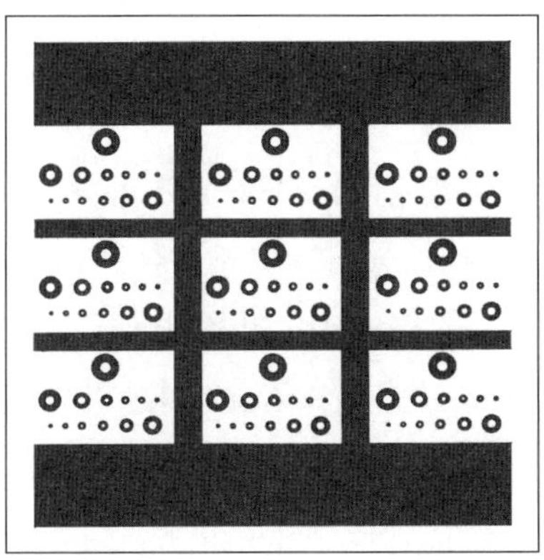

그림 20-3 Hawlet Chart

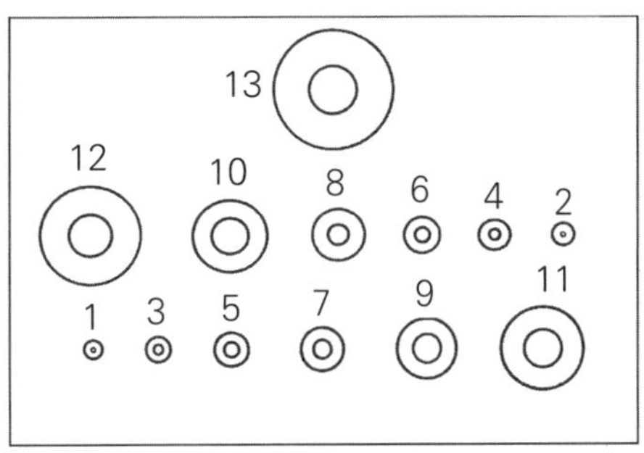

그림 20-4 Pattern과 화질값

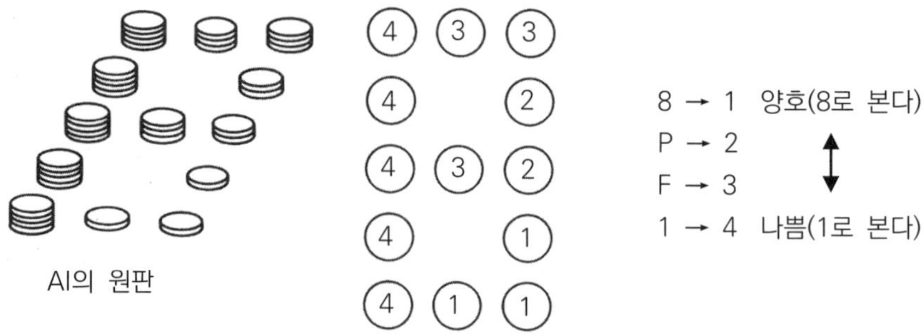

그림 20-5 개념

2. 종합적 평가법의 비교

표 20-2 contrast 분해능과 주파수 분해능

	contrast 분해능 (X선의 흡수차)	주파수 분해능 (미세신호)
phantom	●	●
Burger's phantom	●	●
Hawlet chart	△	●
ROC	●	—
PC	●	—

3. 관찰자의 평가

여러 가지 검사법의 가운데는 정량화가 어려우므로 인간의 감각을 사용해서 품질을 평가하는 경우가 있다(관능검사). 미각이나 술맛, 손감각 등의 검사와 같은 경우, 검사원의 개인차나 훈련효과를 아는 수단으로서 ROC나 정보용량이 이용된다.

ROC(Receiver Operating Characteristic Curve)는 신호검출 이론의 응용이며, 받는 사람이 동작 특성의 의미를 알 수 있도록 본래관찰자의 평가 방법으로서 이용된다. X선 사진의 독영진단도 시각에 의존하므로 일종의 관능검사로서 진단능력이나 진단성능의 평가로 ROC해석을 이용한다.

4. ROC 해석

1) 신호검출이론의 응용

신호검출이론의 응용은 검사원의 개인차이나 훈련의 효과를 평가할 때 유효한 방법이다. 실제적으로는 육안적 관찰에 의해 양질/불량이나 유무를 판정하는 시각검사법이다. X선 사진의 진단도 이 시각검사의 일종이므로 ROC해석의 유용성이 있다.

① **공장에서의 시각검사 작업**

제품의 품질상태 (상처 : 유, 무) → 검사원 육안적 검사 → 〔합격, 불합격〕

② **X선 사진의 진단**

진단의사의 평가

X선사진 (병변 : 유, 무) → 육안적 검사 → 〔이상, 정상〕 (병변있음)

영상처리법의 평가

X선사진 (병변 : 유, 무) → 육안적 검사 → 〔이상, 정상〕 (병변있음)

↑ 영상처리 (계조변환, 주파수강조)

촬영법의 평가

X선사진 (신호 : 유, 무) → 육안적 검사 → 〔유, 무〕

↑ 촬영법 (Screen/film 촬영조건) (IP/Film 촬영조건)

2) ROC의 기법

ROC에 의한 촬영시스템의 평가는 촬영조건의 차이나 screen/film의 차이를 사진으로 그려내는 신호를 보기쉬운 우열에 따라서 통계적으로 정하는 방법이다.

① 가장 단순한 방법

촬영시스템 A, B에서 원판 등의 contrast가 약한 신호를 촬영한다. 각 촬영시스템에서 수십매의 사진을 만들고 육안적으로 신호가 보이는가, 안보이는가를 판단한다. 다음의 결과에서는 A의 촬영시스템의 쪽이 검출능력이 우수하다. 이 방법에서의 신뢰성을 높이기 위해서는 sample수나 관찰자를 검토할 필요가 있다.

촬영시스템 A

판정(유, 무)	유(보임)	무(안보임)
신호를 그려낸 사진	40/50	10/50
확률	0.8	0.2

촬영시스템 B

판정(유, 무)	유(보임)	무(안보임)
신호를 그려낸 사진	30/50	20/50
확률	0.6	0.4

② 2종류의 오류

있다없다나 합격불합격을 판정하는 경우에는 2종류의 형이 있다. 여기서 판정의 오류가 있는 쪽에 2종류가 있다.

신호가 있는 것을 있다고 판정
신호가 있는 것을 없다고 판정
신호가 없는 것을 있다고 판정
신호가 없는 것을 없다고 판정

신호있음(보임)
신호없음(안보임)

성급한 자의 잘못(α형의 잘못)	느긋한 자의 잘못(β형의 잘못)
신호가 없는 것을 있다고 판정 합격품을 불합격으로 판정 병변이 없는 것을 있다고 판정	신호가 있는 것을 없다고 판정 불합격품을 합격으로 판정 병변이 있는 것을 없다고 판정

신호가 "있다" 만의 사진에서는 한쪽 손이 떨어지는 판정이 된다. 평가하는 대상에 의해 α형 중시 또는 β형 중시의 판정이 있으나 신호가 있는 사진, 없는 사진을 준비해서 판정해야 한다.

표 20-3 자극-반응 matrix

자극 \ 반응	있음(Signal=Yes)	없음(Noise=No)
신호 + 잡음	P(SIs)	P(NIs)
잡음	P(SIn)	P(NIn)

③ 신호

촬영시스템을 비교하는 경우, 각각의 사진상에서 "보인다" "안보인다"의 한계에 가깝게 약한 신호를 선정한다. 재질이나 크기에 따라 contrast의 조정이나 noise pattern에 근사한 신호형상의 검토 등에 의해서 검지의 판정을 할 수 있는 한 확율분포를 생각해야 한다.

noise가 강한 물질은 noise가 신호같이 보이는 "오보"를 일으킨다. 또한 신호가 noise에 숨겨지게 되면 "견도"즉 보이지 않고 도망해 버리는 현상을 일으키는 등, 신호의 선정은 대단히 중요하다. 따라서 예비 test를 충분히 하는 것이 point가 된다.

신호(예 : Screen/Film system의 평가)

Type : ball type, Size : 1.5㎜~2.0㎜, 재질 : 아크릴

④ 시료의 작성

촬영조건의 전압, 거리, filter 등을 일정하게 하고 각 시료가 같은 농도가 되도록 촬영한다. 농도는 육안적 판정이 쉬운 D=0.8-1.0 정도가 좋다. 시료 size는 10×10㎝ 전후로 한다.

random하게 들어오는 신호의 수는 상황에 따라 2개, 3개 들어와도 좋다. 시료의 수가 적어도 우연적인 요소가 잠입해 들어오므로 많을수록 좋다.

예 : 75㎸, 거리2㎜, 0.5㎜Cu

농도 : 1.0±0.05, 신호 : 1.5㎜, 아크릴 piece, 2개

시료수 : 신호를 포함한 상 20매, noise 상 20매

3) ROC 측정

① 유/무법(Yes/No)

신호의 유/무나 이상/정상의 판정을 혼합한 양자의 시료로서 판정한다. 그 결과에서 판정의 비율을 계산하며 ROC graph 상의 1점으로 표시한다.

촬영시스템 A

유무 \ 판정	유	무	합 계
신호가 있는 사진	80	20	100매
신호가 없는 사진	30	70	100매

촬영시스템 B

유무 \ 판정	유	무	합 계
신호가 있는 사진	60	40	100매
신호가 없는 사진	40	60	100매

이상의 결과에서 올바르게 판정할 확율과 잘못 판정할 확율을 graph에 plot하면 다음 그림과 같이 되며, 왼쪽 위에 위치한 A의 쪽이 검출력이 높은 것으로 된다.

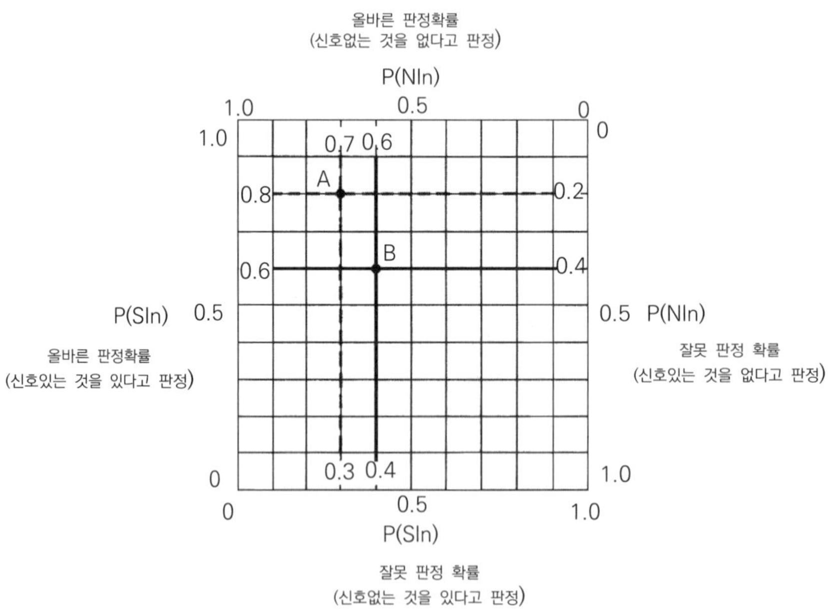

그림 20-6

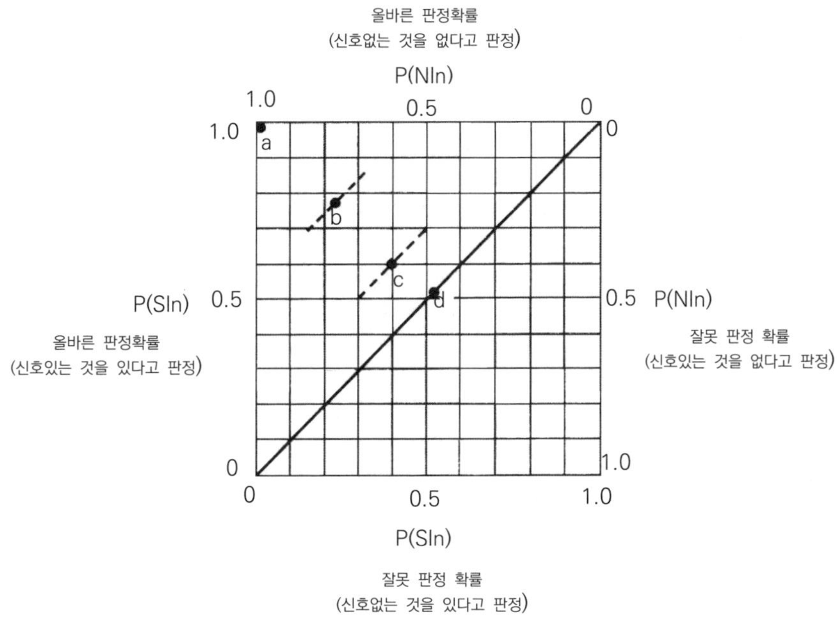

a점 : 올바른 판정 확률 100%
잘못된 판정 확률 0%
에서 가장 검출력 양호
b점
c점
d점 : 올바른 판정 확률과 잘못 판정 확률이 반반으로서 전혀 검출능력이 없는 최악의 상태
좌측 위쪽이 검출력이 높다.

그림 20-7 평가법

② 확신도에 의한 방법

"잡음" 및 "잡음+신호"의 어느 상태에서도 인간의 감작은 확율적으로 변동한다. 이것은 대상물의 상태 변동과 인간의 감각이 합성된 결과이며 인간지각의 작동 특성이라고 본다. 이 확율 분포상태를 상대적으로 나타내면 그림 20-8과 같다.

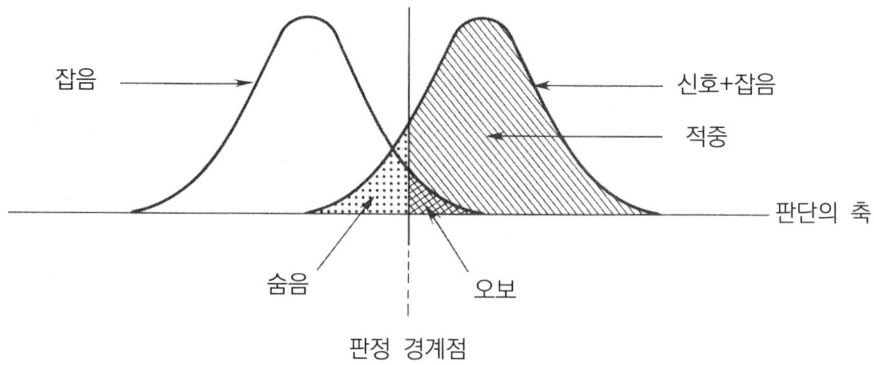

그림 20-8 평가법

확신도의 문턱 값을 바꾸어 판정하는 방법은 확신의 정도를 나타내는 판정 값을 선택하는 방법이며, 이 방법이 실제로 쓰인다. 판정의 방법은 3단계 또는 5단계로 판정 기준을 바꾸고 있다.

판정기준(예 : 5단계 평가)

신호상의 유무의 판정	신호있는 사진	신호없는 사진
1. 신호는 절대로 존재하지 않는다.------------	최저의 확신도	최고의 확신도
2. 신호는 아마도 존재하지 않는다.------------	↕	↕
3. 어느 쪽도 아니고 알 수 없다.-------------		
4. 신호는 존재할지도 모른다.----------------		
5. 신호는 절대로 존재한다.-----------------	최고의 확신도	최저의 확신도

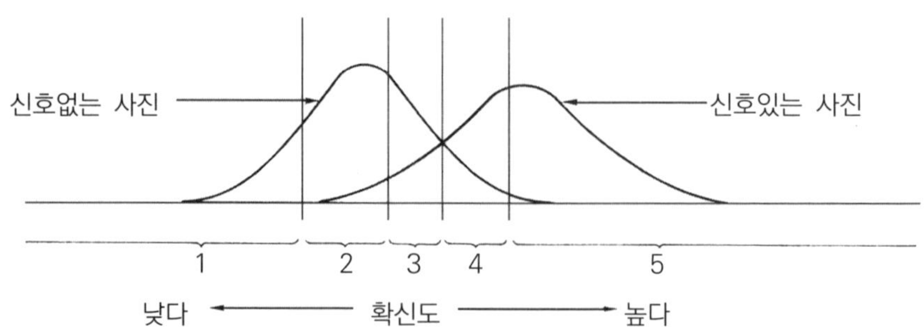

그림 20-9 확신도 평가

"있다", "없다" 만의 판정에서는 1점만의 표시가 되지만 판정기준을 3혹은 5단계로 바꾸는 일에서 ROC curve가 된다.

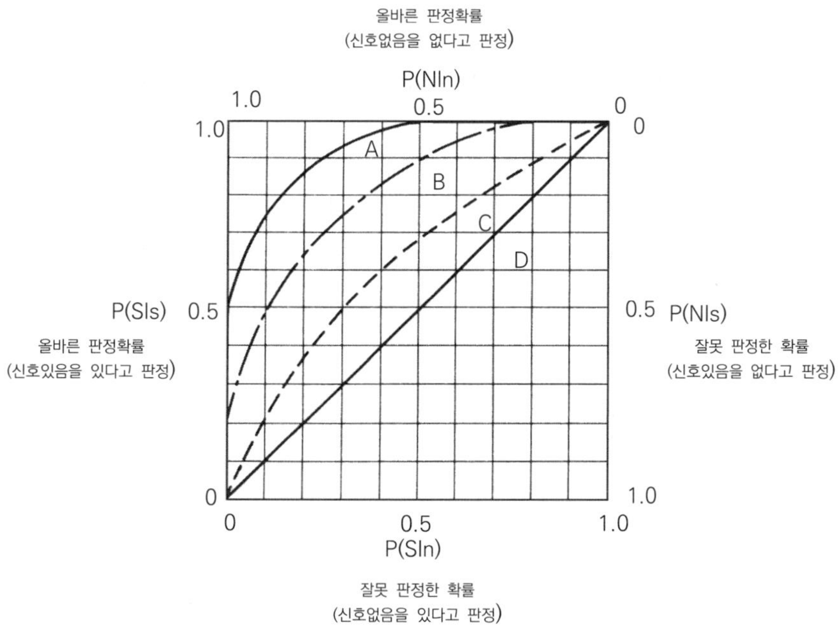

그림 20-10 ROC curve

4) X선 사진에서의 ROC 평가

측정예(Screen/Film system의 평가)

① **시료의 작성**

신호 : 1.5㎜ 직경의 아크릴 piece, 신호수 : 2개(신호위치는 random)

농도 : 1.0 + 0.05, 시료 size : 10㎝ × 10㎝

조건 : 75㎸, 2.0m, 0.5㎜Cu

- 신호의 선정은 예비 실험을 충분히 한다.
- 시료농도는 일정한 마무리, 얼룩, 상처에 주의

② 시료매수

신호를 포함한 상 20매, noise상 20매

③ 판정

신호의 유·무의 판정

판정기준

- 신호는 절대로 존재하지 않는다.
- 신호는 아마도 존재하지 않는다.
- 어느쪽도 아니고 알 수 없다.
- 신호는 존재할지도 모르다.
- 신호는 절대로 존재한다.

관찰시간은 1매마다 10~20초 이내로 한다. 관찰거리는 20~40㎝로 한다.

관찰 전에 신호의 pattern(크기, 사진)을 확인한다.

Illuminator를 시료 size에 맞추어서 흑지를 mask하고 혼합할 각 시료 중에서 1매씩 골라서 판정한다.

④ ROC curve의 작성

시료명[ ]

판정결과(각 카테고리의 수)

	1	2	3	4	5
신호+잡음	1	2	6	8	3
잡음	3	8	7	1	1

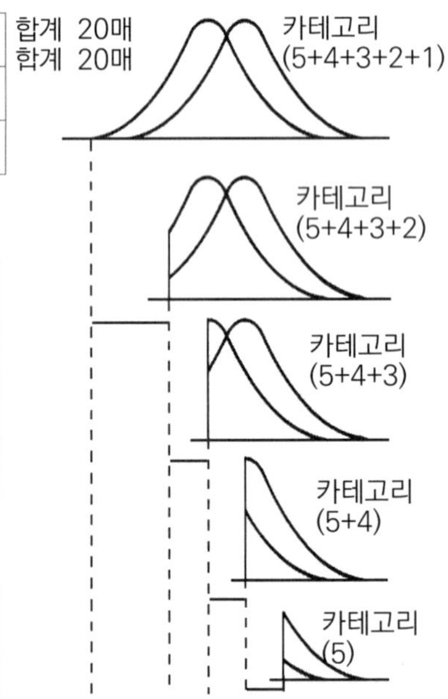

누계(각 카테고리의 누적)

	1+2+3 +4+5	2+3 +4+5	3+4+5	4+5	5
신호+잡음	20	19	17	11	3
잡음	20	17	9	2	1

확률(각 카테고리의 확률)

	1+2+3 +4+5	2+3 +4+5	3+4+5	4+5	5
신호+잡음	1.0	0.95	0.85	0.55	0.15
잡음	1.0	0.85	0.45	0.10	0.05

P(Sis)
P(Sis)

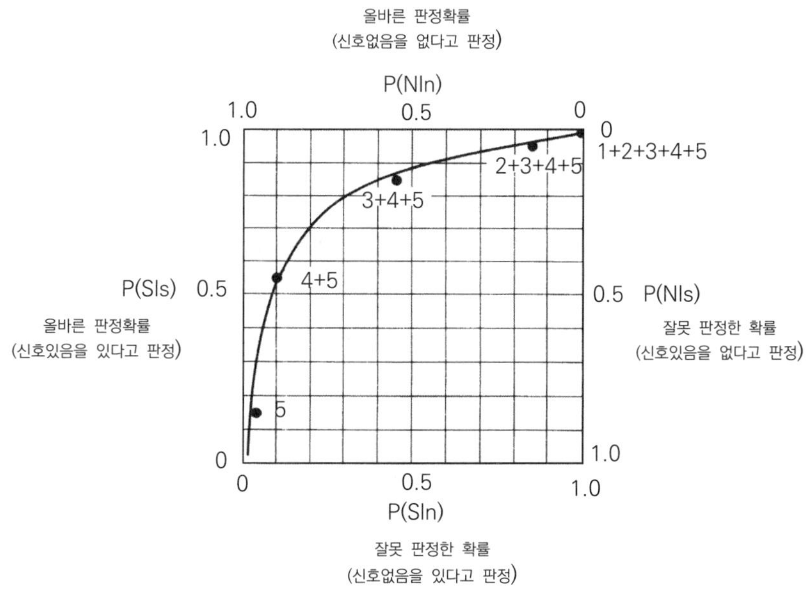

그림 20-11

5) ROC 해석에 의한 평가

ROC 해석의 결과를 평가하는 수단으로서 다음과 같은 방법이 있다.

① 판정자(검사원)의 검사능력을 볼 수 있다.

2가지의 분포의 분산(분포곡선의 넓이)이 같을 때, 다음 그림의 α에 의해서 판정자의 검사능력을 알 수 있다. d'가 크게 될수록 검사능력이 우수하다. d'는 양분포의 평균값의 차는 공통이 될 표준편차를 나눈 값이 된다.

$$d' = \frac{m(S+N) - m(S)}{\sigma}$$

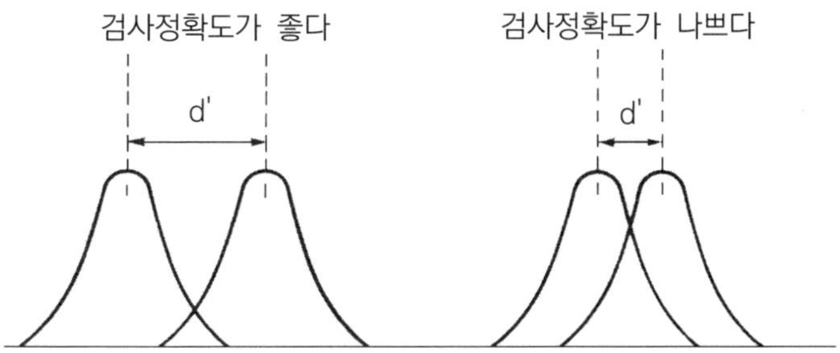

그림 20-12

Screen/Film system의 평가에서는 2가자 분포의 분산이 다른 것이 많고, 이 경우 de'로서 나타내고 양분포의 평균값차를 2가지 분포의 표준편차의 평균으로 나눈 값이다.

$$d' = \frac{m(S+N) - m(S)}{[\sigma(S+N) + \sigma(N)]\ /2}$$

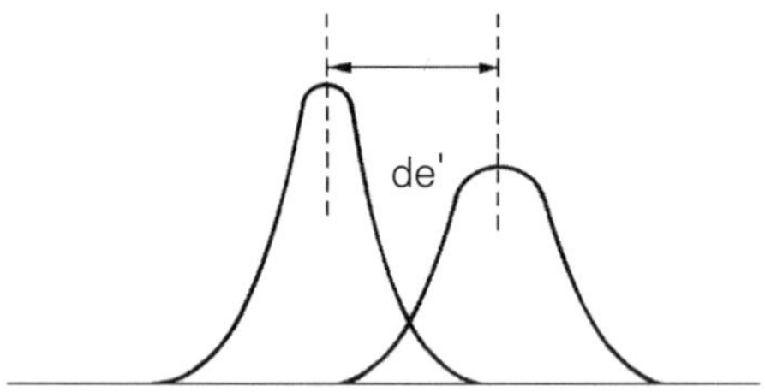

그림 20-13

② ROC 곡선과 대각선에서 주위면적

③ 전달정보량

제21장 현미경 사진의 제작에 관한 실험

I. 목 적

현미경 사진은 일반적으로 병리학적 표본 등으로 많이 사용되고 있다.

본 실험에서는 각종 film, 은입자나 구조(base, 유제층)를 관찰할 목적으로 현미경 사진(흑백촬영)을 촬영하고, 각종 film의 성질등을 이해한다.

II. 이론

현미경 사진은 광학현미경으로 미세한 표본을 확대해서 관찰할 때 영상을 보존 또는 계측할 목적으로 사용되기 때문에 광학현미경을 이해하여 우수한 사진을 촬영하여야 한다. 또한 계측을 목적으로 하는 경우는 표본과 함께 micrometer를 같은 배율로서 촬영할 필요가 있다.

1. 현미경의 종류

현미경은 사용목적에 다라서 많은 종류가 있다.(표 21-1).

표 21-1 현미경의 종류

종 류	용 도
생물현미경	생물학. 일반적으로 널리 사용되는데 투과조명을 주체로 한 현미경이며 정립형과 도립형이 있다.
금속현미경	불투명한 표본으로 semi-mirror이고 수직으로 조명해서 정반사에 의해 금속의 표면 등의 관찰을 한다. 정립형과 도립형이 있다.
편광현미경	편광판을 이용해서 암석등의 광학적 성질을 조사하기 위한 현미경이며 투과조명형·반사조명형 등이 있다.
위상차현미경	굴절율의 차이에 따른 빛의 위상차를 명암으로서 투명체를 관찰하는 현미경이며 세포등의 배양분야에 널리 이용되고 있다. 도립형의 것이 주체이다.
형광현미경	어떤 종류의 물질은 자외선 등을 조사하면 형광을 발생한다. 이 현상을 현미경 관찰에 이용하는 것으로서 생물·의학 분야의 연구에 널리 이용되고 있다. 현미경은 생물용과 같다.

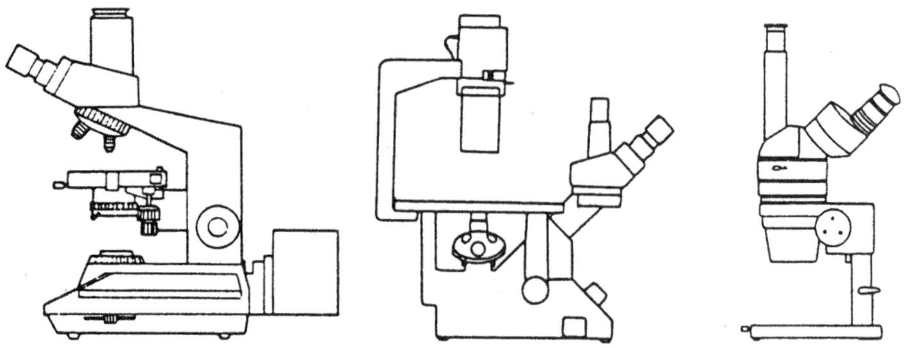

(a) 일반 정립형 현미경 (b) 도립형 현미경 (c) 실체현미경

그림 21-1 현미경의 종류

또한 광학계의 배치에 따라 분류하게 되나 그림 21-1과 같이 사용목적에 따라서 선택할 필요가 있다. 각종 film의 은입자 등의 관찰에는 일반적으로 투과형 현미경 곧 생물현미경을 사용한다.

2. 현미경의 배율

현미경의 배율 M는 대물렌즈의 배율 m0와 접안렌즈의 배율 m1의 곱으로 나타낸다.

$$M = m\frac{250}{f1}0 \cdot m1 \quad \cdots\cdots (1)$$

$$f_1 = \frac{250}{m1} \quad \cdots\cdots (2)$$

로 나타낸다.

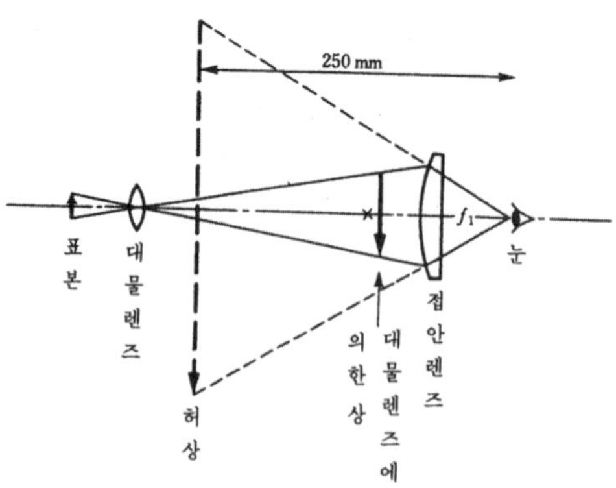

그림 21-2 현미경 관찰의 원리

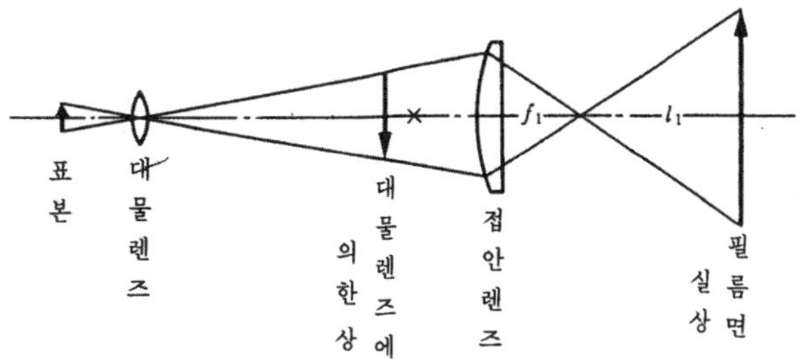

그림 21-3 현미경 사진의 원리

사진촬영의 배율 Mp은 사진촬영렌즈의 배율 m2를 쓰는 경우는

$$Mp = m0 \cdot m1 \cdots\cdots (3)$$

로 나타낸다.

사진촬영에서 접안렌즈의 배율 m1을 쓰는 경우(그림 21-3)에는 ℓ 1을 camera 길이로 하고((2)의 식)에 의해 f1=250/m1을 대입해서 다음과 같이 나타낸다.

$$M_p = m_0 \cdot \frac{\ell 1}{f1} = m_0 \cdot m_1 \cdot \frac{\ell 1}{250} = m_0 \cdot m_1 \cdot k \cdots\cdots (4)$$

접안렌즈를 이용하여 사진촬영을 할 때의 배율은 camera 길이에 의해 변한다. 일반적으로 camera가 고정되어 있는 촬영장치에서는 k가 명시되어 있다.

3. 분해능

2점 또는 slit를 분해하여 얻은 최소거리, 즉 분해능은 현미경의 매우 중요한 성능을 나타내는 parameter의 하나이다. 분해능 d는 다음 식과 같다.

$$d= \frac{k\lambda}{N\ A_0} \quad (k=f(R),\ R= \frac{N\ A_0}{NA_0} \cdots\cdots (5)$$

여기서 K는 분해능계수, λ는 빛의 파장, N A_0는 대물렌즈의 개수구, N A_C는 condenserlens의 개수구이다.

현미경의 분해능은 표본을 조명하지 않으면 안되기 때문에 조명광(condenser lens)의 개구비와 대물렌즈의 개구비에 영향을 받으므로 그 계수는 일정하지 않다.

릴레의 정의(2점의 강도분포가 2점의 간격이 작을 때는 산이 하나이며, 2점의 간격이 넓어서 산이 2개로 되어 중앙의 凹이 크게 된다. 그 凹이 양측의 74%로 될 때 2점의 상이 분해되어 얻은 최소의 거리가 된다)에 따르면 condenser lens의 개구비에 따른 분해계수 K를 구하면 그림 21-4와 같다.

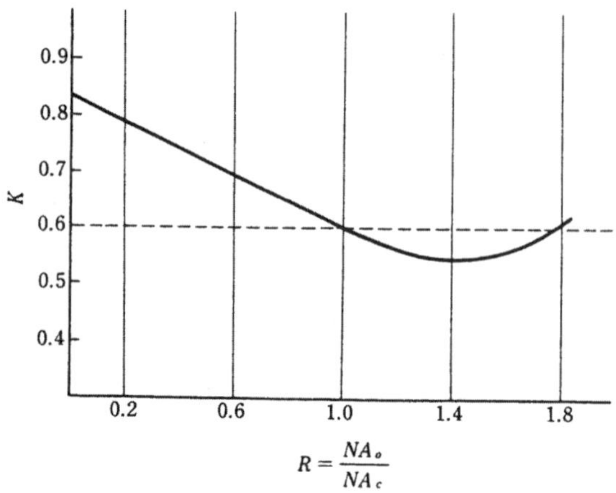

그림 21-4 Condenser lens

그림에서는 횡축에 condenser lens의 개구비와 대물 lens의 개구비의 비로 하고 종축에 K가 된다.

여기서 개구비 ≒ (1/2) 개구수(NA)의 관계가 되기 때문에 횡축을 개수구로 나타내면 R = N A_0 / N A_C가 된다.

그림에서는 이 값이 기록되어 있다. R이 1이 될 때 K는 0.61이 된다. 이것은 종전부터 나와 있는 2점이 스스로 빛을 발광하는 물점의 분해능이다. R이 1.4일 때 이것은 condenser lens의 개구수가 대물 lens 개구수의 약 70%로 될 때의 값이고 K는 0.55의 최소 값이며 분해능이 가장 좋다.

그림과 같이 condenser lens의 개구수를 대물 lens의 개구수보다 크게 하는데 다라서 K값은 커지므로 분해능이 나빠진다.

4. 배율의 한계

대물렌즈의 분해능은 d로 하고, 현미경의 종합 배율을 M으로 할 때 눈의 250mm (명시거리) 전방에서 허상이 커지며 M·d가 사람의 눈의 분해능 Dmm가 될 때(M·d=D)가 현미경의 종합배율 한계가 된다.

M=D/d로 (5)식에서 R=1.4일 때의 K=0.55, γ=0.55μm(녹색광의 파장)을 대입하여 M을 구하면 다음과 같다.

M≒3330NA0 · D ·· (6)

사람의 명시거리에 있어서 분해능 D를 0.3mm(저 contrast상) ~ 0.15mm(고 contrast상)으로 하면 M은 다음 범위의 값이 된다.

1000NA0≧M≧500NA0 ·· (7)

즉 대물렌즈의 개구수의 500~1000배가 현미경 사진에서 가장 적당한 배율이다. 대물렌즈의 일례의 성능을 보면 표2와 같다.

◎ 유침용 대물렌즈

분해능은 분해능계수(K) 0.55, γ=0.55μm(녹색빛의 파장)으로서 (5)의 식에 의해 구해진 값.

유효배율은 (7)의 식에 의해 구해진 값이며 확대한 배율은 유효배율/film면의 배율이다.

표 21-2 렌즈의 성능표와 사진배율

대물렌즈	종 류	DPlan(프랜 아크로 마트)				
접안렌즈	배율 개구수 작동거리mm 초점거리mm 분해능mm	×4 0.10 7.03 34.23 3.0	×10 0.25 7.4 17.5 1.20	×20 0.40 0.83 8.99 0.75	×40 0.65 0.27 4.67 0.44	×100*) 1.25 0.17 1.75 0.24
사진촬영용렌즈 ×5	필름면의 배율 유효배율 확대배율	20× 50~100 ~×5	50× 125~250 ~×5	100× 200~400 ~×4	200× 325~650 ~×3.25	500× 625~1250 ~×2.5

5. 사진촬영장치

현미경 사진촬영에 사용되는 것은 다음 2종류가 있다.

1) 현미경 사진 촬영용 camera

① 자동노출촬영장치

② 전용의 노출계수를 사용하여 노출시간을 결정하는 촬영장치

2)일반사진촬영용 camera(35mm 1안렌즈 camera 등)

전용의 adaptor에 의해 현미경 부착되어서 사진촬영을 한다.

종합적으로 자동노출촬영장치가 부착된 camera가 가장 우수하지만 35mm 1안 camera로서도 좋은 사진을 촬영할 수 있다.

그러나 고배율에서의 shutter 작동 등에 주의할 필요가 있다. 전용의 노출계를 사용하는 촬영장치가 부착된 camera는 조작성이 좋지 않은 점을 제거한 것을 빼고는 기타 camera와 동일하다.

6. 흑백사진 촬영에 사용하는 film

현미경사진은 일반적으로 미세한 표본을 촬영하기 위하여 미립자 film을 사용한다. 사용하는 film은 표 21-3과 같다. film의 은입자를 촬영하기 위해 감도가 낮은 미립자 film을 사용하면 노출시간이 길어지므로 일반적으로 ISO 100정도의 film을 사용한다.

표 21-3 흑백현미경 사진촬영에 사용하는 film

표본의 조건	film의 종류	감 도
일반적인 병리표본의 염색 등	neopan F	ISO 32
	panatomic X	ISO 32
미세한 부분의 contrast가 필요하고 contrast가 큰것(film의 은입자동)	neopan SS	ISO 100
	konica SS	ISO 100
	plus X	ISO 125
촬영할 피사체가 어둡고 shutter speed가 긴 경우	neopan 400	ISO 400
	konica 400	ISO 400
	Tray X	ISO 400

자동노출 현미경 사진촬영장치를 사용하는 각종 film의 은입자 사진의 촬영 실험

I. 실험재료

현미경 사진촬영장치, micrometer, 각종 film표본(사진농도는 약 0.5 정도로 되고 그 전후의 농도계단의 film을 cover glass의 1/3 정도로 가늘고 길게 짜르고 slide glass에 유제를 올려놓고 세다기름을 사용하여 cover glass로 덮는다).

II. 실험방법

1) 현미경 사진촬영장치(그림 21-5)의 camera mode를 35mm camera에 조합하여 감도 ISO 125(SS film의 경우는 ISO 100)에 setting한다.
2) Camera에 plus X film을 장진시켜서 전원을 투입한다.
3) Pint를 맞추면 촬영장치의 viewer가 경통의 쌍안으로 나아간다. 처음에는 viewer등의 시도(視度) 조정을 한다. viewer의 시도조정을 하면 시야중앙의 2중 십자선이 그림 21-6과 같이 2개의 선으로 식별될 수 있다. 쌍안도 똑같이 한다.

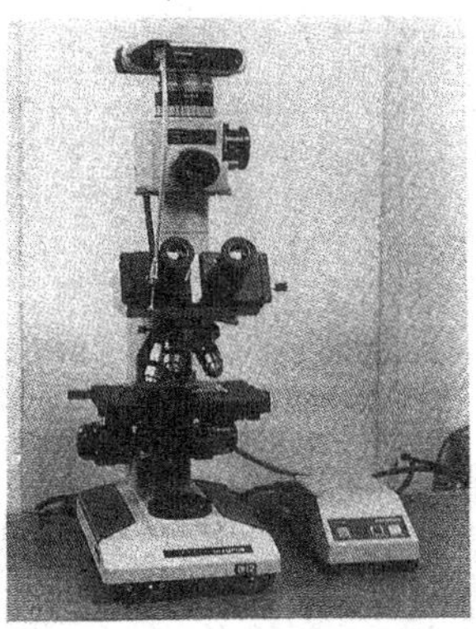

그림 21-5 현미경 사진촬영장치

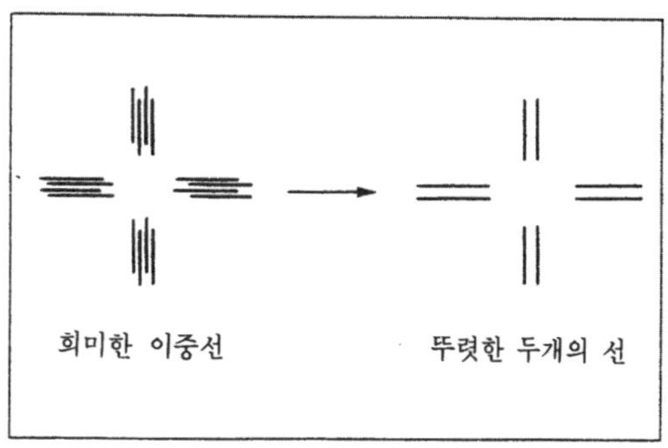

그림 21-6 시도 조정

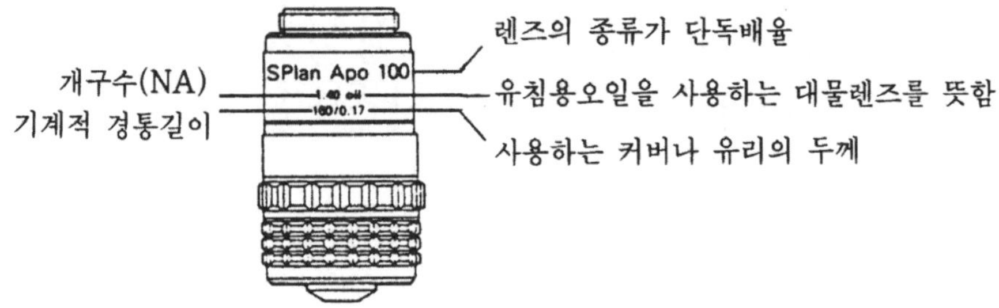

그림 21-7 대물렌즈의 구조

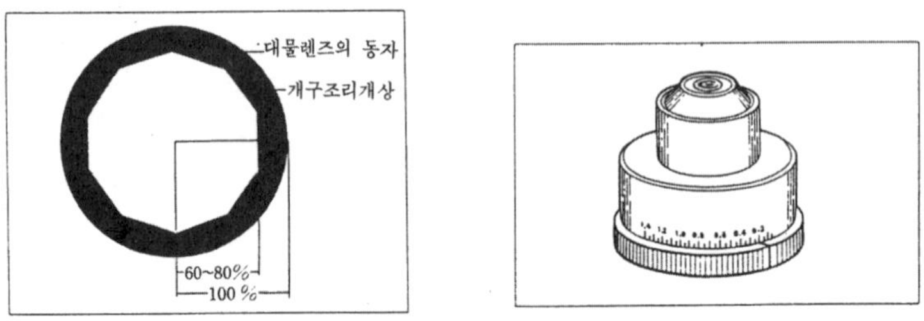

그림 21-8 개구조리개의 조정

4) stage에 표본을 set하고 대물렌즈를 10배로 하고 pint를 맞춘다. 조동 (組動) handle로 stage를 약간 위로 열고 stage를 하양하여 pint에 맞춘다. revolver를 회전시키고 대물렌즈 40배로 해서 미동 handle로 정확히 pint를 맞춘다.
5) 시야에 표본이 balance가 잘맞게 되어 있으면 fleming을 한다. 최근의 현미경은 stage을 회전하는 것이 가능하게 되어 있으므로 fleming을 간단히 할 수 있다.
6) 시야조리개는 접안렌즈를 보고 조리개를 작게 한 상태에서 중앙에 이동시켜 사진 촬영하는 범위보다 약간 넓게 연다.
7) 개구조리개는 대물렌즈(그림 21-7)의 개구수의 약 70%(60~80%)로 조리개를 맞추고 contrast, 분해능이 좋은 사진을 만들 수 있다. condenser가 있는 개구조리개는 쌍안부의 한쪽에 접안렌즈를 두고 대물렌즈의 약 70%로 보는 측으로 조리개를 맞추지만(그림 21-8의 상) 개구조리개의 눈금이 있는 경우(그림 21-8)에는 대물렌즈의 개구수의 약 70%로 눈금을 맞춘다.

8) 전압조절레바를 위로 이동시켜서 표시하는 경우 소정의 전압에 맞춘다(그림 21-5의 장치는 흑백사진 촬영의 경우 6V 이상)
9) 노출시간의 표시가 있는 경우는 확인(그림 21-5의 장치는 0.1~10초의 범위 외에 있으면 붉은 lamp가 점등되므로 전압을 조절하고 그 범위 내에 있도록 한다. 가능하면 1초 정도의 노출시간으로 한다)
10) 노출 button을 눌러서 사진촬영을 하고 노출중에는 표시의 녹색등이 점등되며 마지막에는 lamp가 꺼진다.
11) film을 한매를 감는다.
12) 같은 표본으로 revolver를 회전해서 대물렌즈를 100배로 하고 지정의 제다 기름으로 유침 시켜서 40배로 촬영한다.
13) 표본 및 micrometer를 촬영을 모두 마치면 film을 되감는다.
14) film을 현상하여 건조후 인화지로 printing한다. 확대배율은 표 2를 참조한다.
15) 제다 기름으로 유침시킨 대물렌즈 및 표본은 에텔(7) : 알콜 (3)의 혼합액을 gauze 또는 cleaning paper로 닦고 대물렌즈 및 표본의 표면에 남아있는 oil을 제거한다(현상, print는 일반사진법과 같다).

IV. 실험결과 및 검토

1) 각종 35mm film은 은입자 사진을 그림 21-9와 같이 나열하고 사진감도와 입자의 크기 관계를 검토하고 각종 film의 성질을 이해한다.
2) X선 film의 은입자 사진을 그림 21-10과 같이 나열하고 그림 21-9의 35mm film의 은입자와 비교하여 검토한다.
3) 각종 film의 단면의 표본도 현미경 사진을 촬영하고 base의 두께, 유제층의 두께를 계측하여 본다.

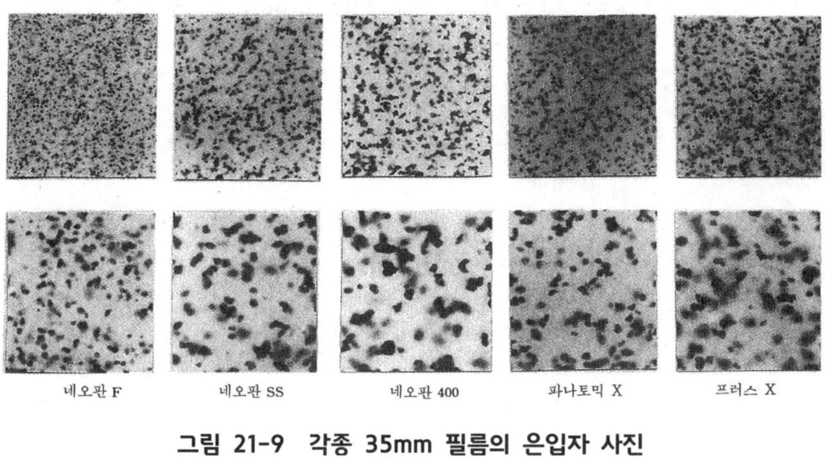

그림 21-9 각종 35mm 필름의 은입자 사진

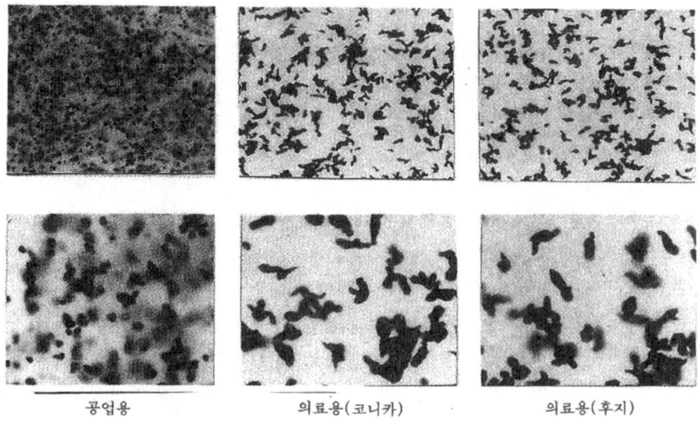

그림 21-10 X선 필름의 은입자 사진

저 자 소 개

강세식(부산가톨릭대학교)	권달관(신한대학교)	김영근(광주보건대학교)
박영선(대전보건대학교)	박영순(서해대학교)	유세종(대전보건대학교)
윤한식(원광보건대학교)	이덕규(마산대학교)	임재동(대원대학교)
임채평(광양보건대학교)	임청환(한서대학교)	장현철(수성대학교)

인지
생략

방사선감광학실험

2005년 2월 20일 초판 발행
2009년 3월 10일 초판 2쇄발행
2010년 8월 30일 초판 3쇄발행
2012년 8월 30일 초판 4쇄발행
2018년 3월 20일 개정판 발행

지은이 : 강세식 · 권달관 · 김영근 · 박영선 · 박영순 · 유세종
윤한식 · 이덕규 · 임재동 · 임채평 · 임청환 · 장현철
펴낸이 : 이상태
펴낸곳 : 청구문화사
주 소 : (03706) 서울특별시 서대문구 성산로11길 15
전 화 : 02) 332-0541(代) FAX : 02) 337-9577
등 록 : 1990년 11월 2일 제9-247호

정가 20,000원

ISBN 978-89-5616-777-0 93510